(Tipps und Tricks)

Reihenherausgeber:
Hansjürgen Piechota, Michael Waldner, Stephan Roth

Springer

Berlin
Heidelberg
New York
Hongkong
London
Mailand
Paris
Tokio

H. Piechota   M. Waldner   S. Roth

Tipps und Tricks für den Urologen

Problemlösungen von A bis Z

2. Auflage

Mit 184 Abbildungen und 11 Tabellen

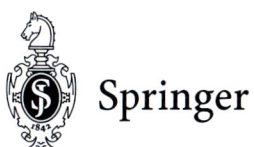

Springer

Priv.-Doz. Dr. med. HANSJÜRGEN PIECHOTA
Klinik und Poliklinik für Urologie
Universitätsklinikum Münster
Westfälische Wilhelms-Universität Münster
Albert-Schweitzer-Straße 33
48129 Münster

Prof. Dr. med. STEPHAN ROTH
Klinik für Urologie
und Kinderurologie
Klinikum Wuppertal GmbH
Heusnerstraße 40
42283 Wuppertal

Dr. med. MICHAEL WALDNER
Klinik für Urologie
und Kinderurologie
Klinikum Wuppertal GmbH
Heusnerstraße 40
42283 Wuppertal

ISBN 3-540-43634-0 2. Auflage Springer-Verlag Berlin Heidelberg New York
ISBN 3-540-64629-9 1. Auflage Springer-Verlag Berlin Heidelberg New York

Bibliografische Information Der Deutschen Bibliothek
Die Deutsche Bibliothek verzeichnet diese Publikation in der Deutschen Nationalbibliografie; detaillierte bibliografische Daten sind im Internet über <http://dnb.ddb.de> abrufbar

Springer-Verlag Berlin Heidelberg New York
ein Unternehmen der BertelsmannSpringer Science+Business Media GmbH

http://www.springer.de/medizin

Herstellung: PRO EDIT GmbH, Heidelberg
Umschlaggestaltung: deblik, Berlin
Satz und Repro: Satz- & Druckservice, Leimen
Gedruckt auf säurefreiem Papier   14/3150Di – 5 4 3 2 1 0

Geleitwort

Zu allen Teilgebieten der Medizin gibt es „Tipps & Tricks", die in der alltäglichen Praxis von unschätzbarem Wert sind, die aber in den gängigen Lehrbüchern fehlen und oft nur von Mund zu Mund weitergegeben werden. Klassische Lehrbücher der Medizin sind dabei manchmal wie Kochbücher, wo der Nachkochende sich wundert, warum ein Rezept misslingt, obwohl er sich genau an die Rezeptur gehalten hat. Insofern sind „Tipps & Tricks" so etwas wie das Salz in der Suppe des alltäglichen Handelns.

Das vorliegende Buch gibt eine Fülle von Ratschlägen wie man Probleme lösen und das tägliche Handeln verbessern kann. Die „Tipps & Tricks" sind eine wahre Fundgrube von Ideen, von denen sowohl der Anfänger als auch der Erfahrene profitieren wird. Das Buch ist zum einen ein wertvolles Nachschlagewerk, um sich gezielt über eine Problemlösung zu informieren, zum anderen kann z. B. der Erfahrene mit großem Vergnügen darin schmökern, um seine konkreten Handlungsweisen mit den publizierten guten Ideen zu vergleichen. Dabei muss man natürlich nicht mit jedem „Tipp & Trick" einverstanden sein, wenn man für sich selbst und seine Patienten schon einen besseren Weg gefunden zu haben glaubt. Aber das wäre vielleicht eine Publikation in der nächsten Auflage wert. Das Buch soll so vielleicht auch zum Kommunizieren über die besten Ideen anregen. Viele angesehene Fachzeitschriften haben nicht ohne Grund regelmäßig solche Rubriken und tragen damit einem weitverbreiteten Bedürfnis nach praktischen Ratschlägen Rechnung.

Meinen Mitarbeitern, Herrn Priv.-Doz. Dr. Hansjürgen Piechota, Herrn Dr. Michael Waldner und Herrn Prof. Dr. Stefan Roth möchte ich sehr herzlich zu dieser wirklich guten Idee gratulieren, für unser Fach eine umfangreiche Sammlung von „Tipps & Tricks" zusammenzustellen, von denen wir alle profitieren können.

Univ.-Prof. Dr. med. Lothar Hertle
Direktor der Klinik und Poliklinik für Urologie
des Universitätsklinikums Münster und der
Westfälischen Wilhelms-Universität Münster

Hinweise zur Benutzung

Was *soll* das Buch leisten?

Das Buch soll spezielle, praxisrelevante fachurologische Problemlösungen „Tipps & Tricks" vermitteln, die oft unbekannt oder in Vergessenheit geraten sind. Diese sollen die bekannten diagnostischen und therapeutischen *Standards ergänzen* und *Alternativen aufzeigen*. Alle „Tipps & Tricks" wurden in anerkannten nationalen und internationalen Fachzeitschriften publiziert und damit auf ihren *Wert und ihre Praxistauglichkeit geprüft*.

Die Vermittlung und Anwendbarkeit dieses Spezialwissens wird durch eine *klare thematische, inhaltliche und graphische Gliederung* erleichtert. *Knapp gefasste Texte* sowie zahlreiche *Illustrationen* fördern das Verständnis. Die *alphabetische Aufführung* der „Tipps & Tricks" *nach Stichworttiteln*, ein detaillierter *Index* und *Querverweise* helfen beim Auffinden der gewünschten Information. Ausführliche *Quellenangaben* ermöglichen Interessierten das Nachlesen in den relevanten Originalarbeiten. *Herstellerangaben* mit einem Adressenverzeichnis im Anhang erleichtern den Bezug von Spezialartikeln.

Das Buch soll Berufsanfängern und Assistenzärzten eine Ergänzung zu dem vom jeweiligen Ausbilder vermittelten Standardwissen sein und so die fachurologische *Ausbildung* unterstützen. Es soll ferner der *Weiterbildung* von berufserfahrenen Kollegen und Fachärzten dienen, die keine ausreichende Möglichkeiten haben, das Spektrum ihrer diagnostischen und therapeutischen Kenntnisse durch entsprechendes Literaturstudium, durch Fortbildungen oder Hospitationen zu erweitern. Es soll außerdem in Klinik und Praxis als schnelle Nachschlagemöglichkeit zu erprobten und alltagsrelevanten *Problemlösungen* beitragen.

Was *soll* das Buch *nicht* leisten?

Das Buch soll weder ein *differentialdiagnostisches Lehrbuch* sein, noch will es in Konkurrenz zu anderen urologischen *Standardwerken* treten. Es ist auch keine *Operationslehre* im klassischen Sinne.

Was *kann* das Buch *nicht* leisten?

Das Buch beinhaltet die nach subjektiven Kriterien der Autoren zusammengestellten und überarbeiteten „Tipps & Tricks" für Urologen. Damit umfasst es das gesamte weite Spektrum aller diagnostischen und therapeutischen sowie operativen und konservativen Möglichkeiten, die unser vermeintlich kleines Fach so vielseitig, interessant und unverzichtbar machen. Dennoch kann und will diese Sammlung *keinen Anspruch auf Vollständigkeit* erheben, da bisher *fast ausschließlich publizierte „Tipps & Tricks"* aufgenommen werden konnten. Niemand weiß, wie viel wichtige und möglicherweise noch viel hilfreichere „Tipps & Tricks" im *Erfahrungsschatz* und in den Köpfen *unserer in Klinik und Praxis tätigen Kollegen* schlummern! Deswegen ist es den Autoren ein besonderes Anliegen, die praxiserfahrenen Leser dieses Buches auf diesem Wege aufzufordern:

Bitte, teilen Sie sich mit!

Gestalten sie eine nächste Ausgabe dieses Buches mit, indem sie es durch Ihre *persönlichen Erfahrungen und Fertigkeiten* bereichern. Nutzen Sie dieses Podium und bewahren Sie Kollegen und vor allem Patienten vor frustranen Behandlungsversuchen und selbsterfahrener Verzweiflung, indem Sie uns Ihre *eigenen „Tipps & Tricks" mitteilen!* Wir würden uns sehr freuen, wenn Sie diesem Aufruf folgen könnten.

Korrespondenzadresse: Priv.-Doz. Dr. med. Hansjürgen Piechota
                         Klinik und Poliklinik für Urologie
                         Universitätsklinikum Münster
                         Albert-Schweitzer-Straße 33
                         D-48129 MÜNSTER

                         Tel.:   02 51/8 34-74 41
                         Fax: 02 51/8 34-83 48
                         email: hjpiechota@uni-muenster.de

Danksagung

Wir danken Frau Dr. med. Kathrin Waldner und Herrn Dr. Dipl.-Chem. Helmut Piechota für die mit großer Sorgfalt durchgeführten Korrekturen sämtlicher „Tipps & Tricks" und deren Überprüfung auf Verständlichkeit und Inhalt, sowie Frau Karin Blümel, Frau Gabriele Stilke, Herrn Peter Eschkötter und Herrn Thomas Terrahe, für ihren unermüdlichen Einsatz bei der Erstellung der Bildvorlagen.

Darüber hinaus danken wir dem Springer-Verlag für die Bereitschaft zur Drucklegung des neuartigen Gesamtkonzepts sowie für die Ausweitung desselben auf die neu entstandene medizinische „Tipps & Tricks"-Fachbuchreihe. Wir danken hierbei ganz besonders Frau Dr. Sylvia Blago und Herrn Dr. Thomas Mager für die kompetente und freundliche Projektbetreuung sowie Frau Diemer für die Bildbearbeitung, die Textbearbeitung und das graphische Design.

Hansjürgen Piechota
Michael Waldner
Stephan Roth

Abkürzungsverzeichnis

ASA	American Society of Anesthesiologists
ASS	Acetylsalicylsäure
AUG	Ausscheidungsurographie
BGA	Blutgasanalyse
Charr	Carrière
EACS	ε-Aminocapronsäure
ED	Erektile Dysfunktion
ESWL	Extrakorporale Stoßwellenlithotripsie
GnRH	Gonadotropin-Releasing-Hormon
HPV	Humanes Papillomavirus
ICSI	Intrazytoplasmatische Spermieninjektion
IVC	Vena cava inferior
IVP	Intravenöse Pyelographie
KG	Körpergewicht
LHRH	Luteotropin-Releasing-Hormon
LRV	Vena renalis sinistra
LUTS	Lower Urinary Tract Symptoms
MESA	Mikrochirurgische epididymale Spermienaspiration
MZU	Miktionszysturethrographie/-gramm
NBKS	Nierenbecken-Kelch-System
PCNL	Perkutane Nephrolitholapaxie
PCR	Polymerase Chain Reaction (Polymerasekettenreaktion)
PEP	Postexpositionsprophylaxe
PGE_1	Prostaglandin E_1
PTT	Partielle Thromboplastinzeit
PVC	Polyvinylchlorid
RLA	Retroperitoneale Lymphadenektomie
SFK	Suprapubischer Blasenfistelkatheter
SKAT	Schwellkörperautoinjektionstherapie
TUR-B	Transurethrale Elektroresektion, Blasentumor
TUR-P	Transurethrale Elektroresektion, Prostataadenom
UK	Ureterkatheter
URS	Ureterorenoskopie

Inhaltsverzeichnis

Abstrich

A

Ziel

Richtige Abstrichtechnik zum Chlamydiennachweis

Problem

Chlamydia trachomatis zählt – noch vor den Gonokokken – zu den numerisch bedeutsamsten bakteriellen Erregern sexuell übertragbarer urogenitaler Infektionen. Der Nachweis erfolgt heute zunehmend mit Hilfe moderner „Polymerase Chain Reaction"-(PCR-)Verfahren im Urin und durch Zellkulturen oder Direktnachweisverfahren aus Harnröhrenabstrichen. Da es sich um einen obligat intrazellulären Erreger handelt; ist ein positiver Chlamydiennachweis nur in *epithelzellhaltigem* Abstrichmaterial möglich. Diesem Umstand muss durch eine sachgerechte Abstrichtechnik Rechnung getragen werden.

Lösung und Alternativen

Dazu werden feine; mit steriler physiologischer Kochsalzlösung angefeuchtete Entnahmetupfer durch den gespreizten Meatus 2–3 cm tief in die Harnröhre eingeführt und unter drehenden Bewegungen langsam wieder herausgezogen. Das Drehen des Tupfers gewährleistet ein Abschilfern der Epithelzellen. Geeignete Abstrichtupfer sind in handelsüblichen Diagnostik-Kits meist vorhanden. Alternativ können auch Calcium-Alginate-Abstrichtupfer mit einem Außendurchmesser zwischen 1,6 und 2 mm verwendet werden (Fa. em-te; Hamburg).

Weiterführende Tipps

→ Ejakulat; → Mikrochirurgische Spermiengewinnung (MESA); → Urin; Gewinnung; → Katheterismus; → atraumatisch

Literatur

Solbach W; Greul M; Röllinghoff M; Schrott KM (1987) Die Bedeutung der richtigen Abnahmetechnik für die Diagnostik von Chlamydien. Urologe (B) 27: 356–358

Allergie, Latex, Anaphylaxie

Ziel

Vermeiden eines anaphylaktischen Schocks bei Patienten mit Latex Allergie

Problem

Latex Allergien stellen mittlerweile nach den nicht depolarisierenden Muskelrelaxantien die zweithäufigste Ursache einer perioperativen anaphylaktischen Reaktion dar. Sie treten gehäuft bei Personen mit bekannter Atopie, häufiger Latexexposition (medizinisches Personal, Patienten mit Spina bifida) oder nach multiplen Voroperationen sowie als Kreuzreaktion bei Patienten mit einer Allergie gegen tropische Früchte (Zitrusfrüchte, Avocado, Papaya, Mango etc.) auf. Viele perioperativ gebräuchliche Artikel (Handschuhe, Katheter, Infusionssyteme, Masken, Tuben) sind latexhaltig und können so eine anaphylaktische Reaktion auslösen.

Lösung und Alternativen

Zu den anamnestischen Hinweise auf eine Latex Allergie zählen Unverträglichkeiten für gepuderte Handschuhe, allergische Reaktionen während früherer Operationen, beim Zahnarzt oder beim Aufblasen von Luftballons.

Für Patienten mit einer Latex Allergie sollten nur Latex freie medizinische Produkte verwendet werden bzw. solche, bei denen Latex durch einen anderen Kunststoff ersetzt ist oder ältere, Latex haltige Materialien (Masken), welche gründlich abgewaschen wurden. Einmal Beatmungsschläuche sind in der Regel Latex frei und damit wieder verwendbaren vorzuziehen. Einmalkatheter aus Polyvinylchlorid (PVC) sind insofern ebenfalls unbedenklich. Bei Blasenverweilkathetern sollten Silikonkatheter in jedem Falle Latexkathetern mit oder ohne Beschichtung vorgezogen werden. Bei Ampullen mit Gummistopfen sollten diese vorher entfernt und nicht durchstochen werden. Bei Einmalspritzen ist auf einen Gummi freien Stempel zu achten. Injektionsmöglichkeiten in Infusionsleitungen sollten nicht aus einem Gummistopfen, sondern aus Dreiwegehähnen bestehen.

Um von einer möglichst niedrigen Konzentration Latex haltiger Partikel in der Raumluft zu profitieren, sollten Patienten mit einer Latex Allergie morgens zuerst operiert bzw. instrumentiert werden. Der Nutzen einer Prämedikation mit Kortikoiden und Antihistaminika ist nicht erwiesen.

Quelle
Strümper D, Gramke HF, Theissen JL: Latexallergie. In: Loick HM (Hrsg.): Tipps und Tricks für den Anästhesisten (2000): 90–91

Weiterführende Tipps
→ Allergie, Latex, Handschuhe

Literatur
Holzman RS (1997) Clinical Management of Latex-Allergic Children. Anesth. Analg. 85: 529–533
Theissen U, Theissen JL, Mertes N, Brehler R (1997) IgE-mediated Hypersensitivity to Latex in childhood Allergy 52: 665-669

Allergie, Latex, Handschuhe

Ziel

Handschuhwahl bei Latex-Allergie

Problem

Studien haben gezeigt, dass bereits 7 bis 10 % des Klinik- und OP-Personals gegen Latex sensibilisiert sind. Das Risiko des Auftretens allergischer Symptome nimmt mit jedem Latexkontakt zu. Neben dem pflegerischen und ärztlichen Personal in Klinik und Praxis sind insbesondere auch Patienten mit Spina bifida und Neurodermitis gefährdet und zeigen nach Kontakt mit latexhaltigen Produkten immer häufiger allergische Reaktionen. Bei der Erhebung der Allergieanamnese sollte daher immer auch nach einer Latexallergie gefragt werden.

Lösung und Alternativen

Zur Primär- und Sekundärprävention von naturlatexbedingten Allergien müssen gepuderte Naturlatex Handschuhe durch ungepuderte allergenarme Naturlatexhandschuhe oder durch naturlatexfreie Schutzhandschuhe ersetzt werden. Diese Empfehlung ist seit Ende 1997 rechtsverbindlich, denn obwohl Naturlatexhandschuhe im eigentlichen Sinne Medizinprodukte sind, unterliegen sie rechtsverbindlich der Gefahrstoffverordnung.

Handschuhe aus thermoplastischem Elastomer (Manex neoderm®; Beiersdorf, Hamburg) enthalten keinen Latex, keine Latex-Proteine und keine Additive, die in herkömmlichen Latex-Handschuhen vorhanden sind. Diese Handschuhe können daher bei einer manifesten Latex-Allergie oder einer entsprechenden Sensibilisierung und der vorstehenden Empfehlung entsprechend eingesetzt werden.

Weiterführende Tipps

→ Allergie, Latex, Anaphylaxie

Literatur

Fuchs T (1996) Allergie gegen Handschuhe. Man kann etwas tun. Interview. Krankenhaus Arzt 69 (3): 118–119

Korn M (2000) Gepuderte Latexhandschuhe – die Austauschpflicht ist rechtsverbindlich. Deutsches Ärzteblatt 97 (11): B–591

Mitteilung (1993) Urologe (B) 33: 173

A

Anaphylaktische Reaktion

Ziel

Suffiziente und schnelle Behandlung eines Patienten mit einer anaphylaktischen Reaktion

Problem

Nicht jedem Arzt fallen sofort aus dem Gedächtnis diejenigen Medikamente ein, die bei einer anaphylaktischen Reaktion zu verabreichen sind. Da eine derartige Situation sehr selten auftritt, sind die Dosierungen im Moment des Notfalls, d. h. wenn jede Sekunde zählt, häufig nicht präsent.

Lösung und Alternativen

Jeder Arzt, der Medikamente verabreicht, in der Notfallversorgung tätig ist oder wie speziell auch der Urologe zu diagnostischen Zwecken intravenös Röntgenkontrastmittel appliziert, muss in der Lage sein, die Symptome einer anaphylaktischen Reaktion zu erkennen und sofort entsprechend zu behandeln. (Tab. 1–3)

Tabelle 1. Symptomorientierte Stadieneinteilung der anaphylaktischen Reaktion

Stadium I	Schwindel, Kopfschmerz, Tremor, Hautreaktion, Juckreiz, Ödem
Stadium II	zusätzlich Übelkeit, Erbrechen, Blutdruckabfall, Tachykardie, Atemnot
Stadium III	zusätzlich Bronchospasmus, Schock
Stadium IV	Herz-Kreislauf-Stillstand

Tabelle 2. Sofortmaßnahmen bei anaphylaktischer Reaktion

Allergenzufuhr sofort unterbinden
Notruf
Schocklagerung (Beine hoch), bei Bewusstlosigkeit stabile Seitenlage
Atemwege sichern und Sauerstoff verabreichen
Venöser Zugang
Medikamentöse Therapie (siehe Tabelle 3)
Bei Stadium IV kardiopulmonale Reanimation

Tabelle 3. Spezielle medikamentöse Therapie bei anaphylaktischer Reaktion

Stadium	Medikament	Orale Gabe	i.v.-Gabe
I+II	Antihistaminikum	z. B. Tavegil-Sirup® 20 ml	z. B. Fenestil® oder Tavegil® 1 Ampulle
	Calcium		z. B. Calcium Verla® langsam i.v.
	Kortikosteroide	z. B. Fortecortin® 20 mg	z. B. Urbason® 500–1000 mg
III	Adrenalin		z. B. Suprarenin® 2–3 ml einer auf 10 ml verdünnten Ampulle (1:1000)
Bei Broncho-spasmus	Theophyllin	z. B. Euphylong quick 200® 1–2 Brausetabletten	z. B. Bronchoparat® 200 mg 1 Ampulle langsam i.v.
	Fenoterol	z. B. Berotec 100 Spray® 2–3 Hübe	

Weiterführende Tipps

→ Allergie, Latex, Anaphylaxie; → Allergie, Latex Handschuhe; → Priapismus; → Venenpunktion, schwierige

Quelle

Anaphylaktische Reaktion. In: Schmäl F, Nieschalk M, Nessel E, Stoll W (Hrsg.): Tipps & Tricks für den Hals-, Nasen- und Ohrenarzt: 8–9 (2001)

Literatur

Müller S. Notfallmanagement in der HNO-Praxis. HNO 48: 401 (2000)

Ausscheidungsurographie, Harnleiterobstruktion

Ziel

Ausscheidungsverzögerung bei Harnleiterobstruktion: Beschleunigung der Kontrastmittelverteilung

Problem

Eine Abflussbehinderung im Harnleiterverlauf kann intrinsische (z. B. Urolithiasis, Urotheltumor) oder extrinsische (z. B. Kompression durch Abdominaltumor, Lymphome, retroperitoneale Fibrose) Ursachen haben, deren Abklärung die Anfertigung eines Ausscheidungsurogramms erfordert. Bei höhergradiger Obstruktion ist zum Zeitpunkt der 20 Minuten Aufnahme meist noch keine ausreichende Kontrastierung des oberen Hohlsystems bis auf Höhe des Abflusshindernisses erfolgt, so dass Spätaufnahmen angefertigt werden müssen.

Lösung und Alternativen

Mehrfache Rotation des Patienten im Liegen um seine eigene Achse
Wenn zum Zeitpunkt der 20 Minuten Aufnahme, nachdem der Patient aufgestanden und umhergelaufen ist, lediglich ein nephrographischer Effekt oder eine flaue Kontrastierung des Nierenbecken Kelchsystems feststellbar ist, erfolgt die 2–3malige Rotation des Patienten im Liegen um seine eigene Achse. Anschließend kann eine neuerliche Röntgenaufnahme angefertigt werden. Obwohl hierdurch die Kontrastmittelexkretion selbst nicht beschleunigt wird, so erfolgt doch aus physikalischen Gründen eine bessere Verteilung und Durchmischung des Kontrastmittels in dem mit gestautem Urin gefüllten Hohlsystem Dies kann eine schnellere und bessere Kontrastierung desselben bis auf Höhe des Abflusshindernisses ermöglichen. Die Wartezeit und Anzahl der erfoderlichen Spätaufnahmen können hierdurch deutlich reduziert werden. Dieses Prinzip wird auch bei Doppelkontrast-Untersuchungen des Kolons erfolgreich eingesetzt.

Weiterführende Tipps

→ Ausscheidungsurographie, Kontrastintensivierung

Literatur

Marshall S, Pogany A, Anderson J (1989) Technique for more rapid localization of distal ureteral obstruction with excretory urography. Urology 33: 146–147

Ausscheidungsurographie, Kontrastintensivierung

Ziel

Kontrastintensivierung bei der Ausscheidungsurographie

Problem

Eine unzureichende Kontrastierung des Nierenbecken Kelchsystems bei der Ausscheidungsurographie kann durch die Verwendung zu geringer Kontrastmittelmengen (50 ml und weniger), bei Darmgas- und Stuhlüberlagerung so wie bei verstärkter wie auch eingeschränkter Diurese auftreten und sich dadurch nachteilig auf die Beurteilbarkeit des oberen Hohlsystems auswirken.

Lösung und Alternativen

Ureterkompression

Die Anlage eines Ureterkompressoriums beidseits am Unterbauch bewirkt über eine gewollte Behinderung des Kontrastmittelabstroms eine intensivere Kontrastierung der oberen Harnwege (Abb. 1+2). Der Erfolg der Kompression ist erfahrungsgemäß dann am besten, wenn der Arzt bei der Anlage selbst mitwirkt. In der Regel ist ein Kompressionsdruck von 80 mm Hg ausreichend. Da selbst bei einem Kompressionsdruck von 240 mm Hg nur ein Nierenbeckendruck von etwa 33 cm H_2O erreicht wird, ist eine iatrogenen Fornixruptur nicht zu befürchten.

Bei Kindern oder eingeschränkt kooperativen Erwachsenen kann das Kompressorium außerdem zur Verringerung von Veratmungsartefakten beitragen. Kontraindikationen sind eine (sonographisch) manifeste Harnabflussstörung sowie eine dekompensierte Herzinsuffizienz. Bei sehr adipösen Patienten ist die Ureterkompression leider sinnlos.

Kopftieflage

Die Kopftieflage von 10–20° nach Kontrastmittelapplikation bewirkt aus physikalischen Gründen ebenfalls einen verzögerten Kontrastmittelabstrom und somit eine intensivere Kontrastierung des oberen Hohlsystems. Im Gegensatz zur Ureterkompression ist dieses Verfahren weniger aufwendig, auch bei adipösen Patienten durchführbar, nicht an zusätzliche apparative Voraussetzungen gebunden und lediglich durch die Patiententoleranz limitiert.

A

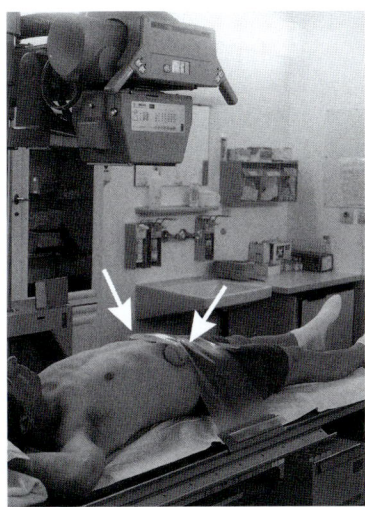

Abb. 1. Ureterkompression durch ein am Röntgentisch variabel anzubringendes und spannbares Kunststoffband und herkömmliche Tennisbälle. Die Bälle sind zwar nicht röntgendicht, zeichnen sich jedoch durch eine für diese Zwecke ideale Form und Größe aus.

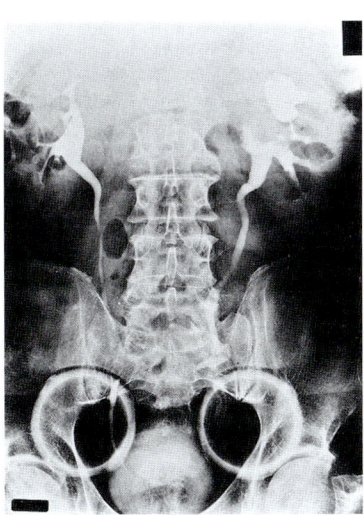

Abb. 2. Ausscheidungsurographie mit Ureterkompression durch kommerzielle röntgenkontrastgebende Pelotten zur intensiveren Kontrastierung des oberen Harntrakts bei Nierenbeckenkarzinomen beidseits.

Bauchlage

Die Urographie in Bauchlage begünstigt aus anatomischen Gründen die Kontrastierung des Hohlsystems am Nierenunterpol. Außerdem erreicht bei Abflussstörungen des distalen Ureters das Kontrastmittel das Hindernis in Bauchlage wesentlich schneller als in Rückenlage (siehe auch Ausscheidungsurographie, Harnleiterobstruktion). Wegen des Abweichens von der üblichen Routine sollte besonders darauf geachtet werden, dass die Untersuchung in Bauchlage auf jedem der angefertigten Röntgenbilder kenntlich gemacht wird. Der Untersucher sollte stets bemüht sein, den individuellen (patho-) anatomischen Variationen durch eine differenzierte Untersuchungstechnik mit *ergänzenden Aufnahmen* in Schräg-, Seiten und Bauchlage sowie im Stehen und durch Spätaufnahmen gerecht zu werden.

Weiterführende Tipps

→ Ausscheidungsurographie, Harnleiterobstruktion

Literatur

Dombrowski H, Vielhauer E, Vogt O (1971) Überlegungen zum „idealen" intravenösen Urogramm. Urologe (B) 11: 154–160

Fischer E (1968) Urographie in Bauchlage als wichtige ergänzende Untersuchung. Urologe 7: 136–137

Kissner J, Schrader G, H-Th Zöckler (1976) Manometrische und klinische Untersuchungen über den Wert der Ureterenkompression beim Infusionsurogramm. Urologe (B) 16: 177–179

Sigel A (1962) Verbesserung der urographischen Diagnostik durch Spätaufnahmen. Urologe 1: 196–202

Autofotographie

A

Ziel

Dokumentation des Ausmaßes einer Penisdeviation

Problem

Die Indikationsstellung zur operativen Behandlung der Penisdeviation bzw. Induratio penis plastica erfordert – auch aus forensischen Gründen – eine Dokumentation des Ausmaßes der Penisverkrümmung und der präoperativen Penislänge.

Lösung und Alternativen

Autofotographie

Zur Objektivierung des subjektiv oft unterschiedlich stark empfundenen Ausmaßes einer Penisverkrümmungen wird die Autofotographie eingesetzt. Sie sollte idealerweise in der gewohnten häuslichen Umgebung und Intimsphäre von dem Patienten selbst bei erigiertem Glied mit einer Polaroid-Kamera durchgeführt werden. Dabei sollte auf einen möglichst einfarbigen, hellen Hintergrund (Wand, Tür bzw. Fußboden) geachtet werden.

Standardisierte Autofotographie nach Kelami

Die standardisierte Aufnahmetechnik nach KELAMI wird in Klinik und Praxis nach vorheriger Erzeugung einer künstlichen Erektion (z. B. PGE1 10 µg intracavernös) eingesetzt. Neben dem Ausmaß der Deviation in Winkelgraden werden die Richtung der Deviation und eine eventuelle Torsionskomponente dokumentiert. Die Ausmessung der Penislänge von der Peniswurzel bis zur Glansspitze im Ruhe- und/oder erigierten Zustand hat forensische Bedeutung für die bei der operativen Korrektur (Raffplastik, OP nach NESBIT) mögliche, aufklärungspflichtige Verkürzung des Penisschaftes.

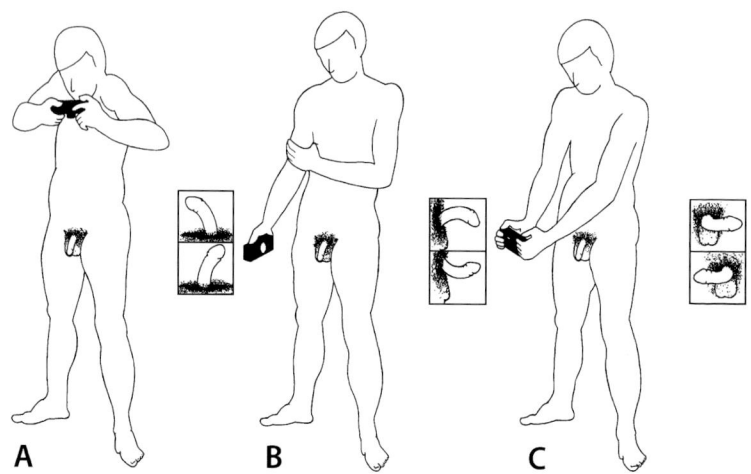

Abb. 1. Autofotographie nach KELAMI zur präoperativen Dokumentation einer Penisdeviation. Deren Ausmaß, die Richtung und eine eventuelle Torsionskomponente werden durch Ansichten von cranial (**A**), lateral (**B**) und frontal (**C**) bei erigiertem Glied im Bild festgehalten.

Literatur

Kelami A (1983) Autofotographie und die funktionellen Erkrankungen des Penis. Urologe (B) 23: 133–134

Kelami A (1983) Autophotography in evaluation of functional penile disorders. Urology 21 (6): 628–629

Biopsie Nierenbecken

Ziel

Minimal invasive Histologiegewinnung bei unklaren Raumforderungen im Nierenbecken

B

Problem

Sonographische Raumforderungen oder Kontrastmittelaussparungen in Projektion auf das Nierenbecken Kelchsystem können verschiedene Ursachen haben. Die Unterscheidung eines Urothelkarzinoms von einer hämorrhagischen Entzündung ist auch urinzytologisch nicht immer möglich. Biopsien zur differentialdiagnostischen Abklärung können dann perkutan sonographisch oder computertomographisch gesteuert, ureterorenoskopisch oder in seltenen Fällen auch auf offen operativem Wege gewonnen werden.

Lösung und Alternativen

Alternativ kann bei suspekten Befunden im Nierenbecken sowie in allen Kelchgruppen auch eine minimal invasive Histologiegewinnung im Zuge einer retrograden Darstellung des oberen Hohlsystems versucht werden. Hierbei wird unter Röntgen Durchleuchtungskontrolle zunächst ein 5 Charr. dünner, zentral offener Ureterkatheter (UK) mit TIEMANN-Spitze unmittelbar vor dem suspekten Bezirk platziert. Anschließend wird die Seele des UK oder ein spitzer Führungsdraht aus Metall in das Nierenparenchym eingestochen, der UK entfernt und durch einen möglichst steifen, ebenfalls zentral offenen 8 Charr.-UK ersetzt. Dieser muss nun unter leicht drehenden Bewegungen in den suspekten Gewebebezirk hineinmanövriert werden, wobei der eingestochene Metalldraht ein Ausweichen des UK verhindern soll. In Abhängigkeit von der Konsistenz der Raumforderung kann so im Idealfall ein repräsentativer Gewebezylinder gewonnen werden. Sollte der 8 Charr.-UK nicht sofort in das Gewebe eindringen, empfiehlt sich ein Aufbougieren mit dem 5 Charr.-UK, über den dann wiederum der 8 Charr.-UK geschoben werden kann (Abb. 1+2). Nach Entfernen des Führungsdrahtes und Konnektieren einer Spritze lässt sich auf diesem Wege auch eine Saugbiopsie bzw. Zytologie gewinnen. Nach erfolgreicher Biopsie wird ein ausgeleiteter UK bis zum Sistieren der Blutung belassen.

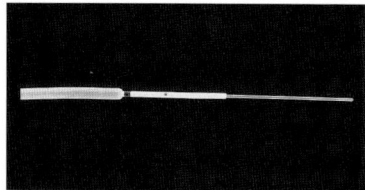

Abb. 1. Ineinandergeschobener Führungsdraht, 3-Charr.-Ureterkatheter (UK) und 8 Charr.-UK. Die Punktion mit dem Draht und das Aufbougieren durch den 3 oder 5 Charr.-UK erleichtern das Eindringen des 8 Charr.-UK in den Tumor zur Gewinnung eines Gewebezylinders.

Mit einer ähnlichen Technik und in Ermangelung eines Ureterorenoskops können Raumforderungen im Bereich der oberen Kelchgruppe biopsiert werden. Dazu wird wiederum zuerst ein zentral offener, 100 cm langer 5 Charr.-UK durch seinen Metall Führungsdraht im Nierenparenchym verankert. Nach Entfernung des Zystoskops werden dann nacheinander ein 54 cm langer 8 Charr.-UK und ein 50 cm langer 10 Charr.-UK eingebracht. Nach Entfernung der 5 Charr.- und 8 Charr.-UKs und des Führungsdrahtes fungiert der 10 Charr.-UK als Schleuse für eine automatische 18 Gauge ROTH Biopsienadel. Letztere wird in den 8 Charr.-UK so eingelegt, dass ihre Spitze 1–2 mm vor dem Ende des UK und durch diesen geschützt zu liegen kommt. Die Biospienadel wird sodann mit dem 8 Charr.-UK zusammen im 10 Charr.-UK unter Röntgen Durchleuchtungskontrolle bis an die zu biopsierende Stelle vorgeschoben und anschließend soweit durch das Parenchym gestochen, bis sie sicher außerhalb der Nierenkapsel zu erkennen ist. Das Auslösen des Biopsiemechanismus treibt eine schneidende Kanüle bis

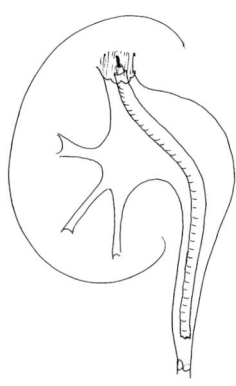

Abb. 2. Der endoskopisch retrograd unter Röntgendurchleuchtungskontrolle in den Oberpoltumor eingestochene Führungsdraht leitet die 5 und 8 Charr.-UK in ihr Ziel. Nach Entfernen des Führungsdrahtes und Konnektieren einer Spritze kann auch eine Saugbiopsie bzw. -zytologie gewonnen werden.

zur Nadelspitze vor, wodurch ein rund 1,7 cm langer Gewebezylinder gewonnen wird. Leider ist die 18 Gauge ROTH Biopsienadel zu steif, um auch in die mittlere und untere Kelchgruppe dirigiert werden zu können.

B

Weiterführende Tipps

→ Biopsie Prostata, Gewebezylinder; → Biopsie Prostata, transrektal; → Biopsie, Punktion

Literatur

Leal JJ (1992) A new procedure for biopsy of a solid renal mass: transurethral approach under fluoroscopic control. Journal of Urology 148: 98–100

Leal JJ (1993) A new technique for renal biopsy: the transurethral approach. Journal of Urology 149: 1061–1063

Biopsie Prostata, Gewebezylinder

Ziel

Schonender Transfer von Gewebezylindern bei der Prostatastanz-biopsie

Problem

Bei der Prostatastanzbiopsie mit einer Biopty-Gun haften die gewon-nenen Gewebestanzzylinder bisweilen fest an der Biopsienadel. Der Transfer in ein Gefäß mit Fixationsmedium mit Hilfe von Nadeln, Pinzetten und feuchten Mullkompressen oder ein Ausschütteln der Nadel in dem Gefäß ist dann oft mühselig und kann zu artifiziellen Schädigungen des Biopsiematerials führen.

Lösung und Alternativen

Einfacher und Gewebe schonender ist es, die Biopty-Gun erneut zu spannen, zu entsichern und dann in das Gefäß mit dem Fixationsmedi-um abzufeuern, wobei sich der zuvor gewonnene Gewebestanzzylinder in der Regel problemlos und ohne Qualitätseinbußen von der Biopsie-nadel löst (Abb. 1). Ferner ist es mit dieser Technik möglich, das Gerät ohne ständiges Herausnehmen und Wiedereinlegen der Biopsienadel schnell für weitere Biopsien einsatzbereit zu halten. Das der Nadel an-haftende Fixationsmedium sollte dann allerdings vor der nächsten Punktion in steriler Kochsalzlösung abgespült werden.

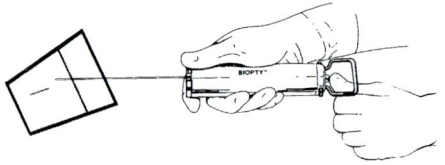

Abb. 1. Nach der Biopsie wird die Biopty-Gun ein zweites Mal in dem Gefäß mit Fixations-medium abgefeuert, damit sich der Gewebezylinder berüh-rungsfrei von der Biopsienadel lösen kann.

Weiterführende Tipps

→ Biopsie Prostata, transrektal

Literatur

Piechota HJ, Schmid HP, Weining C, Semjonow A (2001) Tipps und Tricks bei der Prostatastanzbiopsie. Aktuelle Urologie 32: 330–334

Roumani GK (1992) Modified technique for retrieving specimens obtained by automatic biopty gun. Urology 39: 481

B

Biopsie Prostata, transrektal

Ziel

Schonende und komplikationsarme transrektale Prostatastanzbiopsie unter digitaler Führung

Problem

Während und im Anschluss an eine digital geführte transrektale
Prostatastanzbiopsie können sich für den Patienten und den Untersucher folgende Probleme ergeben:
1. Schmerzhaftigkeit beim Einführen der Biopsienadel.
2. Rektale Blutung.
3. Iatrogene Prostatitis, evtl. mit Abszedierung.

Lösung und Alternativen

*Ad 1.: Verwendung eines zweiten Fingerlings („Double-Glove"-Technik)
oder einer Plastikhülse.*

Durch Verwendung eines *anästhesierenden Gleitgels* (Xylocain Gel
2%ig, Einwirkzeit beachten!) anstelle von Vaseline kann bisweilen eine
auch nach der Biopsie anhaltende Schmerzlinderung erzielt werden.
Diese Erfahrung wird durch aktuelle prospektiv-randomisierte, doppelt
verblindete klinische Untersuchungen allerdings nicht bestätigt. Dagegen wird von analgetischen Vorzügen einer transrektal-sonographisch
gesteuerten periprostatischen Nervenblockade mit 5 bis 10 ml einer
1%igen Lidocain-Zubereitung ohne Adrenalinzusatz berichtet. Bereits
30 Sekunden nach der Lokalanästhesie kann mit der eigentlichen Biopsie begonnen werden. Während der zusätzliche Zeitbedarf bei etwa einer Minute liegt, fallen zusätzliche Kosten von rund € 15,– für die Nadel
und das Lokalanästhetikum an.

Bei der *„Double-Glove"*-Technik wird nach Platzierung der Biopsienadel auf der Palmarseite des Zeigefingers des Untersuchers wird ein
zweiter Fingerling über diesen und die Nadel gestreift (Abb. 1). Hierdurch lässt sich das Risiko akzidenteller Schleimhautläsionen beim Einführen verringern.

Die *Plastikhülse,* in welcher nahezu alle handelsüblichen Tru Cut-, Tra-
venol- oder Franzén-Nadeln abgepackt sind, wird auf eine Länge von

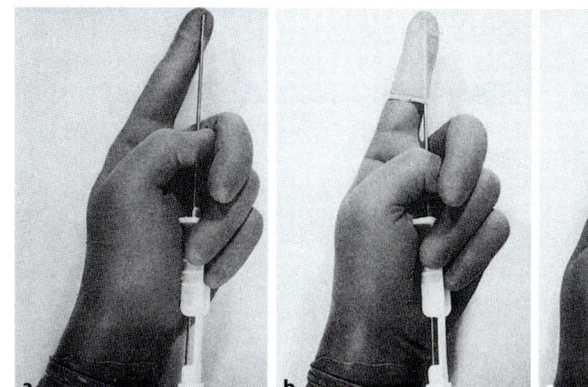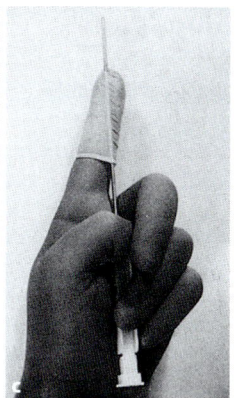

B

Abb. 1 a–c. „DOUBLE-GLOVE"-Technik. Die Biopsienadel liegt auf der Palmarseite des Zeigefingers des Untersuchers und wird durch einen zweiten Fingerling bedeckt. Dies ermöglicht ein glatteres Einführen der Nadel, ohne die eigentliche Biopsie zu behindern (**a–c**).

etwa 15 cm gekürzt und als Führungshilfe zusammen mit dem im Endglied leicht gebeugten Zeigefinger ins Rektum eingeführt (Abb. 2). Nach digitaler Lokalisation des zu biopsierenden Areals kann die Nadel schmerzfrei an dieses herangeführt werden. Beim Auslösen der Nadel mit der Biopty®-Gun muss die Hülse allerdings fest gegen das Gerät gepresst werden, damit sie nicht vorwärts ins Rektum katapultiert wird. Unter Belassen der Hülse kann die Nadel dann geborgen und zur Gewinnung mehrerer Biopsien auf demselben schonenden Wege wieder eingeführt werden. Dieses preisgünstige Verfahren erspart die Anschaffung kommerzieller Führungshilfen. Es kann durch die Verwendung eines zweiten Handschuhs oder Fingerlings ergänzt werden, wodurch sich der Eingriff insbesondere für Patienten mit Haemorrhoidalleiden oder Analfissuren noch erträglicher gestaltet.

Transrektal-sonographisch gesteuerte Biopsien aus der *Übergangs*zone der Prostata sind zumeist besonders schmerzhaft, was auch durch die vorstehenden Techniken nicht zu vermeiden ist. In diesen Fällen ist eine systemische Analgetikagabe zu bevorzugen.

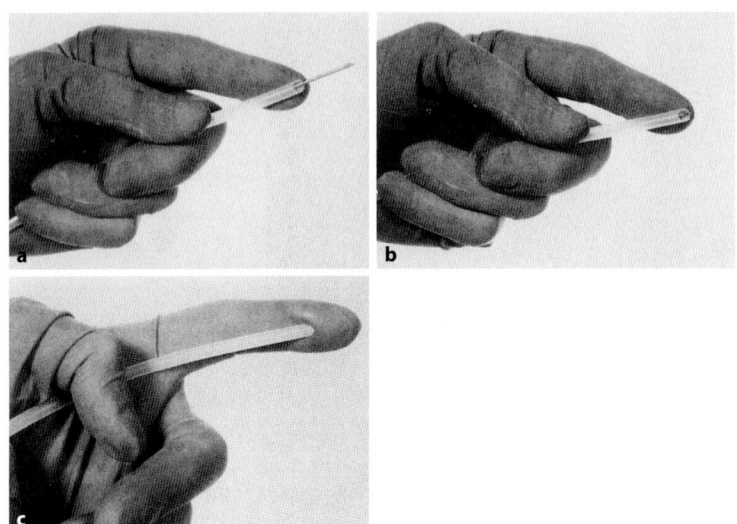

Abb. 2 a–c. Die Transporthülse der Biopsienadel wird gekürzt und zusammen mit dem im Endglied leicht gebeugten Zeigefinger ins Rektum eingeführt. Die Verletzungsgefahr für die Rektumschleimhaut oder den Finger des Untersuchers durch die Nadel kann so verringert werden.

Ad 2.: „Rule of Finger", Ballonkatheter
Bei sonographisch gesteuerten Prostatastanzbiopsien konzentriert sich der Untersucher hauptsächlich auf den Monitor des Ultraschallgerätes während der Lokalisation des zu biopsierenden Areals. Wenn die Biopsienadel zu diesem Zeitpunkt schon in die Führungshilfe eingebracht ist, kann sie beim Manövrieren mit dem Schallkopf leicht um wenige Millimeter vorgeschoben werden. Vom Untersucher unbemerkt – die Nadel wird erst bei der Penetration der Prostata auf dem Monitor sichtbar- können schmerzhafte Schleimhautblutungen resultieren. Um ein unbemerktes Vorschieben der Nadel zu vermeiden, kann das steife Kabel des Schallkopfes als Abstandhalter genutzt und zwischen dem 4. und 5. Finger der Nadel führenden Hand eingeklemmt werden („*Rule of Finger*") (Abb. 3).
Selbstverständlich sollte bei entsprechenden Patienten auf eine Antikoagulantien-Karenz geachtet werden. Geringe peranale Blutungen und Beschwerden nach Prostatastanzbiopsie können durch kurzfristige di-

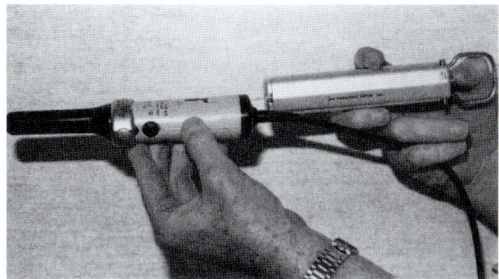

Abb. 3. „Rule of Finger"-Technik. Um bei der transrektal-sonographisch gesteuerten Postatabiopsie ein umbemerktes Vorschieben der Nadel zu vermeiden, dient das steife Kabel des Schallkopfes als Abstandhalter, in dem es zwischen dem 4. und 5. Finger der Nadel führenden Hand des Untersuchers eingeklemmt wird.

gitale Kompression oder die Einlage von Zäpfchen mit Mulleinlage (Faktu-Anotamp®) behandelt werden. Belässt man den transrektalen Schallkopf nach der Biopsie für einige Minuten unter Druck im Rektum, kann bereits hierdurch ein blutstillender Effekt erzielt werden.

Bei stärkeren biopsiebedingten Blutungen erfolgt die Einlage eines großlumigen (30 Charr.) Dauerkatheters in das Rektum, welcher nach Blocken 50 ml mit einem Ablaufbeutel versehen und bis zu einer Stunde unter milden Zug gesetzt wird. Neben der Kontrolle von Blutdruck und Puls sollte für eine intravenöse antibiotische Abschirmung (z. B. Ampizillin, Gentamycin oder Ciprofloxazin) sowie für eine ausreichende Analgesie gesorgt werden. Die Menge hellroten Blutes im Drainagebeutel gibt Auskunft über die Blutungsaktivität. Bei Persistenz der Blutung nach einer Stunde sollte zur definitiven Blutstillung eine transanale Umstechung oder Sklerosierung durchgeführt werden.

Ad 3.: Lokale Schleimhautantisepsis

Die *Plastikhülse* kann in der oben beschriebenen Weise auch zur lokalen Schleimhautantisepsis zur Verringerung des Infektionsrisikos eingesetzt werden. Nach Positionierung vor dem zu biopsierenden Areal werden jedoch noch vor dem Einführen der Biopsienadel etwa 5 ml einer 10%igen Polyvidon-Jodlösung mit einer herkömmlichen Einmalspritze instilliert. Die „*Double-Glove*"-Technik soll ebenfalls zu einer Reduktion biopsiebedingter Infektionen beitragen.

Zur Infektionsprophylaxe wird allgemein die antibiotische Abschirmung z. B. mit einem Gyrasehemmer (Ciprobay®, Tavanic®) für 1–3 Tage empfohlen, während der Nutzen vorbereitender abführender Maßnahmen (Klistier) umstritten ist. Auch ohne Antibiotikaprophylaxe traten prospektiven Untersuchungen zufolge bei nur 3 % der Patienten Harnwegsinfektionen mit E. coli auf und lediglich 3,8 % der Patienten müssen wegen Fieber antibiotisch behandelt werden.

Weiterführende Tipps
→ Biopsie, Prostata, Gewebezylinder

Literatur
Baum RD, Slade M (1988) Use of transrectal foley balloon tamponade in prostate biopsy haemorrhage. Urology 31 (4): 369

Chang SS, Alberts G, Wells N, Smith JA, Cookson MS (2001) Intrarectal lidocaine during transrectal prostate biopsy: results of a prospective double-blind randomized trial. Journal of Urology 166: 2178–2180

Cooner WH (1991) Reducing rectal injury from sonographically-guided transrectal needle biopsy of prostate. The "Rule of Finger". Urology 37 Suppl. Urotech): 1–2

Eberli D, Gasser TC (2002) Lokalanästhesie für die Prostatabiopsie – macht es einen Unterschied? Urologe (B) 42: 404–405

Elkouss GC, Mooreville M (1988) Simple rectal guide for transrectal travenol needle biopsy of prostate. Urology 31 (Suppl.): 25

Fernandez JA, Keane TE, Weems WS Carson CC (1992) Use of protective plastic sleath for prostatic biopsy. Urology 39: 88–89

Hanash KA (1992) Transrectal prostatic core biopsy: a simplified method. Urology 39: 296

Mitteilung (1992) Anwendung von Anotamp® nach Prostatabiopsien. Urologe (B) 32: 232

Piechota HJ, Schmid HP, Weining C, Semjonow A (2001) Tipps und Tricks bei der Prostatastanzbiopsie. Aktuelle Urologie 32: 330–334

Renfer LG, Vaccaro JA, Kiesling V (1991) Digital-directed transrectal core biopsy with spring-loaded biopsy device (BIOPTY). Urology 38: 161–162

Richter S, Maayan MC, Nissenkorn I (1992) Safety of transrectal prostatic biopsy through double-glove technique withour antibiotic prophylaxis. Urology 39: 512–514

Soloway MS, Öbek C (2000) Periprostatic local anesthesia before ultrasound guided prostate biopsy. Journal of Urology 163: 172–173

von Buedingen RP (1976) Prevention of infection during transrectal biopsy of prostate through double-glove technique. Urology 7: 296–298

Biopsie, Punktion

Ziel

Verbesserung der Zielsicherheit sonographisch gesteuerter Punktionen und Biopsien

B

Problem

Die Zielsicherheit sonographisch geführter Punktionen und Biopsien wird nicht nur durch die Qualität des Ultraschallgerätes und die Erfahrung und Geschicklichkeit des Untersuchers, sondern auch durch die Wahl einer geeigneten Punktionsnadel mit möglichst optimalem Reflexverhalten determiniert.

Lösung und Alternativen

Echointensive Punktions- und Biopsienadeln

Folgende bei der Auswahl einer geeigneten Punktions- und Biopsienadel zu berücksichtigende Prinzipien tragen zu einer sonographischen Reflexverstärkung in solider und flüssiger Gewebsumgebung bei und verbessern hierdurch die Ortung bei Ultraschall gesteuerten Punktionen und Biopsien:

1. ein aufgerauhter Nadelschaft,
2. mikroverkapselte Luftbläschen,
3. eine Nadelspitze mit langem und gewinkeltem Anschliff,
4. das Einbringen eines luftbläschenhaltigen sterilen Gels in den Nadelschaft.

In verzweifelten Fällen, in denen diese Mittel versagen mag auch die Verwendung von sterilisierter Buttermilch als sonographisches Kontrastmittel erwogen werden. Kommerzielle Ultraschall-Kontrastmittel (z. B. Levovist®, EchoGen®, SonoVue® oder Echovist®) verstärken in erster Linie Blutflusssignale bei der Farbduplexsonographie. Sie haben daher einen potentiellen Stellenwert für die Beurteilung von lokalen Durchblutungsverhältnissen, z. B. des Hirnkreislaufs oder von Transplantatnieren.

Weiterführende Tipps

→ Biopsie Prostata, transrektal

Literatur

Cosgrove DO, Kiely P, Williamson R, Blomley MJK, Eckersley RJ (2000) Ultrasonographic contrast media in the urinary tract. British Journal of Urology International 86 Suppl. 1: 11–17

Dietrich CF, Becker D (2002) Signalverstärkte Sonographie verbessert Nachweis von Leberraumforderungen. Deutsches Ärzteblatt 24: B1410–B1415

Kaps M, Seidel G (1999) Echokontrastverstärkung in der neurologischen Ultraschalldiagnostik. Deutsches Ärzteblatt 96, Heft 5, 5. Februar 1999: B 226–230

Meyer-Schwickerrath M, Seidel KJ (1986) Neue Punktionsnadeln mit verbessertem sonographischem Reflexverhalten. Urologe (B) 26: 30–33

Blasenhalssuspension, Stamey

Ziel

Sichere Knotenführung bei der Blasenhalssuspension nach STAMEY

B

Problem

Das Knoten der Fäden bei der Blasenhalssuspensions-Operation nach STAMEY birgt die Gefahr, dass der zuerst gelegte Knoten abrutscht, noch bevor oder während er durch weitere Knoten gesichert werden kann. Dieser Umstand kann das gesamte Operationsergebnis gefährden.

Lösung und Alternativen

Prinzipiell kann der erste, in der Regel als Doppelknoten angelegte Knoten durch eine armierte Pinzette oder Klemme vom Assistenten gehalten werden, bis er durch weitere Knoten gesichert ist. Alternativ kann die Verwendung eines ca. 2–3 cm langen Stücks einer sterilen 8 Charr. Säuglings-Magensonde als Widerlager nicht nur ohne einzuschneiden für eine bessere Kraftverteilung der Suspensionsfäden auf der Rektusfaszie sorgen, sondern ermöglicht dem Operateur zudem ein abrutschfreies Abknoten der Fäden, ohne dabei auf den Assistenten angewiesen zu sein.

Das kleine Plastikröhrchen wird hierzu über das eine Ende des Suspensionsfadens gefädelt und bis zur Rektus-Faszie herabgeführt. Dann wird der Doppelknoten angelegt. Das zum Röhrchen weisende Fadenende wird daraufhin durch das Lumen desselben geführt. Der Doppelknoten liegt nun im Inneren des Röhrchens, kann dort angezogen und durch weitere gegenläufige Knoten außerhalb des Röhrchens gesichert werden. (Abb. 1).

Literatur

McLoughlin J (1994) Tying the knot during Stamey colposuspension. British Journal of Urology 74: 118

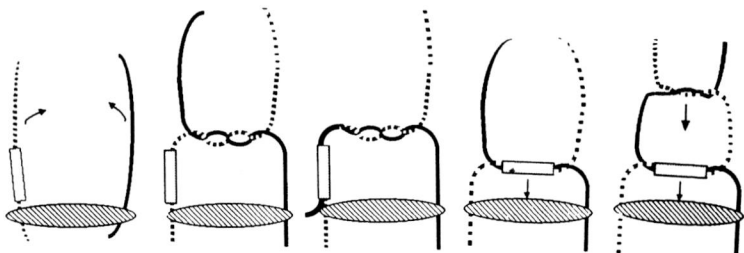

Abb. 1. Ein kleines Plastikröhrchen als Widerlager sorgt für eine bessere Kraftverteilung der Suspensionsfäden ohne einzuschneiden und erleichtert ein abrutschfreies Abknoten der Fäden bei der Blasenhalssuspensions-Operation nach STAMEY.

Blutstillung, Vena cava

Ziel

Temporäre Blutstillung bei großen intraoperativen Defekten der Vena cava oder der Aorta abdominalis

B

Problem

Bei schwierigen retroperitonealen Salvage-Lymphadenektomien oder bei der Resektion infiltrierender Tumorthromben beim Nierenzellkarzinom können ausgedehnte Defekte der großen Abdominalgefäße entstehen. Lebensbedrohliche Blutverluste lassen sich meist nur dann effektiv durch Satinski- bzw. Gefäßklemmen oder Tourniquets kontrollieren, wenn das Gefäß kranial und kaudal des Defekts frei, d. h. nicht mehr von Tumorresiduen umschlossen ist.

Lösung und Alternativen

Sofern die V. cava noch nicht ausreichend mobilisiert ist, können herkömmliche 10 Charr. Ballon-Dauerkatheter zur schnellen und effektiven temporären Blutungsminderung verwendet werden. Die Katheter werden durch den Defekt selbst eingeführt oder kaudal durch einen zusätzlichen sapheno-femoralen Zugang im Lumen der V. cava platziert (Abb. 1) und vorsichtig geblockt, bis die Blutung gerade eben sistiert. Idealerweise sollte durch den kranialen Ballon auch der venöse Zustrom aus der kontralateralen Nierenvene blockiert werden. Ein zu starkes Blocken der Katheterballons kann zu Intimaeinrissen der V. cava führen und ist daher zu vermeiden. Nach Beherrschen der akuten Blutung auf diese Weise können die V. cava bzw. der Tumor mobilisiert, Gefäßklemmen gesetzt und der Defekt anschließend direkt oder mittels einer Patch-Erweiterungsplastik versorgt werden. Ein analoges Vorgehen bei Defekten der Aorta abdominalis ist möglich.

Weiterführende Tipps

→ Hämostyptika, intraoperativ; → Gefäßligatur; → Thrombus, intraoperativ

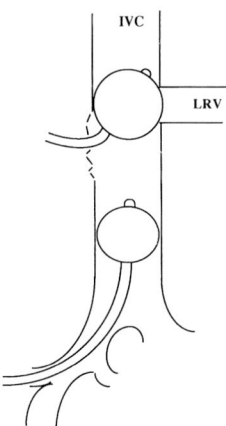

Abb. 1. Verwendung von Ballonkathetern zur temporären Blutstillung bei größeren intraoperativen Defekten der Vena cava inferior.

Literatur

McLoughlin J, Boyle PJ (1993) Control of torrential haemorrhage of the vena cava using Foley catheters. British Journal of Urology 74: 515

Bluttransfusion, Jehovas Zeugen

Ziel

Medikolegale Sicherheit im Umgang mit Bluttransfusionen bei Jehovas Zeugen

B

Problem

Über die Risiken und Nebenwirkungen einer Bluttransfusion muss in jedem Falle aufgeklärt werden, wenn die Transfusionswahrscheinlichkeit über 10 % liegt. Diese Aufklärung sollte in schriftlicher Form und der Einfachheit und Vollständigkeit halber unter Verwendung entsprechender kommerzieller Aufklärungsbögen erfolgen. Getreu ihren Glaubensgrundsätzen lehnen Jehovas Zeugen jegliche Bluttransfusion ab. In letzter Konsequenz wählen sie lieber den Tod als die Lebenserhaltung durch Fremdblut. Diese Selbstbestimmung von *erwachsenen Zeugen Jehovas* und ihr verfassungsmäßiges Recht auf körperliche und seelische Unversehrtheit haben wir Ärzte selbst in Notfallsituationen zu respektieren, auch wenn wir damit unser eigenes Gewissen beschädigen. Die Durchführung elektiver Eingriffe kann der Arzt ablehnen. Anders und differenzierter ist die Situation bei minderjährigen Kindern von Eltern aus der Glaubensgemeinschaft der Zeugen Jehovas zu betrachten.

Lösung und Alternativen

Unter dem Leitmotiv „Extreme Anämie bei Verweigerung der Transfusion" haben Zander und von Bormann mehrere, ganz objektive Berichte mit Fallbeispielen aus verschiedenen Kliniken, Unfallkrankenhäusern und Intensivstationen gesammelt. Die jeweiligen Autoren beschreiben denkbar präzise und kritisch den glücklichen oder auch letalen Ausgang bei ihren Patienten aus der Glaubensgemeinschaft der „Zeugen Jehovas". Dabei werden immer wieder mit dem Leben kaum vereinbare Laborwerte mitgeteilt (z. B. Hb 1,4 g/dl bei Hkt 3,7 %), so im Falle eines extremen intraoperativen Blutverlustes bei einer Zeugin Jehovas, die ohne Fremdbluttransfusion dank Ausschöpfung aller nur denkbaren intensivmedizinischen Möglichkeiten am Leben erhalten werden konnte.

Ein abschließender juristischer Kommentar bringt namentlich unser ärztliches Dilemma bei hochgradig ausgebluteten, *minderjährigen Kindern von Eltern aus der Glaubensgemeinschaft* auf den Punkt. An dieser Stelle muss wörtlich zitiert werden:

„Besonderer Betrachtung bedarf im vorliegenden Zusammenhang die Ablehnung einer Bluttransfusion durch Eltern als Sorgeberechtigte für ihre minderjährigen Kinder, soweit diese (noch) nicht einwilligungsfähig sind. In solchem Fall ist grundsätzlich die Entscheidung des Vormundschaftsgerichts über die Vornahme einer Bluttransfusion – gegen den Willen der Eltern – einzuholen (§1666 BGB). Ist Eile geboten und kann eine Entscheidung des Vormundschaftsgerichts nicht abgewartet werden, darf und muss der Arzt die Bluttransfusion in Ansehung seiner Hilfeleistungspflicht auch gegen den Willen der Eltern vornehmen. Andernfalls würde er sich dem strafrechtlichen Vorwurf einer „unterlassenen Hilfeleistung" aussetzen. Bedenklich erscheint, bei dieser Fallkonstellation die ablehnende Haltung der Eltern durchweg und per se als „missbräuchlich" zu charakterisieren. Art. 2 und 4 GG beanspruchen auch in diesem Zusammenhang grundsätzlich Geltung. Jedoch bedarf die Haltung der Eltern durch eine Entscheidung des Vormundschaftsgerichts bzw. aufgrund eigenen Entschlusses des Arztes (siehe oben) der „Objektivierung". Denn es ist nicht zweifelhaft, dass der Pflicht, „das Leben und die Gesundheit des Kindes zu retten", der Vorrang gegenüber der „das Leben des Kindes aufs Spiel setzenden Gewissensentscheidung" der Eltern gebührt."

Quelle

Bluttransfusion bei Jehovas Zeugen. In: Schmäl F, Nieschalk M, Nessel E, Stoll W (Hrsg.): Tipps & Tricks für den Hals-, Nasen- und Ohrenarzt: 8–9 (2001)

Literatur

Bock RW: Juristischer Kommentar zur Ablehnung von Bluttransfusionen. Anästhesiologie, Intensivmedizin, Notfallmedizin, Schmerztherapie (AINS) 31: 506–507 (1996)

Busse J, Wessling C: Tolerierung eines extremen intraoperativen Blutverlustes bei einer Zeugin Jehovas. Anästhesiologie, Intensivmedizin, Notfallmedizin, Schmerztherapie (AINS) 31: 498–501 (1996)

Zander R, von Bormann B (Hrsg.): Extreme Anämie bei Verweigerung der Transfusion. Editorial – Leben ohne Hämoglobin? Anästhesiologie, Intensivmedizin, Notfallmedizin, Schmerztherapie (AINS) 31: 488–489 (1996)

Weiterführende Tipps

$\rightarrow$ Patienten-Schutzbrief (Tipps & Tricks für den HNO-Arzt)

B

Blutung, Blasentamponade

Ziel

Effizientes transurethrales Ausräumen einer frischen Blasentamponade

Problem

Das transurethrale Ausräumen einer frischen Blasentamponade durch einen herkömmlichen Ballon- bzw. Spülkatheter aus Latex oder Silikon ist nicht immer möglich, da das Lumen dieser weichen Katheter unter dem Sog der Blasenspritze leicht kollabiert.

Lösung und Alternativen

Kommerzielle Spezialkatheter (z. B. Simplastik®-Katheter mit Flötenspitze, blockbar bis 120 ml; Rüsch Spülkatheter Nr. 65 32 00 oder Nr. 65 45 75 (DUFOUR-Spitze), blockbar bis 75 ml) haben aus diesem Grund eine steifere Katheterwand und mehrere große Katheteraugen, um die Aspiration von Koageln zu erleichtern. Ihr Nachteil sind der hohe Preis und die in der Notfallsituation vielfach eingeschränkte Verfügbarkeit.

Alternativ kann eine frische Blasentamponade auch mit Hilfe eines herkömmlichen, 20 bis 22 Charr. starken Darmrohres aus PVC (z. B. Dahlhausen-Darmrohr Nr. 0701920100 und 0701918100) wirksam evakuiert werden. Neben der geraden abgerundeten Spitze sind Darmrohre durch mindestens zwei große seitliche Katheteraugen und eine steife Katheterwand gekennzeichnet, welche unter dem Sog einer Blasenspritze kaum je kollabiert. Ihr Nachteil sind die fehlende intravesikale Selbsthaltevorrichtung, weshalb sie im Anschluss an die Tamponadenausräumung durch einen Ballon- bzw. Spülkatheter ausgetauscht werden müssen. Damit relativiert sich auch der Preisvorteil gegenüber den oben genannten Spezialkathetern.

Quelle

Persönliche Mitteilung, Dr. med. Klaus Wortberg, Chefarzt der Urologischen Abteilung des Albertinen-Krankenhauses, Robert-Koch-Straße 1, D-49201 Dissen.

Weiterführende Tipps

→ Katheter, Zug; → Blutung, Spülkatheter; → TUR-Prostata in Sedoanalgesie; → Makrohämaturie, Harnblase

B

Blutung, Laparoskopie

Ziel

Stillen einer Blutung aus dem Stichkanal nach urologischer Laparoskopie und suprapubischer Kathetereinlage

Problem

Die häufigste Komplikation bei der Punktion mit einem Hohltrokar im Rahmen einer Laparoskopie oder einer suprapubischen Kathetereinlage ist die Stichkanalblutung aus den epigastrischen Gefäßen und Muskel- oder Blasenschleimhautgefäßen. Endoskopische Naht- und Koagulationstechniken sowie die offene Umstechung gelten als effektive, jedoch relativ aufwendige Maßnahmen zur Blutstillung.

Lösung und Alternativen

Kompression durch einen Ballonkatheter

Wenn durch die Punktion mit einem Hohltrokar eine akute Blutung aus dem Stichkanal auftritt, sollte der Trokar nicht sofort entfernt, sondern zur Einlage eines Ballonkatheters mit größtmöglichem Kaliber genutzt werden. Der Katheter wird geblockt, nachdem der Trokar zurückgezogen wurde, damit dessen Spitze den Katheterballon nicht verletzen kann. Nun wird der Katheter kräftig angezogen und mit einer gebogenen Klemme je nach Bedarf für bis zu 48 Stunden auf dem Hautniveau fixiert (Abb. 1). Der Ballonblock kann so zur mechanischen Blutstillung beitragen, während der Katheter die Drainage sicherstellt.

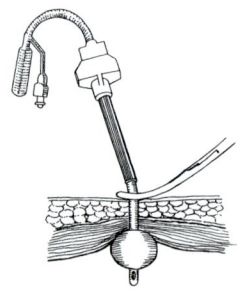

Abb. 1. Katheter-Tamponade mit Fixation des geblockten Dauerkatheters durch eine Klemme auf dem Hautniveau.

B

Zur Vermeidung von Druckstellen an der Haut und aus hygienischen Gründen sollte eine Schlitzkompresse untergelegt werden. Anstelle der recht sperrigen gebogenen Klemme erfüllt auch eine in der Geburtshilfe übliche selbsthaltende Nabelklemme aus Plastik den Zweck. Zur Entfernung nicht spaltbarer Hohltrokare kann nach dem Setzen der Klemme der externe Anteil des Katheters abgetrennt werden, wodurch der Hohltrokar freigegeben wird. Der verbleibende Katheteranteil sollte dann oberhalb der Klemme unbedingt mit einer Sicherheitsnadel armiert werden, um einer akzidentellen Dislokation des Katheters ins Körperinnere beim Lösen der Klemme vorzubeugen.

Rinnenförmiger Spezialtrokar zur Vermeidung von Stanzeffekten
Hohltrokare können Stanzeffekte an den durchstochenen Gewebeschichten verursachen, was nicht nur zu einem erhöhten Blutungsrisiko beiträgt, sondern auch die Antisepsis in Frage stellt. Dies kann durch die Verwendung eines rinnenförmigen Spezialtrokars (Curity®; TYCO Healthcare Deutschland GmbH, Neustadt/Donau) vermieden werden. Dessen definierte, dreigeteilte Trokarspitze erlaubt in stufenloser Abfolge ein schonendes Aufstechen, Schneiden und Aufdehnen des Gewebes (Abb. 2). Im Literaturvergleich zu herkömmlichen Punktionssystemen resultieren niedrigere Blutungskomplikationen.

Weiterführende Tipps

→ Biopsie Prostata, transrektal; → Blutung, Spülkatheter; → Blutung, vaginale

Literatur

Meessen S, Brühl P, Piechota HJ (2000) A new suprapubic cystostomy trocar system. Urology 56: 315–316
Morey AF, Deshon Jr. GE, Dresner ML (1993) Adaptation of foley catheter for hemostasis during urologic laparoscopy. Urology 42: 583–584
Piechota HJ, Meessen S, Brühl P (1997) Ein verbessertes System zur suprapubischen Katheterdrainage der Harnblase. J. Urol. Urogynäkol. S 1: 6–7
Piechota HJ, Brühl P, Hertle L, Sökeland J (2000) Katheterdrainage der Harnblase heute. Deutsches Ärzteblatt 97 (4): A-168–174

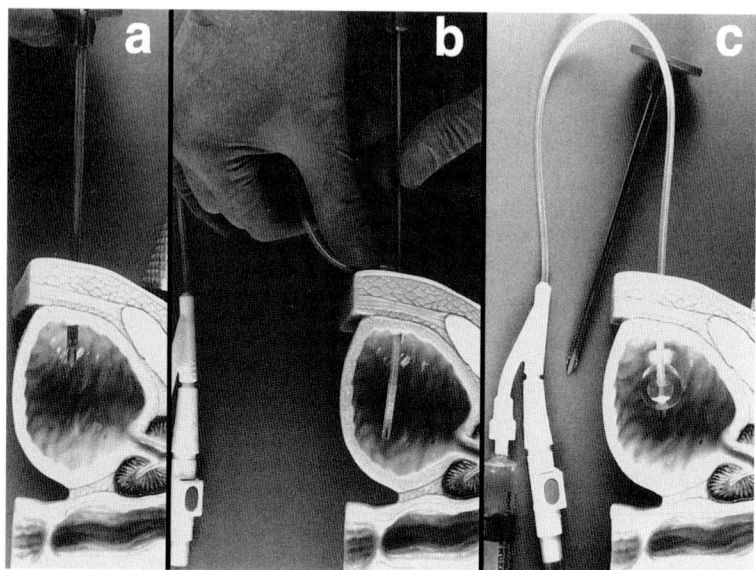

Abb. 2. a Suprapubische Punktion der Harnblase mit dem Curity®-System. **b** Nach Erreichen des Blasenlumens wird der Katheter aus dem rinnen-förmigen Trokarschaft gekippt und mit dem Daumen auf der Haut fixiert. Der Trokar kann dann durch Zurückziehen entfernt werden. **c** Der 10 Charr. Silikon-Ballonkatheter wird mit 3–5 ml einer 8–10%igen Glycerinlösung geblockt und an ein geschlossenes Harndrainagesystem angeschlossen.

Blutung, Spülkatheter

Ziel

Suprapubische Insertion eines großlumigen Blasenspülkatheters

B

Problem

Keines der handelsüblichen Sets zur suprapubischen Katheterdrainage der Harnblase erlaubt die primäre Insertion großlumiger (≥20 Charr.) Hämaturiekatheter zur Blasenspülung und Tamponadenausräumung. Bei transurethral nicht passierbarer Harnröhre können entsprechende Katheter erst nach einer Aufdehnung des suprapubischen Punktionskanals in der Harnblase platziert werden. Das ist in aller Regel mit einem erhöhten Material- und Zeitaufwand verbunden.

Lösung und Alternativen

Unter Beachtung der üblichen Voraussetzungen und Kontraindikationen zur sonographisch kontrollierten suprapubischen Blasenverweilkathetereinlage (Tab. 1) wird nach Hautdesinfektion, ausgiebiger Lokalanästhesie und Probepunktion zunächst mit einem spitzen Skalpell (No. 11) eine *tiefe Inzision* der Haut und Subkutis unter Einschluss der Rektusfaszie vorgenommen. Der Trokar einer 24 Charr. Thoraxdrainage wird dann in das erste Drainageauge an der Spitze eines großkalibrigen Nelaton-Spülkatheters eingeführt und der Katheter entlang dem Trokar gespannt (Abb. 1a). Zur Vermeidung von Richtungsabweichungen während der Punktion werden der Trokar mit dem Katheter auf Hautniveau durch die linke Hand geführt. Die Insertion erfolgt mit der rechten Hand durch axialen Druck von oben (Abb. 1b). Die Entfernung des Trokars sollte erst nach dem Blocken des Katheterballons unter leicht drehenden Bewegungen vorgenommen werden.

Alternativ kann bei einem schon liegenden suprapubischen Katheter oder nach der Punktion mit einem handelsüblichen Set (z. B. Curity®) der Punktionskanal mit einem Nephroskopie-Bougieset (z. B. Teleskop-Bougies nach ALKEN) bis auf 24 Charr. aufgeweitet werden. Anstelle der Teleskop-Bougies kann auch ein Ballon-Dilatator (Fa. Cook) zum Aufweiten des Punktionskanals auf bis zu 30 Charr. eingesetzt werden, was weniger traumatisierend ist und die Dilatation in einem einzigen Schritt ermöglicht. Anschließend ist mit Hilfe eines Hutschenreiter-Hohenfellner Schaftes (Abb. 2) oder aber einer Einführhilfe für Robinson-Drainagen (Abb. 3) die problemlose Insertion eines großlumigen Blasenspülkatheters möglich. Die Verwendung einer spaltbaren

Tabelle 1. Voraussetzungen und Kontraindikationen für die sonographisch kontrollierte suprapubische Katheterdrainage

Voraussetzungen	Relative Kontraindikationen	Absolute Kontraindikationen
Überprüfung der korrekten Indikationsstellung	Schrumpfblase	Ungenügend gefüllte Harnblase (<200 ml)
Aufklärung des Patienten	Suprasymphysäre Vernarbungen oder Verbrennungen	Blasentumor
Flachlagerung auf fester Unterlage, ggf. leichte Kopftieflage	Meteorismus, Darmüberblähung, Ileus	Abdominaltumor mit Verdrängung der Blase
Vorzugsweise sonographische Sicherung der Blasenfüllung von zumindest 300 ml	Schwangerschaft Extreme Adipositas	Markumarisierung, Clopidogrel (Plavix®), Blutungsneigung, stärkere Makrohämaturie*
Rasur, Hautdesinfektion, steriles Abdecken		Hauterkrankungen im Punktionsbereich
Probeblockung des Katheters		

* außer bei Notwendigkeit zur Blasenspülung bzw. zur Tamponadenausräumung
  bei transurethral nicht passierbarer Harnröhre.

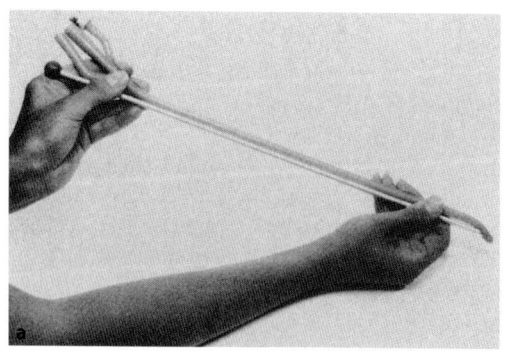

Abb. 1 a. Die Trokarnadel wird in das am weitesten distale Katheterauge des Hämaturiekatheters inseriert und der Katheter entlang dem Trokar gespannt.

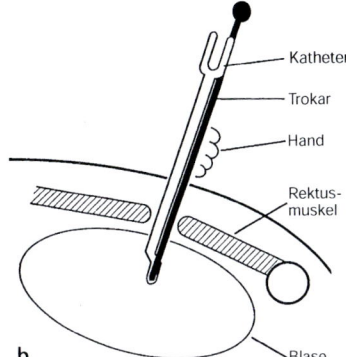

B

Abb. 1 b. Schematische Darstellung der suprapubischen Einlage eines großlumigen Spülkatheters mit Hilfe des Trokars einer herkömmlichen 24 Charr. Thoraxdrainage.

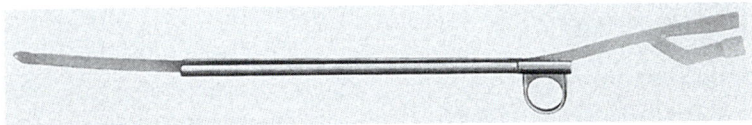

Abb. 2. Resterilisierbarer Hutschenreiter/Hohenfellner – Schaft mit innenliegendem 20 Charr. Ballonkatheter.

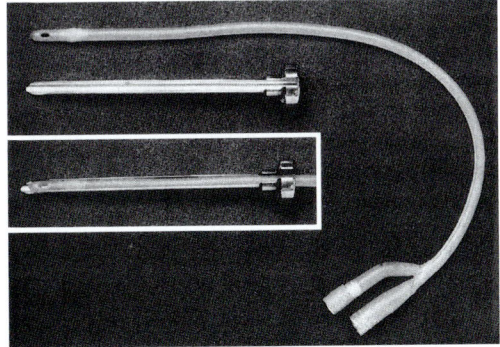

Abb. 3. Mehrweg-Einführhilfe für Robinson-Drainagen, Bildausschnitt mit innen liegendem 18 Charr. Ballonkatheter.

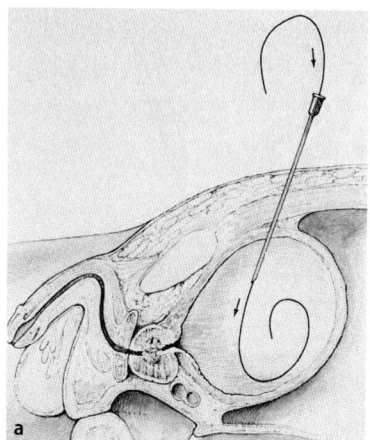 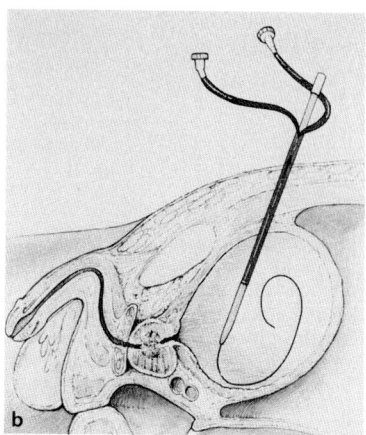

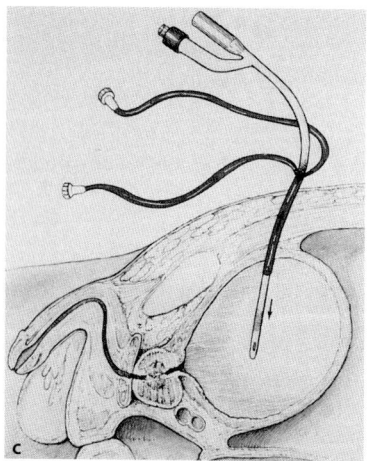

Abb. 4. Insertion eines Ballonkatheters mit Hilfe einer spaltbaren Teflonschleuse. Nach Probepunktion (18 G-Nadel) und Einführen eines Führungsdrahtes (**a**) erfolgt die Aufweitung des Punktionskanals mit Stufenbougies und das Einführen der 18 Charr.-Katheterschleuse (**b**). Nachdem Führungsdraht und Bougies entfernt sind, kann ein 14 Charr.-Ballonkatheter in der Harnblase platziert werden (**c**).

18 Charr.-Teflonhülse (Desilet-Hoffman „Peel-away Sheath Set"; Fa. Cook) folgt dem gleichen Prinzip (Abb. 4a–c) und erlaubt die primäre Insertion von Ballonkathetern, allerdings nur in einer Stärke bis 14 Charr.

Weiterführende Tipps

→ Biopsie Prostata, Gewebezylinder; → Blutung, Laparoskopie; → Katheter, Einführhilfe

B

Literatur

Adamson AS, Witherow RO (1992) Emergency percutaneous insertion of hematuria catheters. Urology 39: 295

Chin JL, Short TWD (1990) Percutaneous suprapubic cystostomy using balloon dilation. Urology 35: 261–262

Conn IG, Stephenson TP (1993) Suprapubic insertion of a foley catheter: the forgotten technique. British Journal of Urology 71: 361–362

Lyon RP (1989) Suprapubic cystotomy: a new device. Urology 33: 35–36

O'Brien WM, Pahira JJ (1989) Percutaneous placement of suprapubic tube using peel-away sheath introducer. Urology 33: 20–21

O'Brien WM, Duralde FA, Pahira JJ (1989) Percutaneous placement of permanent suprapubic tube. Urology 33: 40–42

Blutung, Urethra

Ziel

Stillen einer arteriellen Blutung aus der Harnröhre

Problem

Die Verletzung des Corpus spongiosum der Harnröhre bei einem transurethralen Eingriff (Katheterisierung) oder nach akzidenteller Dislokation eines geblockten Blasenverweilkatheters kann akut zu einer heftigen arteriellen, spontan nicht sistierenden Blutung führen.

Lösung und Alternativen

Wenn die Blutungsquelle in der penilen oder prostatischen Harnröhre lokalisiert ist, kann durch die Einlage eines ausreichend großen transurethralen Katheters (18–24 Charr.) in der Regel eine prompte und anhaltende mechanische Blutstillung erzielt werden.

Blutungen aus der bulbären oder membranösen Harnröhre sind mit dieser Technik oft nur unzureichend zu kontrollieren. In diesen Fällen kann versucht werden, durch eine digitale Kompression des Perineums, des Alcock-Kanals und der proximalen Harnröhre für fünf Minuten den gewünschten Effekt zu erzielen (Abb. 1).

Weiterführende Tipps

→ Biopsie, Stanze; → Blutung, vaginale; → Blutung, Laparoskopie

Literatur

Fishman IJ, Perez E (1992) Simple technique for acute management of urethral hemorrhage. Urology 34: 294

B

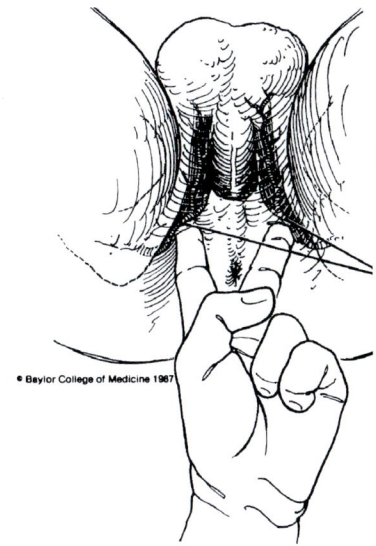

© Baylor College of Medicine 1987

Abb. 1. Perineale Kompression der
Aa. pudendae mit dem Zeige- und
Mittelfinger gegen beide Sitzbeinäste.

Blutung, vaginale

Ziel

Stillen einer paraurethralen oder vaginalen Blutung

Problem

Hämorrhagien nach Biopsien oder Injektionen aus paraurethralen Venen oder dem Venenplexus der Scheidenvorderwand können nicht immer durch eine einfache Vaginaltamponade gestillt werden.

Lösung und Alternativen

Die Kompressionswirkung einer Vaginaltamponade kann durch die Verwendung eines Ballonkatheters unterstützt werden. Hierzu wird ein großlumiger (z.B. 24 Charr.) Ballonkatheter in der Vagina unter einer der Blutungsquelle aufliegenden Mullkompresse platziert, mit 50 ml oder mehr geblockt und für rund 24 Stunden belassen, um so im Vergleich zur Vaginaltamponade einen stärkeren Kompressionsdruck zu erzeugen (Abb. 1). Allerdings kann hierdurch auch ein Harnverhalt provoziert werden, weshalb die Patientinnen zuvor mit einem transurethralen Blasenverweilkatheter versorgt werden sollten.

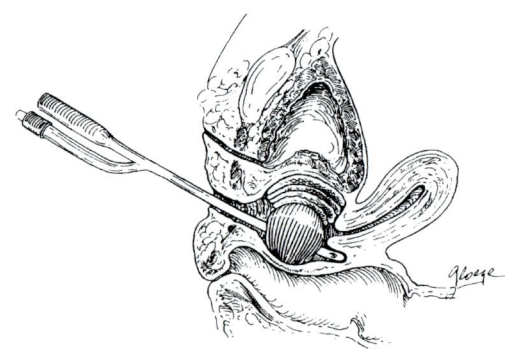

Abb. 1. Vaginaltamponade mit Mullkompresse und großlumigem Ballonkatheter.

Weiterführende Tipps

→ Biopsie Prostata, Gewebezylinder; → Blutung, Urethra; → Blutstillung, V. cava; → Blutung, Laparoskopie

Literatur

Katske FA, Raz S (1983) Use of foley catheter to obtain transvaginal tamponade. Urology 21: 627

B

Blutungszeit

Ziel

Präoperativer Ausschluss einer verstärkten Blutungsneigung unter einer Therapie mit Thrombozytenaggregationshemmern

Problem

Anstelle verschiedener Antikoagulanzien wie z. B. Marcumar®, Plavix® und Heparin werden zum gleichen Zweck oftmals Thrombozytenaggregationshemmer eingesetzt, allen voran die Acetylsalicylsäure (ASS, z. B. Aspirin®). Von den möglichen ASS-Nebenwirkungen ist für jeden operativ tätigen Arzt die verstärkte intraoperative Blutungsneigung von besonderer Bedeutung, wenngleich diese im Vergleich zu den anderen Antikoagulanzien geringer eingeschätzt wird. Dennoch kann eine ASS-induzierte Thrombozytenfunktionsstörung im Einzelfall verheerende Auswirkungen haben, so beispielsweise im Rahmen einer transurethralen Prostataadenomresektion.

Lösung und Alternativen

Alle Patienten sind entsprechend aufzuklären, die z. B. aus kardiovaskulärer Indikation unter einer ASS-Medikation stehen und auch solche, denen diese gar nicht recht bewusst ist (z. B. ASS-Bedarfsmedikation bei Kopfschmerz oder Kombinationspräparate (z. B. Aspirin plus®) bei grippalem Infekt). Erst 6 bis 10 Tage nach Absetzen der ASS-Präparate darf operiert werden. Der gleiche zeitliche Sicherheitsabstand wird auch anästhesiologischerseits vor elektiven rückenmarksnahen Regionalanästhesieverfahren (z. B. Spinal- oder Periduralanästhesie) empfohlen. Gleiches gilt für nichtsteroidale Antirheumatika.

Die präoperative Vorbereitung beginnt mit einer sorgfältigen Medikamentenanamnese und Fragen nach bekannten Blutungsleiden und den klinischen Zeichen einer Gerinnungsstörung. Sie beinhaltet ferner die Untersuchung des Gerinnungsstatus (Quick, partielle Thromboplastinzeit (PTT), Thrombozytenzahl), welcher unter einer ASS-Medikation scheinbar normal sein kann. Die durch ASS oder aus anderer Ursache bedingte Thrombozytenfunktionsstörung kann dann durch eine Bestimmung der Blutungszeit aufgedeckt werden. Diese einfache und kostengünstige Untersuchung kann zuverlässig vor vermeidbaren intra- und postoperativen Blutungskomplikationen schützen. Sie hat sich insbesondere in der Hals-, Nasen- und Ohrenheilkunde zur Vermeidung postoperativer Blutungskomplikationen nach Tonsillektomie bewährt.

Methode der Blutungszeitbestimmung: Nach entsprechender Antisepsis und dem Einstich mit einer sterilen Lanzette ins Ohrläppchen oder in eine Fingerbeere wird das austretende Blut alle 15 bis 30 sec. mit saugfähigem Filterpapier entfernt, bis die Blutung sistiert. Normal ist eine Blutungszeit von 3 bis 5 Minuten. Das Verfahren kann auch mit kommerziellen Lanzetten (z. B. Precisette®; Fa. Knoll, Neukirch) an der Fingerbeere durchgeführt werden, die eine definierte Einstichtiefe gewährleisten. Zur weiteren Standardisierung des Verfahrens kann am Oberarm eine Blutdruckmanschette angelegt und auf subdiastolische 40 mm Hg gestaut werden.

Weiterführende Tipps

→ Marcumarisierter Patient; → Biopsie Prostata, transrektal; → Blutung, Laparoskopie; → Blutung, Urethra; → Blutung, vaginale; → Hämostyptika, intraoperativ; → Makrohämaturie, Harnblase; → Stichkanalblutung, PCNL; → Verband

Quelle

Blutungszeit. In: Schmäl F, Nieschalk M, Nessel E, Stoll W (Hrsg.): Tipps & Tricks für den Hals-, Nasen- und Ohrenarzt: 25–26 (2001)

Literatur

Deitmer T: Hämostase-Screening vor HNO-Operationen. Laryngo-Rhino-Otologie 68: 188 (1989)

Bougierung Harnröhrenstriktur

Ziel

Intraoperative Bougierung von Harnröhrenstrikturen

Problem

Der Urologe wird häufig konsultiert, wenn die transurethrale Einlage eines Blasenverweilkatheters infolge einer Harnröhrenstriktur oder Via falsa bei der Narkoseeinleitung zu Operationen anderer Fachdisziplinen nicht gelingt.

Lösung und Alternativen

Wenn kein Sichturethrotom zur Verfügung steht oder die SACHSE-Urethrotomie oder temporäre Anlage eines suprapubischen Blasenverweilkatheters nicht erwünscht sind (beispeilsweise aus Sorge vor Blutungskomplikationen bei der systemischen Antikoagulation im Rahmen herzchirurgischer Operationen), kann die Striktur durch stufenweises Aufbougieren (Amplatz-Dilatation) für einen transurethralen Katheter passierbar gemacht werden. Hierzu wird die Harnröhre bis zum Hindernis endoskopiert und ein hydrophiler Führungsdraht (Terumo®, Terumo, Japan; Glidewire®, Microvasive/Boston Scientific, USA) bis in die Harnblase vorgeschoben. Nach Entfernung des Zystoskops erfolgt unter Verwendung von Nephrostomie-Stufenbougies und reichlich sterilem Gleitmittel das Aufbougieren der Enge bis 20 Charr. (Abb. 1). Um dem flexiblen Führungsdraht die für das Bougieren erforderliche Steifigkeit zu verleihen, sollte er durch einen 8 Charr. zentral geöffneten Ureterkatheter verstärkt werden. Sofern kein zentral offener Katheter verfügbar ist, kann mit Hilfe einer spaltbaren Katheterschleuse aus Teflon abschließend ein herkömmlicher 18 Charr. Silikon-Ballonkatheter eingelegt werden.

Weiterführende Tipps

→ Katheterisierung, Erleichterung; → Katheterisierung, Präputialödem; → Katheter, Einführhilfe; → Urethrotomie in Lokalanästhesie; → Katheterismus, Via falsa; → Bougierung nach Urethrotomie

B

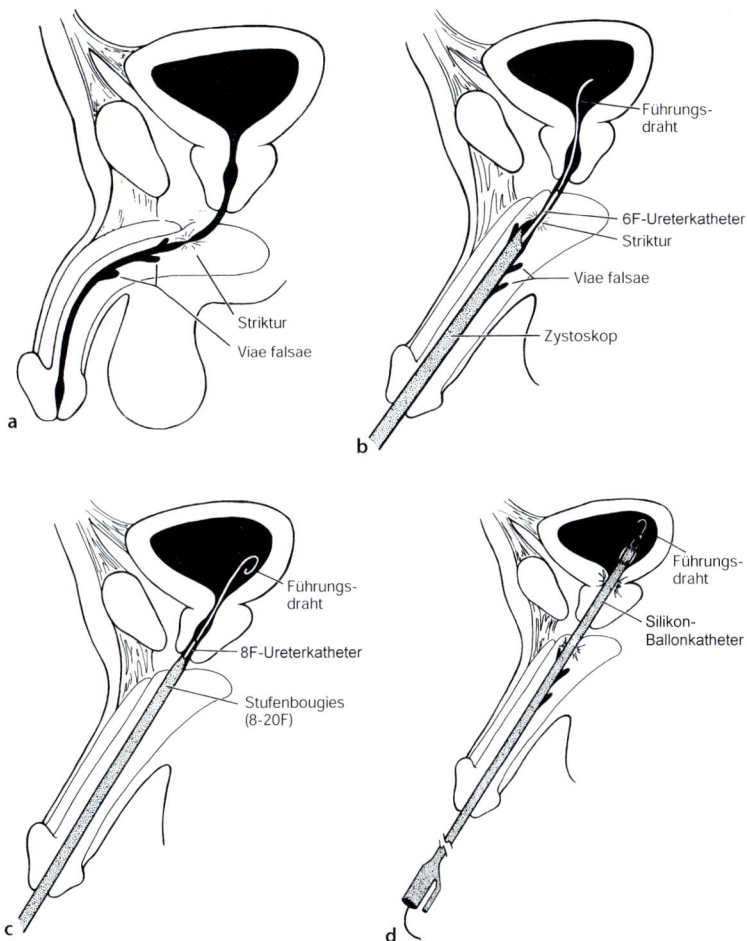

Abb. 1 a–d. a+b Ist infolge einer Harnröhrenstriktur oder Via falsa die Einlage eines transurethralen Ballonkatheters nicht möglich ist, wird zunächst unter endoskopischer Kontrolle ein hydrophiler Führungsdraht in die Blase vorgeführt. Ein zentral geöffneter Ureterkatheter verleiht dem flexiblen Führungsdraht die für die nachfolgende Bougierung erforderliche Steifigkeit. **c** Mit Hilfe von Nephrostomie-Stufenbougies kann die Harnröhrenenge dann bis auf 20 Charr. aufdilatiert werden. **d** Abschließende Einlage eines zentral offenen 18 Charr. Silikon-Ballonkatheters.

Literatur

Moldwin RM, Badlani G (1991) Intraoperative dilatation of urethral strictures using Amplatz system. Urology 37 (Suppl. Urotech): 8

Bougierung nach Urethrotomie

Ziel

Bougierung von Harnröhrenstrikturen nach Urethrotomia interna

B

Problem

Bei hartnäckig rezidivierenden Harnröhrenengen wird zur Vermeidung eines neuerlichen Strikturrezidivs nach der Urethrotomia interna nach OTIS oder SACHSE bisweilen eine mehrtägige oder -wöchige Dauerkatheter Behandlung oder eine Dilatationsbehandlung durch intermittierende Selbstbougierung durchgeführt. Dadurch soll verhindert werden, dass sich die frischen Wundränder der aufgeschlitzten Striktur vorzeitig wieder aneinander legen und in der vorstehenden Weise vernarben.

Lösung und Alternativen

Dem gleichen Zweck kann ein Harnröhrenstent dienen, welcher die länger fristige Einlage eines transurethralen Dauerkatheters oder die intermittierende Selbstbougierung ersetzen kann (Abb. 1). Dabei wird unmittelbar im Anschluss an die Urethrotomie ein 22 Charr. Silikon Ballonkatheter mit Nelaton-Spitze in die gefüllte Harnblase eingelegt. Er wird dann ungeblockt langsam soweit wieder herausgezogen, bis die Katheterspitze unmittelbar unterhalb des externen Sphinkter liegt, was leicht an einem Sistieren des Abflusses von Blaseninhalt durch den Katheter zu erkennen ist. Der Katheter wird nun unmittelbar vor dem Meatus urethrae externus abgeschnitten und mit zwei monofilen nicht resorbierbaren Einzelknopf-Nähten (z. B. Prolene® 2–0) bei 3 und 9 Uhr am Meatus bzw. der Glans penis fixiert. Eine antibiotische Abschirmung mit Trimethoprim 2 × 100 mg täglich wird empfohlen.

Der Patient ist kontinent, kann spontan miktionieren, ist durch keinen Urinbeutel eingeschränkt und muss auch keine bisweilen umständliche oder schmerzhafte Selbstbougierung der Harnröhre durchführen, was die gute Patientenakzeptanz dieser Methode erklärt. Da der Urin bei der Miktion nicht nur durch den Stent sondern auch zwischen Harnröhrenwand und Stent ablaufen kann, soll der resultierende Spüleffekt dem Entstehen einer mukopurulenten Membran und entzündlichen

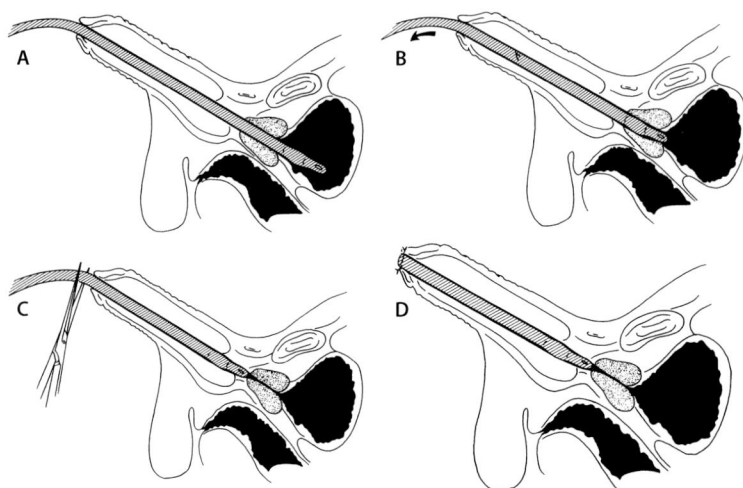

Abb. 1 A–D. Zur Schienung der Harnröhre nach Urethrotomia interna wird die Nela-ton-Spitze eines 22 Charr. Silikon-Katheters unmittelbar unterhalb des Schließmus-kels platziert, bevor der Katheter dann vor dem Meatus abgeschnitten und mit zwei Nähten an der Glans penis fixiert wird.

Komplikationen entgegenwirken. Kritisch anzumerken bleibt, dass die Annaht an der Glans zu Beschwerden und entzündlichen Komplikatio-nen führen kann und sexuelle Karenz erforderlich ist. Ferner ist bislang nicht erwiesen, dass diese Methode zu einer Senkung der Rate von Strikturrezidiven oder zu einer Verlängerung des rezidivfreien Inter-valls führt.

Weiterführende Tipps

→ Katheterismus, Via falsa; → Katheterisierung, Präputialödem; → Ka-theter, Einführhilfe; → Urethrotomie in Lokalanästhesie; → Bougie-rung Harnröhrenstriktur

Literatur

Fair WR (1982) Internal urethrotomy without a catheter: use of a urethral stent. Journal of Urology 127: 675–676

Drainage

Ziel

Entfernung einer versehentlich durch Subcutan- oder Fasziennaht fixierten Wunddrainage

Problem

Eine Redon-, Robinson- oder Easy Flow-Drainage lässt sich postoperativ meist nicht zeitgerecht entfernen, wenn sie durch eine Subcutan- oder Fasziennaht gefasst und damit akzidentell fixiert wurde.

D

Lösung und Alternativen

Die Drainage wird mit einer vorzugsweise leicht gebogenen Klemme (z. B. Pean-Klemme) auf Hautniveau gefasst und vorsichtig und so weit wie möglich nach außen gezogen. Am tiefsten noch erreichbaren Punkt wird sie dann mit einer zweiten Klemme gefasst und so daran gehindert, sich wieder zu retrahieren. Durch schrittweises Ziehen und Nachfassen, erforderlichenfalls in Lokalanästhesie, kann die fixierende Naht in der Regel sichtbar gemacht und schließlich mit einem Fadenmesser durchtrennt werden (Abb. 1).

Eine tief unter dem Hautniveau liegende Annaht kann durch die vorstehende Technik unter Umständen nicht gelöst werden. Bei entsprechend großlumigen Drainagen lässt sich in diesen Fällen die fixierende Naht meist mit einem SACHSE-Urethrotom unter Sicht innerhalb der Drainage durchtrennen. Bei dünneren Drainagen kann erwogen werden, das Gerät neben der Drainage in den Drainagekanal einzuführen, um die Naht darzustellen und außerhalb der Drainage zu durchtrennen. Der Spülstrom für das Urethrotom sollte dabei aus naheliegenden Gründen auf ein Minimum reduziert werden.

Weiterführende Tipps

→ Fremdkörper in Blase/Urethra; → Wunddrainage; → Urethrotomie in Lokalanästhesie

Literatur

Redman JF, Welch LT, Bissada NK (1975) Technique for removing entrapped penrose drains. Urology 6 (3): 371

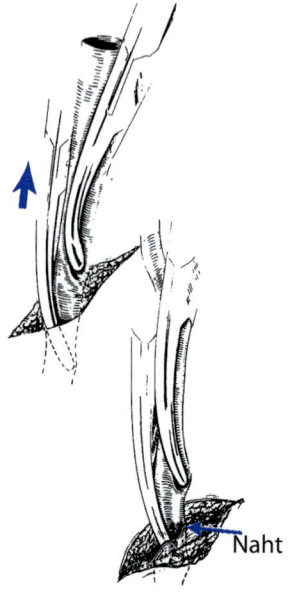

Naht

Abb. 1. Technik der „Nachfassenden Klemmen" zum Lösen einer versehentlich in der Tiefe angenähten Wunddrainage.

Drainage, Gastrostomie

Ziel

Vermeidung von transnasalen Magensonden nach transperitonealen urologischen Operationen

Problem

Nach großen urologischen Bauchoperationen ist als Folge einer prolongierten intestinalen Motilitätsstörung oftmals eine verlängerte oder wiederholte Drainage des Magens durch eine Magensonde erforderlich. Eine transnasale Magensonde wird vom Patienten dabei zumeist unangenehm empfunden.

D

Lösung und Alternativen

Bei einem transperitonealen Eingriff kann intraoperativ anstelle der transnasalen Magensonde eine passagere perkutane Gastrostomie angelegt werden. Hierzu können sowohl ein kommerzielles Gastrostomie-Set (Russell Gastrostomy Tray™; Cook Inc., Bloomington, IN, USA) als auch ein suprapubisches Katheterset (Zystofix® 15 Charr. mit PVC Einrollkatheter; Braun, Melsungen) verwendet werden.

Der Magen wird über eine nach der Narkoseeinleitung vorübergehend eingelegte transnasale Sonde mit etwa 200 ml Luft insuffliert. Der Operateur positioniert anschließend die Magenvorderwand fest vor einer geeigneten Stelle der vorderen Bauchwand. Bei Verwendung des Gastrostomie-Sets erfolgt die Einlage des blockbaren Katheters analog zur Nephrostomie-Anlage mit Hilfe einer Punktionsnadel, eines Führungsdrahtes, mehrerer Stufenbougies und einer spaltbaren Katheterschleuse in der abgebildeten Weise (Abb. 1).

Bei Verwendung des suprapubischen Katheter-Sets wird der Magen ebenfalls mit Luft gefüllt, bevor der Hohltrokar mit dem innenliegenden Katheter in üblicher Weise erst durch die Bauchdecke und dann unter Sicht in den Magen gestochen und nach Vorschieben des Katheters wieder entfernt wird. Danach kann der Katheter durch eine resorbierbare Z- bzw. Tabakbeutelnaht am Magen und durch eine Annaht an der Haut befestigt werden. Seine Eintrittstelle in den Magen wird durch drei zusätzliche Einzelknopfnähte eng am Peritoneum fixiert.

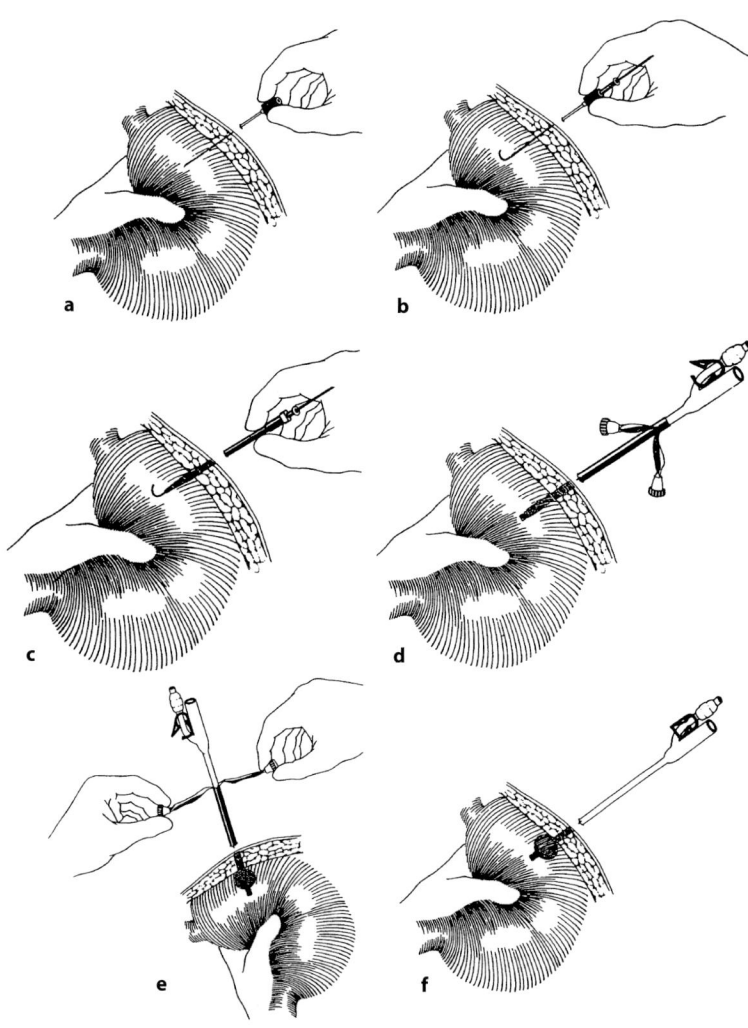

Abb. 1 a–f. Einzelne Schritte bei der Anlage einer perkutanen Gastrostomie: Drücken des luftgefüllten Magens gegen die Bauchwand und Punktion (**a**) mit Einlage eines Führungsdrahtes (**b**). Aufbougieren des Punktionskanals auf 17 Charr. (**c**) und Platzieren eines 14 Charr. zentral geöffneten Ballonkatheters (**d**), welcher geblockt (**e**) und unter leichtem Zug mit einer Annaht an der Haut fixiert wird (**f**).

Das Verfahren verursacht keine nennenswerte zusätzliche Morbidität und wird von den Patienten gut vertragen. Die bei transnasalen Sonden übliche probatorische Entfernung und Wiedereinlage bei unzureichender Darmaktivität entfällt und wird durch einfaches Abklemmen und erneutes Öffnen der Gastrostomie im Bedarfsfall ersetzt. Ferner werden die durch transnasale Sonden verursachten Schmerzen und Komorbidität wie Atelektasen, Pneumonie, Otitis media und nasogastrische Erosionen vermieden. Nach üblicherweise 7–10 Tagen kann bei wiederhergestellter Darmtätigkeit die Gastrostomie problemlos wieder gezogen werden.

D

Weiterführende Tipps

→ Blutung, Spülkatheter; → Blutung, Laparoskopie; → Katheter, geschlossene Drainage; → Katheter, Kinderurologie

Literatur

Buscarini M, Stein JP, Lawrence MA, Lieskovsky G, Skinner DG (2000) Tube gastrostomy after radical cystectomy and urinary diversion: surgical technique and experience in 709 patients. Urology 56: 150–152

Russell TR, Brotman M, Norris F (1984) Percutaneous gastrostomy: a new simplified and cost-effective technique. Am J Surg 148: 132

Wishnow KI, Hohn DC (1991) Intraoperative percutaneous gastrostomy for routine use in major urologic surgery. Urology 37: 75–77

Ejakulat

Ziel

Ejakulatgewinnung in Klinik- und Praxisräumen

Problem

Die Gewinnung von Ejakulat zu bakteriologischen oder reproduktionsmedizinischen Untersuchungszwecken erfolgt üblicherweise durch Masturbation in geeigneten Klinik- oder Praxisräumen. Etwa 2 % der Patienten ist eine Ejakulatgewinnung unter diesen Umständen jedoch nicht möglich. Auch bei einer retrograden Ejakulation aus psychischen oder funktionell anatomischen Gründen kommt die Ejakulatgewinnung durch alleinige Masturbation nicht zustande.

Lösung und Alternativen

Verschiedene Hilfestellungen haben zum Ziel, das Ejakulat auf natürlichem Wege zu gewinnen und möglichst umgehend der vorgesehenen Untersuchung zuzuführen.

Entsprechend eingerichtete Räumlichkeiten sowie der Umgang mit dem Patienten müssen eine ruhige Atmosphäre unter Wahrung seiner Intimsphäre gewährleisten. Erforderlichenfalls können (audio-) visuelle Stimulationsmittel zur Verfügung gestellt werden. Nach einem misslungenen Versuch kann am selben Tage nach einem 1–2 stündigen Spaziergang eine neuerliche Masturbation probiert werden. Die Anwesenheit oder Mithilfe der Ehefrau bzw. Partnerin können die Ejakulatgewinnung ebenso erleichtern, wie die Verordnung eines Yohimbin-haltigen Präparates (z. B. Yocon-Glenwood® 3 × 2 Tbl.; Glenwood, Starnberg). Das Ejakulat kann auch in der eigenen Wohnung oder einem nahegelegenen Hotel und durch Coitus interruptus gewonnen werden. Hierbei muss jedoch sichergestellt sein, dass ein geeignetes, steriles Transportgefäß zur Verfügung steht und das Ejakulat nicht Temperaturen unter 18 °C oder über 40 °C ausgesetzt wird. Es sollte ferner nach spätestens 30 Minuten am Untersuchungsort eintreffen. Kondomsperma ist für andrologisch-reproduktionsmedizinische Untersuchungen unbrauchbar, da im Kondom befindliche chemische Substanzen in der Regel zu einer toxischen Nekrozoospermie führen.

Die retrograde Ejakulation ist nicht selten Folgezustand einer urologischen Grunderkrankung und kann nicht selten bei neurogener Blasenentleerungsstörung, nach transurethraler oder transvesikaler Operation eines Prostataadenoms sowie als Zustand nach bilateraler retroperitonealer Lymphadenektomie auftreten. „Trockene" Orgasmen können anamnestisch auf eine retrograde Ejakulation hinweisen. Zur Verbesserung des Blasenhalsverschlusses kann ein medikamentöser Behandlungsversuch mit Alpha-Sympathomimetika versucht werden.

Weiterführende Tipps

→ Abstrich; → Mikrochirurgische Spermiengewinnung (MESA); → Urin, Gewinnung; → Katheterismus, atraumatisch

Literatur

Beierdörffer H (1976) Schwierigkeiten bei der Ejakulatgewinnung anläßlich der andrologischen Untersuchung. Urologe (B) 16:106–107

E

Endokarditisprophylaxe

Ziel

Vermeidung einer Endokarditis durch operationsbedingte Bakteriämie

Problem

Eine antibiotische Abschirmung zur Endokarditisprophylaxe bei urologischen Eingriffen ist nicht generell erforderlich, sondern sollte individualisiert bei Patienten mit entsprechenden Risikofaktoren durchgeführt werden. Das Endokarditisrisiko ist abhängig von der Art der kardialen Erkrankung und des operativen Eingriffs.

Lösung und Alternativen

Zur Hochrisikogruppe zählen Patienten mit jeglicher Art von Herzklappenprothesen, früherer bakterieller Endokarditis und komplexen kongenitalen Herzvitien. Ein Endokarditisrisiko besteht auch bei erworbenen Herzklappenfehlern, hypertropher Kardiomyopathie, Mitralklappenprolaps mit Insuffizienz und bei den meisten anderen Herzvitien, weshalb diese Patienten ebenfalls mit einer Prophylaxe zu versehen sind. Dagegen zählen beispielsweise der Mitralklappenprolaps ohne Insuffizienz, funktionelle Herzgeräusche nach aortokoronaren Bypassoperationen oder der Zustand nach Implantation eines Schrittmachers oder Defibrillators zu den kardialen Situationen ohne Endokarditisrisiko.

Bei transurethralen oder offenen extraperitonealen Operationen am unteren Harntrakt (Blase, Prostata, Harnröhre) besteht für die Patienten mit den vorstehend genannten Risikofaktoren die Indikation zur Endokarditisprophylaxe. Nach den Empfehlungen der American Heart Association (1997) sollte diese z. B. auch bei diagnostischen Urethrozystoskopien, transrektalen Prostatastanzbiopsien und Harnröhrenbougierungen durchgeführt werden, desweiteren auch bei abdominellen oder retroperitonealen urologischen Operationen an den Nieren und am oberen Harntrakt, die mit einem manifesten (Harnwegsinfekt, Abszess) oder potentiellen (Urolithiasis) bakteriell entzündlichen Geschehen einhergehen (Tab. 1). In Fällen mit bekanntem Erregerspek-

Tabelle. 1. Endokarditisprophylaxe bei urologischen Eingriffen
(Haupterreger: Enterococcus faecalis, Klebsiellen)

Hohes Risiko	*Standard*	Ampicillin (z. B. Binotal®) plus Gentamicin (z. B. Refobacin®)
	Erwachsene	2 g Ampicillin plus 1,5 g/kg Körpergewicht (KG) Gentamicin (max. 120 mg) innerhalb von 30 min. vor dem Eingriff; 6 h später 1 g Ampicillin i. v.
	Kinder	50 mg/kg KG Ampicillin plus 1,5 mg/kg KG Gentamicin innerhalb von 30 min. vor dem Eingriff; 6 h später 25 mg/kg KG Ampicillin i.v.
	Bei Penicillinallergie	Vancomycin (z. B. Vancomycin®) plus Gentamicin (z. B. Refobacin®)
	Erwachsene	1 g Vancomycin plus 1,5 mg/kg KG Gentamicin (max. 120 mg) über 1 h vor dem Eingriff i. v.
	Kinder	20 mg/kg KG Vancomycin plus 1,5 mg/kg KG Gentamicin über 1 h vor dem Eingriff i. v.
Mittleres Risiko	*Standard*	Amoxicillin (z. B. Augmentan®)
	Erwachsene	2,2 g Amoxicillin, 1 h vor dem Eingriff i. v.
	Kinder	20 mg/kg KG Amoxicillin, 1 h vor dem Eingriff i. v.
	Bei Penicillinallergie	Vancomycin (z. B. Vancomycin®)
	Erwachsene	1 g über 1 h i. v., 1 h vor dem Eingriff
	Kinder	20 mg/kg KG über 1 h i. v., 1 h vor dem Eingriff

trum empfiehlt sich die resistogrammgerechte Endokarditisprophylaxe. Die Einlage eines transurethralen oder suprapubischen Katheters erfordert dagegen keine Prophylaxe, sofern kein Harnwegsinfekt vorliegt. Dies gilt auch für kleinere Operationen am äußeren Genitale.

Quelle

Theissen JL, Loick HM: Endokarditisprophylaxe. In: Loick HM (Hrsg.): Tipps & Tricks für den Anästhesisten: 30–34 (2000)

Literatur

Dajani AS, Taubert KA, Wilson W et al. (1997) Prevention of Bacterial Endocarditis: Recommendations by the American Heart Association. Circulation 96: 358–366 (1997)

Mitteilung (1997) Prophylaxe der bakteriellen Endokarditis mit Antibiotika. Der Arzneimittelbrief 31 (8): 60–61

Endopyelotomie

Ziel

Vermeidung iatrogener Nierenarterienverletzungen bei der endoskopischen Schlitzung von Nierenbeckenabgangsstenosen

Problem

Die perkutane Endopyelotomie oder retrograde Schlitzung sind etablierte Behandlungsalternativen zur offen operativen Behandlung von Nierenbecken Abgangsstenosen. Hierbei kann es zu einer iatrogenen Verletzung von Blutgefäßen durch das Endopyelotomiemesser kommen, da der Verlauf dieser die Niere versorgenden Gefäße nicht bekannt ist und angiographische Voruntersuchungen üblicherweise nicht durchgeführt werden. Es ist deshalb wichtig, den normalen Verlauf vor allem der arteriellen Nierengefäße zu kennen und die Vorgehensweise bei der Endopyelotomie danach auszurichten.

E

Lösung und Alternativen

Untersuchungen von 82 Ausgusspräparaten des Nierenbecken Kelchsystems und der arteriellen Gefäßversorgung menschlicher Nieren (Endocast-Präparate) haben gezeigt, dass in der Hälfte der Fälle eine enge räumliche Beziehung zwischen dem Nierenbeckenabgang und einer anterioren unteren Segmentarterie bestand (Abb. 1). Da der Schnitt bei der Endopyelotomie genau in diesem Bereich erfolgen muss und der langfristige Behandlungserfolg wesentlich von einer ausreichenden Schnitttiefe bis in das periureterale Fett abhängt, empfiehlt sich zur Vermeidung iatrogener Gefäßverletzungen eine *posterolaterale* Schnittrichtung. Vor der Inzision sollte außerdem stets eine endoskopische Kontrolle des Nierenbeckenabgangs zum Ausschluss von arteriellen Pulsationen in diesem Bereich erfolgen.

Weiterführende Tipps

→ Ureterorenoskopie, Passagehindernis; → Harnbypass extrakorporal; → Pyelographie, retrograd; → Stichkanalblutung, PCNL; → Ureterabgangsstenose; → Ureterendoprothese, Länge

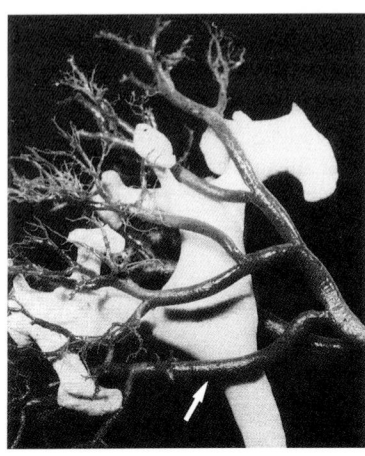

Abb. 1. Die Ansicht eines Endocasts der rechten Niere von vorn zeigt die enge räumliche Beziehung zwischen dem Nierenbeckenabgang und einer unteren Segmentarterie (Pfeil).

Literatur

Sampaio FJB (1991) Relationship between segmental arteries and pelviureteric junction. British Journal of Urology 68: 214

Endoskopie, flexibel

Ziel

Interdisziplinäre Geräteteilung: endourologische Eingriffe mit dem Choledochoskop und flexiblen Bronchoskop

Problem

Flexible Endoskope für die Urethrozystoskopie, Ureterorenoskopie und Pyeloskopie sind als Alternative zu starren Instrumenten oftmals willkommene Hilfsmittel bei zahlreichen endourologischen Eingriffen. Wegen des hohen Preises wird jedoch häufig von ihrer Anschaffung abgesehen, besonders wenn entsprechende Eingriffe nicht zum Routineprogramm des Untersuchers gehören.

E

Lösung und Alternativen

In den meisten internistisch-endoskopisch ausgerichteten Krankenhausabteilungen gehören Choledochoskope und flexible Bronchoskope mit um die 18 Charr. Außendurchmesser und mindestens einem Arbeitskanal zur Standardausstattung. Auch wenn die Länge dieser Instrumente der Anatomie des Harntrakts nicht angepasst ist, so besitzen sie dennoch die notwendigen technischen Voraussetzungen (Lichtquelle, Glasfaseroptik, Spül- und Absaugmöglichkeit, Arbeitskanal), um im Einzelfall in der Endourologie eingesetzt werden zu können. Sie haben sich bei perkutanen und retrograden Eingriffen am oberen Hohlsystem bewährt, wie beispielsweise bei Pyeloskopien, retrograden Darstellungen, Biopsien, Blutstillung und bei Steinextraktionen. Die interdisziplinäre Geräteteilung flexibler Endoskope kann insofern zu einer kostengünstigen Erweiterung des Spektrums endourologischer Eingriffe und Möglichkeiten beitragen. Hygienische Vorbehalte bestehen nicht, solange die Vorschriften der modernen Desinfektions- und Sterilisationsverfahren eingehalten werden.

Weiterführende Tipps

→ Katheterisierung, Präputialödem; → Katheterismus, Via falsa

Literatur

Saitoh M, Watanabe H, Ohe H (1982) Single stage percutaneous nephroureterolithotomy using a special ultrasonically guided pyeloscope. Journal of Urology 128: 591–592

Wilbur HJ (1981) The flexible choledochoscope: a welcome addition to the urologic armamentarium. Journal of Urology 126: 380–381

Endoskopie, Halterung

Ziel

Selbsthaltende Zystoskopfixierung zum freien, beidhändigen Arbeiten bei retrograden Manipulationen im oberen Harntrakt

Problem

Bei retrograden Darstellungen mit der Gewinnung von Spülzytologien aus dem oberen Harntrakt oder der Implantation einer Doppel-J Ureterendoprothese (Pigtail-Katheter) über einen Führungsdraht braucht der Untersucher in der Regel beide Hände zum freien Arbeiten mit dem Instrumentar. Um dies zu ermöglichen, wird häufig ein/e Helfer/in benötigt, um das Zystoskop am Kaltlichtkabel oder an der Optik in Position zu halten.

E

Lösung und Alternativen

Eine einfache und kostengünstige, selbst haltende Zystoskopfixierung ermöglicht dem Untersucher einerseits das freie Arbeiten mit beiden Händen und vermeidet andererseits, dass Assistenzpersonal durch Haltefunktionen unnötig gebunden wird. Die Zystoskopfixierung wird aus einem 10 bis 15 cm breiten und ca. 1,20 m langen Baumwollband hergestellt. Beide Enden des Bandes sind zu einer Tasche umgenäht, in die ein Gewicht von rund 100 bis 150 g (z. B. ein Eishockey-Puck) eingelegt wird. Das so vorbereitete Band kann sterilisiert über die Beine des Steinschnitt-gelagerten Patienten gelegt werden, dass die freien gewichtbeschwerten Enden zu einer Spannung im mittleren Abschnitt des Baumwollbandes führen. Auf diesem gespannten Mittelteil kann dann die Optik des Zystoskops abgelegt werden, wodurch das Instrument selbsthaltend positioniert wird (Abb. 1.).

Weiterführende Tipps

→ Biopsie Nierenbecken; → Ureterorenoskopie, Passagehindernis; → Instrumente, OP, Halterung; → Pyelographie, retrograd; → Steinreposition, Harnleiter

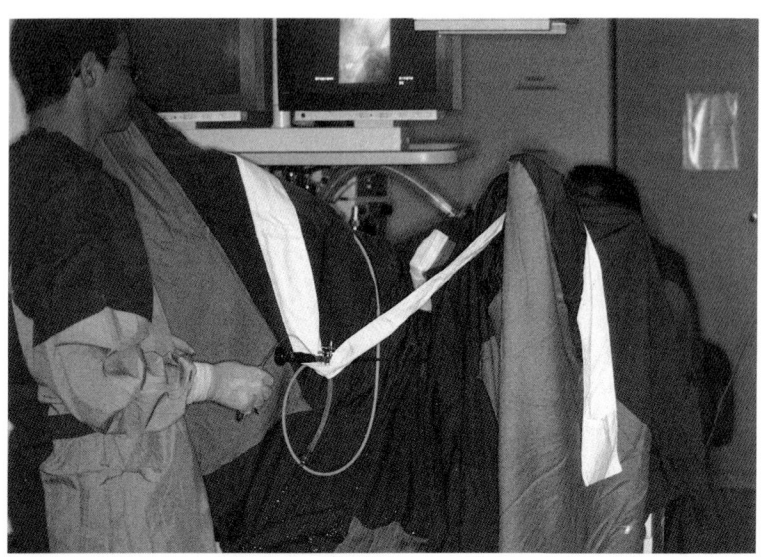

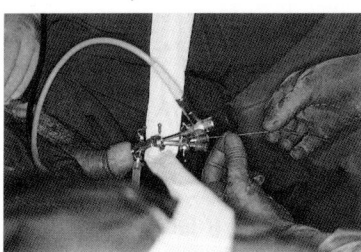

Abb. 1. Selbsthaltende Zystoskopfixierung durch ein an beiden Enden
mit Gewichten beschwertes Baumwollband.

Literatur

Persönliche Mitteilung, Priv.-Doz. Dr. med. A. Lampel, Chefarzt der Abteilung für
    Urologie und Kinderurologie des Städtischen Krankenhauses, Röntgenstraße,
    D-78054 Villingen-Schwenningen

Erektile Dysfunktion

Ziel

Differentialdiagnose organischer und psychogener Erektionsstörungen

Problem

Die differentialdiagnostische Abklärung von Erektionsstörungen umfasst neben einer sorgfältigen (Sexual-) Anamnese und klinischen Untersuchung auch den Ausschluss von disponierenden Begleiterkrankungen, die Ermittlung des Hormonstatus sowie eine psychovegetative Exploration. Zu den speziellen Untersuchungsmethoden zählen neben der Pharmakontestung (Schwellkörperinjektionstestung, SKIT), die Pharmakoduplexsonographie, die Pharmakokavernosographie und -metrie, angiographische Untersuchungen sowie auch nächtliche Tumeszenz- und Rigiditätsmessungen. Die Mehrzahl dieser Untersuchungen ist invasiv und an einen zum Teil erheblichen instrumentellen Aufwand gebunden.

E

Lösung und Alternativen

Erectiometer zur einfachen Messung nächtlicher Erektionen
Mit einem preisgünstigen Erectiometer (Olympus, Winter & Ibe, Hamburg) (Abb. 1) kann der Penisumfang in Ruhe und während der nächtlichen Erektionen durch den Patienten selbst im häuslichen Bereich mehrfach gemessen und protokolliert werden. Da sich die Messungen

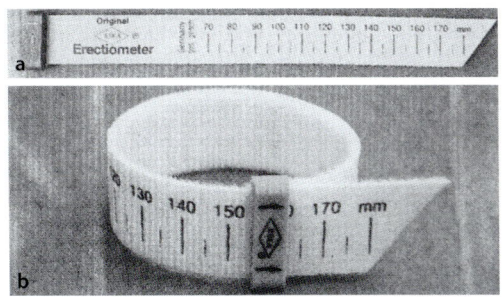

Abb. 1 a,b. Erectiometer zur nächtlichen Messung des Penisumfanges.

sowohl am proximalen wie auch distalen Penisschaft durchführen lassen, können bei sorgfältiger Handhabung außerdem Hinweise auf Druckschwankungen gewonnen werden.

Weiterführende Tipps

→ Autofotographie; → Erektion, artifiziell; → Priapismus

Literatur

Mitteilung (1982) Urologe (B) 22: 258

Erektion, artifiziell

Ziel

Vermeidung einer Hämatombildung nach artifizieller Erektion

Problem

Im Jahre 1974 wurde erstmals die Erzeugung einer artifiziellen Erektion durch Injektion von isotonischer Kochsalzlösung in die Corpora cavernosa nach Anlage eines Tourniquets an der Penisbasis beschrieben. Diese Technik hat sich unter anderem als fester Bestandteil der operativen Therapie von Chordae und Penisdeviationen etabliert. Die seitliche Punktion der Corpora cavernosa kann jedoch leicht eine ausgeprägte Hämatombildung im lockeren subkutanen Gewebe des Penisschaftes verursachen, wodurch das Ergebnis insbesondere von Hypospadieoperationen bei Kleinkindern gefährdet werden kann.

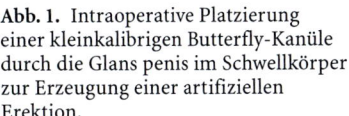

Lösung und Alternativen

Die intraoperative Punktion der Corpora cavernosa mit einer Butterfly-Kanüle kann statt von der Seite auch von vorn durch die Glans penis erfolgen (Abb. 1). Eine eventuell auftretende Nachblutung aus dem Stichkanal des Schwellkörpers wird dabei direkt über das spongiöse Gewebe

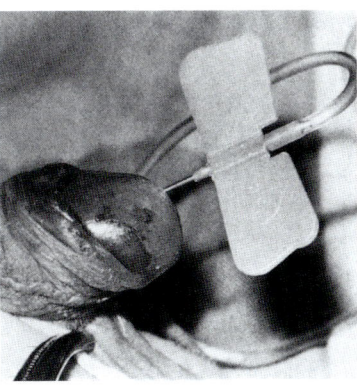

Abb. 1. Intraoperative Platzierung einer kleinkalibrigen Butterfly-Kanüle durch die Glans penis im Schwellkörper zur Erzeugung einer artifiziellen Erektion.

der Glans penis abgeleitet. Eine Shuntbildung und spätere erektile Dysfunktion ist bei der Verwendung von Butterfly-Nadel mit entsprechend kleinem, der Penisgröße angemessenem Kaliber nicht beschrieben.

Weiterführende Tipps

→ Autofotographie; → Erektile Dysfunktion; → Priapismus; → Erektion, intra-OP

Literatur

Gittes RF, McLaughlin AP III (1974) Injection technique to induce penile erection. Urology 4: 473

Hatch DA, Tank ES (1989) Prevention of hematoma during artificial erection. Urology 33 (Suppl. Urotech.): 15

Erektion, Fremdkörper

Ziel

Entfernung eines strangulierenden, ringförmigen Fremdkörpers von der Penisbasis

Problem

Wenn in autoerotischer oder erektionsverlängernder Absicht ein ringförmiger, starrer Fremdkörper um die Penisbasis gelegt wird, kann dessen Entfernung durch ein resultierendes Ödem oder einen Priapismus kompromittiert werden. Ein Zersägen oder Durchtrennen des Fremdkörpers scheitert meist am Fehlen geeigneten Werkzeugs und beinhaltet ein gewisses Verletzungsrisiko für den strangulierten Penis.

E

Lösung und Alternativen

Zum Ausrollen des Ödems und zur Verringerung des Penisdurchmessers auf ein etwas unter dem Fremdkörperquerschnitt liegendes Maß kann eine gewöhnliche, unsterile dünne Paketschnur in lückenlosen Touren etappenweise (2–3 cm) um den Penisschaft gewickelt werden (Abb. 1). Hiermit wird unmittelbar vor dem Fremdkörper begonnen, der sich schließlich über die Schnurwindungen hinweg vom Penis abschieben lässt. Dieses Prinzip wird auch zur Entfernung festsitzender Fingerringe eingesetzt. Die Schnur und die Penisschafthaut sollten mit Vaseline oder Mineralöl eingefettet werden. Bisweilen muss das Präputium mit einer 20–25 Gauge Nadel mehrfach „geprickelt", d. h. leicht angestochen werden, damit das überschüssige Gewebewasser auf diesem Wege entweichen kann. Eine Sedierung und Lokalanästhesie (Peniswurzelblockade mit 10 ml Xylocain® 2%ig, sofern dies die Größe und Lokalisation des Fremdkörpers zulassen) wird bei den emotional meist sehr angespannten Patienten empfohlen.

Alternativ kann für die Entfernung von ringförmigen Fremdkörpern auch ein hochtouriger Zahnarztbohrer mit Diamantspitze eingesetzt werden, wobei die Haut unter der Schnittfurche mit einem flachen Spatel geschützt und für Kühlung durch Beträufeln mit Kochsalzlösung gesorgt werden sollte. Der Bohrer ermöglicht präzises Arbeiten in beengter Umgebung und ist für jedes beliebige Fremdkörpermaterial geeignet.

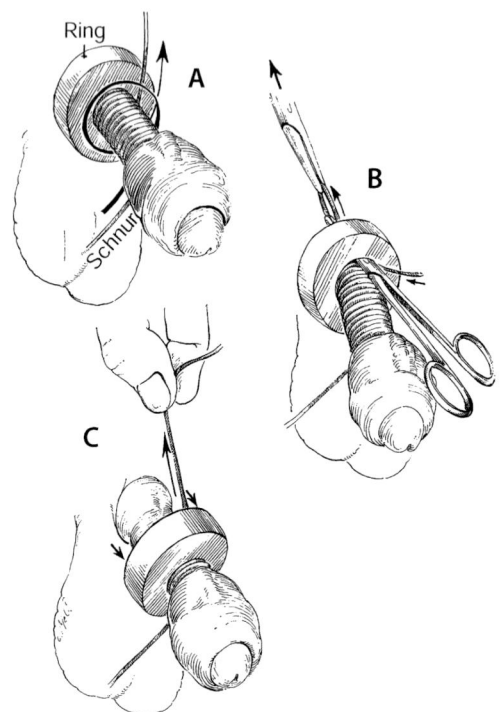

Abb. 1. Auswickeln des geschwollenen Penisschafts unmittelbar vor dem Fremdkörper (**A**) mit dünner handelsüblicher Paketschnur. Nachdem das proximale Schnurende zwischen Fremdkörper und Penisschafthaut durchgereicht ist (**B**), kann der Fremdkörper durch etappenweises Weiterwickeln nach distal vom Penis abgeschoben werden (**C**).

Literatur

Bucy JG (1968) Removal of strangulating objects from the penis. J.Urol. 99: 194–195

Huang JKC, Holt D, Philp T (1997) Penile constriction by foreign bodies: the use of a dental drill. British Journal of Urology 79: 801

Kore RN, Blacklock ARE (1996) Ring the Fire Brigade. British Journal of Urology 78: 948

Vähäsarja VJ, Hellström PA, Serlo W, Kontturi MJ (1993) Treatment of penile incarceration by the string method: 2 case reports. J.Urol. 149: 372–373

Weiterführende Tipps

→ Priapismus; → Erektion, intra-OP; → Drainage; → Fremdkörper in Blase/Urethra; → Katheter, Entfernung, nicht entblockbar; → Katheter, verknotet; → Katheterisierung, Präputialödem; → Ödem, Penis; → Paraphimose; → Reißverschluss-Verletzung

E

Erektion, intra-OP

Ziel

Maßnahmen bei intraoperativ unerwünschter Erektion

Problem

Bei endoskopischen transurethralen Eingriffen oder auch bei plastisch rekonstruktiven Operationen am äußeren Genitale kann eine in der Regel Narkose-assoziierte unerwünschte Gliedversteifung den Fortgang der Operation behindern.

Lösung und Alternativen

Die systemische Gabe von Nitroverbindungen in Form von Aerosolen (z. B. Nitrolingual® Spray) über den Trachealtubus vermag durch Senken des arteriellen Mitteldruckes innerhalb von 5 Minuten eine deutliche Detumeszenz des Gliedes herbeizuführen. **Cave: Hypotonie!**

Die lokale intracavernöse Injektion von 10 mg Etilefrin (z. B. Effortil®) beschleunigt durch die Tonisierung der glatten Schwellkörpermuskulatur den Blutabstrom aus den Corpora cavernosa und führt so zu einer in der Regel sofortigen Detumeszenz. **Cave: Hypertonie!**

Auch Adrenalin in einer Konzentration von 1 µg/ml kann mit Erfolg intracavernös appliziert werden. Ein Rückgang der Erektionen innerhalb 3 von Minuten ohne kardiovaskuläre Nebenwirkungen ist beschrieben. Zur Vorbereitung der Injektionslösung wurde 1 ml einer handelsüblichen 1%igen Lidocain-Lösung mit 1:100.000 Adrenalinzusatz (Xylocain®; Astra, Wedel) 1:10 mit isotonischer Kochsalzlösung verdünnt.

Tabelle 1. Intracavernöse Pharmakotherapie bei intraoperativ unerwünschter Erektion, prolongierter Erektionen und beim Priapismus

Autor	Substanz	Verdünnung	Gesamtdosis	Aspiration
Walther, P (1987)	Phenylephrin	0,1 mg/ml	0,1 mg	–
Molina, L. (1989)	Adrenalin	0,001 mg/ml	0,02 mg	+
Lue, T. (1986)	Adrenalin	0,01 mg/ml	0,01 mg	+
Zappala, S. (1992)	Adrenalin	0,001 mg/ml	0,001 mg	–

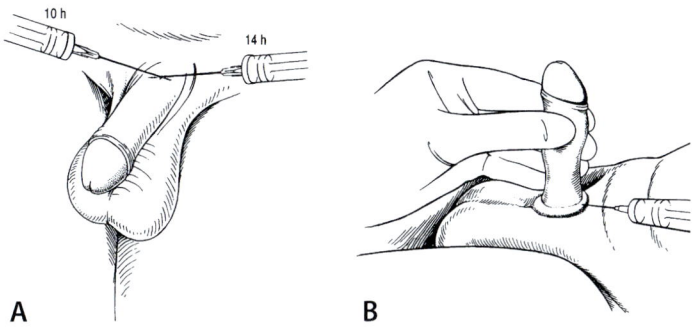

Abb. 1 A,B. Peniswurzelblockade: über zwei Einstiche zwischen 2 und 3 sowie 9 und 10 Uhr wird mit einer 21 G-Kanüle die Penisbasis mit rund 10 ml Xylocain® 1%ig zirkulär infiltriert.

E

Da die systemische bzw. lokale Gabe von Vasodilatatoren (z. B. Nitrolingual®) bzw. Vasokonstriktoren (z. B. Effortil®) häufig zu unerwünschten kardiovaskulären Nebenwirkungen führt, sollte bei endoskopischen transurethralen Eingriffen oder bei plastisch rekonstruktiven Operationen am äußeren Genitale bevorzugt die Spinal- bzw. Periduralanästhesie eingesetzt werden, da bei diesen Anästhesieverfahren die für die Erektion verantwortlichen sympathischen und parasympathischen Reflexbahnen unterbrochen werden. Über einen ähnlichen Wirkungsmechanismus kann auch eine Peniswurzelblockade (Abb. 1) mit 10 ml Xylocain® 1%ig zu einem Rückgang der Erektion führen oder deren Entstehung vorbeugen.

Sehr einfach und auch in der Behandlung des Priapismus bewährt ist die Verwendung von Chloräthyl-Kältespray (z. B. Chloräthyl „Dr. Henning"®). Mit diesem kann der Penisschaft und besonders die Penisbasis aus einer Entfernung von etwa 30 cm gleichmäßig eingesprüht werden. Der lokal kühlende Effekt führt über eine Vasokonstriktion der Penisgefäße zur Detumeszenz. Die Anwendung ist praktisch nebenwirkungsfrei, sofern bei mehrmaliger Applikation Erfrierungen der Penisschafthaut vermieden werden.

Weiterführende Tipps
→ Priapismus; → Erektion, artifiziell

Literatur

Goedecke R (1980) Der Penisblock - eine alternative Anästhesiemethode für Operationen am Penis. Aktuelle Urologie 11: 219–222

Kutarski PW (1993) The use of vapocoolants for detumescence. British Journal of Urology 72: 518

Miller PD, Galizia EJ (1993) Management of erection during transurethral surgery using ethyl chloride spray. British Journal of Urology 71: 105

Seftel AD, Resnick MI, Boswell MV (1994) Dorsal nerve block for management of intraoperative penile erection. Journal of Urology 151: 346A

Sommerkamp H, Hakenberg O (1993) Lokalanästhesie in der Urologie. Georg Thieme Verlag (Stuttgart, New York)

Welti RS, Brodsky JB (1980) Treatment of intraoperative penile tumescence. J. Urol. 124: 925–926

Zappala SM, Howard PJ, Hopkins TB, Blute RD (1992) Management of intraoperative penile erections with diluted epinephrine solution. Urology 40 (1): 76–77

ESWL, Harnleiterstein

Ziel

Erfolgreiche Desintegration von Harnleiterkonkrementen in Knochendeckung

Problem

Schwierig einzustellende Konkremente gehören zum täglichen Brot bei der Steinbehandlung mittels extrakorporaler Stoßwellenlithotripsie (ESWL). Schattengebende Nierenkelch- und Nierenbeckensteine sind in der Regel problemlos zu orten und zu desintegrieren, wohingegen Harnleitersteine eine Reihe von Problemen bereiten können. Ihre Lage in Knochenabdeckung erschwert beispielsweise die Einstellung bei Lithotriptoren mit Röntgen-Ortung. Darmgasüberlagerungen können sowohl die röntgenologische als auch die sonographische Ortung beeinträchtigen. Bei sehr adipösen Patienten kann der Stein außerhalb der Eindringtiefe des Stoßwellenfocus liegen, und bei Konkrementen unterhalb des Beckenkammes kann der Stoßwellenkegel durch die knöchernen Strukturen blockiert werden.

E

Lösung und Alternativen

Inzwischen gibt es eine Vielzahl verschiedener Lithotripsie-Systeme, welche durch unterschiedliche Kombinationen und Anordnungen von Stoßwellengeneratoren, Röntgen- und Ultraschallortungssystemen charakterisiert sind. Daher können hier nur Beispiele für Lagerungs- und Einstellungshilfen geschildert werden, die dann an das jeweilige Gerät angepasst werden müssen. Ihnen liegt jedoch eine einheitliche Strategie zu Grunde:

1. Zunächst sollte man sich die anatomischen Gegebenheiten ins Gedächtnis rufen. Das mittlere Harnleiterdrittel, beginnend etwa am Oberrand des Psoasschattens, liegt bei schlanken Patienten mehr ventral, d. h. näher an der Bauchwand als am Rücken. Beim Eintritt ins Becken macht der Harnleiter dann wieder eine Biegung nach dorsal, um von unten/hinten in die Blase einzutreten. Die Beckenschaufeln verhindern hier auf einem Teil dieser Strecke den Einsatz der Stoßwellen von dorsal, obwohl dieser Weg kürzer wäre. Erst bei

prävesikaler Konkrementlage können Stoßwellen wieder aus dieser Richtung appliziert werden.

2. Der Stoßwellenkopf kann eingesetzt werden, um das Abdomen zu komprimieren oder den Harnleiter aus der Knochenabdeckung zu bewegen, d. h. in erster Linie von der Wirbelsäule wegzuschieben.

3. Vor dem Einsatz eines neuen Gerätes sollte sich der Anwender einen exakten Eindruck verschaffen von der Projektion der Röntgen Durchleuchtungsbilder bei verschiedenen Positionen der Röntgenquelle, ebenso wie von dem Verlauf der Stoßwelle und von der Eindringtiefe des Stoßwellenfocus. Es ist hilfreich, sich an einem einfachen Modell praktisch einzuarbeiten (z. B. Wasserkissen mit kontrastgebenden Gegenständen wie Münzen oder Kugelschreibern). Durch den überlegten Einsatz der verschiedenen Röntgenprojektionen kann es gelingen, von Knochen oder Darmgas überlagerte Steine wieder sichtbar zu machen.

Ausgehend von diesen Überlegungen sollen die folgenden Beispiele die Möglichkeiten einer verbesserten Ortung und Desintegration von Harnleitersteinen weiter verdeutlichen:

A. Die *kontralaterale Ankopplung* in Bauchlage kann bei Geräten mit einem schräg angeordneten Stoßwellenkopf (z. B. Siemens Lithostar®) für alle Konkremente im mittleren und unteren Harnleiterdrittel eingesetzt werden. Hierbei wird der Stoßwellenkopf nicht wie üblich von dorsal auf der Seite des Steines, sondern von der ventralen, kontralateralen Seite angekoppelt. Der Patient liegt hierbei auf dem Bauch. Wirbelsäulennahe Steine im mittleren Harnleiter werden so aus der Knochenabdeckung herausprojiziert und die ablaufende Stoßwelle trifft nicht auf die Wirbelknochen. Bei prävesikalen Konkrementen wird die Ankopplung dadurch erleichtert, dass der Patient mit der ipsilateralen Spina iliaca anterior superior auf dem Stoßwellenkopf liegt. (Abb. 1)

B. Die *Ankopplung über das Gesäß* in liegender oder halbsitzender Position eignet sich für prävesikale Harnleitersteine. Die Stoßwelle verläuft hierbei durch das Foramen ischiadicum. Durch die ungewöhnliche Lagerung und Projektion der knöchernen Beckenstrukturen ist bei dieser Methode jedoch die Orientierung sehr schwierig.

C. Die Lagerung des Patienten mit dem Kopf am Fußende des Lithotriptors in Bauchlage *(Reverse prone position)* kann beim Siemens Lithostar® dazu benutzt werden, um mit der zweiten, in craniocaudaler Richtung schräg angeordneten Röntgenebene Konkremente

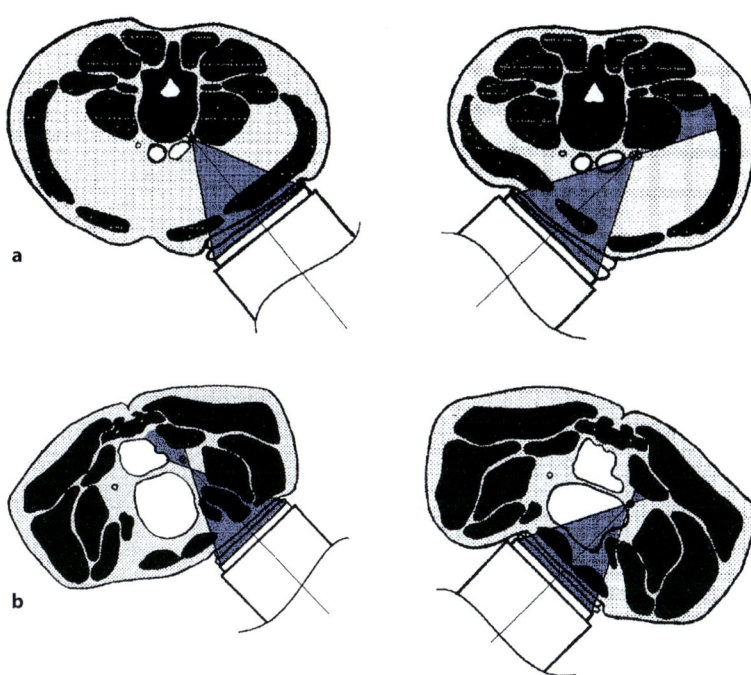

Abb. 1. a,b. a Kontralaterale Ankopplung des Stoßwellenkopfes bei Steinen im mittleren Harnleiter. Links die konventionelle ipsilaterale Methode, rechts die kontralaterale Ankopplung in Bauchlage. **b** Ankopplung des Stoßwellenkopfes bei tiefen Harnleitersteinen. Links die konventionelle ipsilaterale Methode in Bauchlage, rechts die alternative Ankopplung von kontralateral, ebenfalls in Bauchlage.

wieder sichtbar zu machen, die bei normaler Patientenposition in der zweiten Röntgenprojektionsebene durch den Symphysenknochen verdeckt werden. (Abb. 2)

Weiterführende Tipps

→ Steinreposition, Harnleiter; → Ausscheidungsurographie, Harnleiterobstruktion; → Ausscheidungsurographie, Kontrastintensivierung

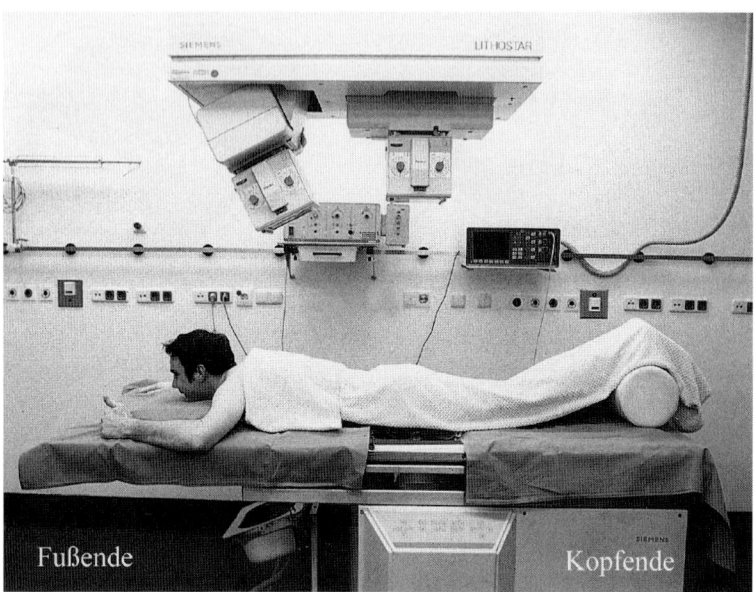

Abb. 2. *Reverse prone position.* Der Patient liegt auf dem Bauch mit dem Kopf am Fußende des Gerätes. Beim Siemens Lithostar® „schaut" die zweite Röntgenprojektionsebene bei dieser Lagerung durch die Beckenachse.

Literatur

Bhatia V, Biyani CS (1992) Reverse supine position on Lithostar for lower ureteric stones. British Journal of Urology 69: 550

Ostendorf N, Hertle L (1995) Improved focusing for extracorporeal shock wave lithotripsy of ureteral calculi. Journal of Urology 153: 714–715

Persönliche Mitteilung, Dr. med. N. Ostendorf, ehem. Assistenzarzt der Klinik und Poliklinik für Urologie des Universitätsklinikums Münster, Albert-Schweitzer-Straße 33, D–48129 Münster

ESWL, Restfragmente

Ziel

Elimination von Unterkelch-Restfragmenten nach extrakorporaler Stoßwellenlithotripsie (ESWL)

Problem

Aus anatomisch-physikalischen Gründen können sich Steinfragmente nach erfolgreicher ESWL von Nierenbecken-Kelchkonkrementen im Nierenunterkelch sammeln. Dieses prinzipiell spontan abgangsfähige Steinmaterial bleibt häufig lange Zeit dort liegen oder bildet den Ausgangspunkt für ein Rezidivkonkrement.

E

Lösung und Alternativen

Üblicherweise werden in diesen Fällen eine Steigerung der Diurese auf über 2 Liter/Tag in Verbindung mit vermehrter körperlicher Aktivität (Treppensteigen, Schwimmen etc.) oder steintreibende Phytopharmaka empfohlen.

Theoretisch hilfreiche Kopfstände sind insbesonders für ältere Patienten in der Regel nicht praktikabel. Alternativ kann dann eine Perkussionsbehandlung mit einem handelsüblichen Vibrax-Gerät (Abb. 1) versucht werden. Dabei wird nach der Gabe von 20 mg Furosemid (z. B. Lasix®)

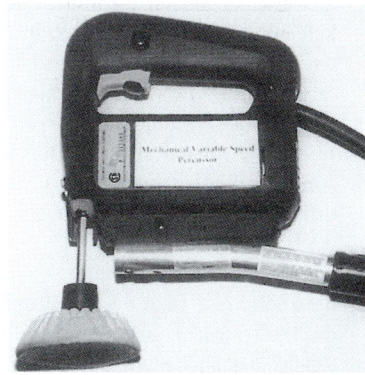

Abb. 1. Handelsübliches Vibrax-Gerät, welches beispielsweise auch in der Physiotherapie zur Perkussion des Brustkorbes bei Patienten mit Mucoviszidose verwendet wird (hier abgebildet: Burmed Variable Speed Percussor, Burrows Medical Ltd., Toronto, Canada).

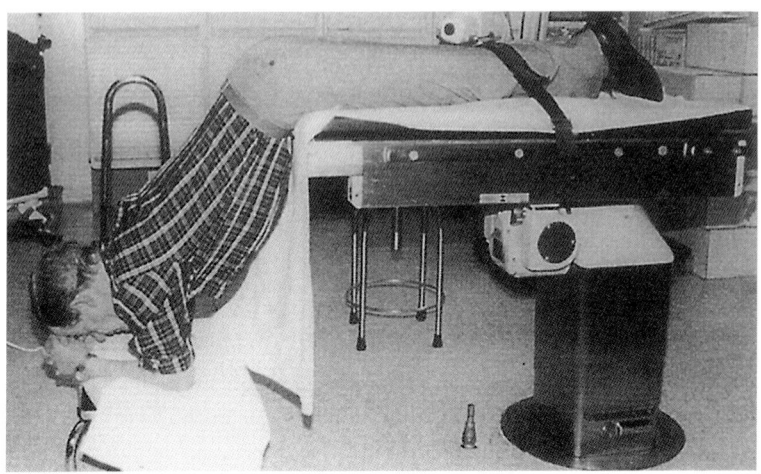

Abb. 2. Bauchlagerung des Patienten mit abgesenktem Oberkörper (≥60°).

i. v. unter Absenken des Oberkörpers um ≥60° eine 10minütige mechanische Perkussion der Flanke durchgeführt. Anschließend werden die Patienten aufgefordert, sich für weitere 10 Minuten auf die kontralaterale Seite zu legen und nachfolgend den Urin zu sieben.

Eine kontrollierte Studie bei 35 Patienten konnte zeigen, dass durch dieses nicht invasive, sichere und erst nach dreimonatigem Zuwarten eingesetzte Verfahren die Hälfte aller Patienten mit hartnäckigen Unterkelch-Restfragmenten durch im Mittel 2,7 Behandlungen steinfrei wurde, während bei der anderen Hälfte die Steinlast um 50 % gesenkt werden konnte. Das therapeutische Prinzip ist eine Kombination aus Vibrationswirkung, Schwerkraft und gesteigertem Harnfluss. Die *ausreichende* Absenkung des Oberkörpers von zumindest 60° ist von besonderer Bedeutung (Abb. 2). Sie entspricht einer Elevation des Nierenunterkelchs von nicht mehr als 30 bis 40° über die Horizontale, da zunächst ja die etwa 20 bis 30° mehr posteriore Lage des Nierenoberpols ausgeglichen werden muss. Nebenwirkungsbedingte Therapieabbrüche beispielsweise wegen Kopfschmerzen oder orthostatischer Dysregulation traten nicht auf, während Therapieversagen u.a. auf bestehende Kelchhalsstenosen zurückgeführt wird.

Weiterführende Tipps

→ ESWL, Harnleiterstein; → Steinreposition, Harnleiter; → Perkutane Nephrolitholapaxie; → Steinextraktion, PCNL; → Harnröhrenstein, eingeklemmt

Literatur

Pace KT, Tariq N, Dyer SJ, Weir MJ, d'a Honey RJ (2001) Mechanical percussion, inversion and diuresis for residual lower pole fragments after shock wave lithotripsy: a prospective, single blind, randomized controlled trial. Journal of Urology 66: 2065–2071

E

Fistelnachweis, Farbstofftest

Ziel

Farbstofftest zur klinischen Lokalisation des Ursprungs von vaginalen Urinfisteln

Problem

Als Ursache für Urinverlust über die Scheide kommen Harnleiter-, Blasen- und Harnröhren-Scheidenfisteln in Betracht, wobei insbesondere feine Fistelgänge bisweilen dem endoskopischen oder radiologischen Nachweis entgehen können.

Lösung und Alternativen

Farbstoff-Test („Double-Dye"-Test)
Durch den Farbstoff-Test kann der Ursprung einer Fistel der ableitenden Harnwege zur Scheide klinisch differenziert werden. Hierbei erfolgt zunächst die orale Gabe von 600 mg Phenazopyridin (Pyridium®; Parke-Davis, Bezug über Auslandapotheke), bis der Urin sich orange verfärbt. Dann wird von den Patientinnen selbst ein langer Vaginaltampon tief in die Scheide eingeführt. Durch Einmalkatheterisierung wird die Harnblase anschließend komplett entleert und mit einem Gemisch aus 5 ml Methylenblau in 300 ml isotonischer Kochsalzlösung aufgefüllt. Nach 5 Minuten soll die Harnblase durch Spontanmiktion entleert und der Tampon entfernt werden.
Eine orange Verfärbung an der Tamponspitze weist dann auf eine Harnleiter-Scheidenfistel hin, während eine Blauverfärbung der Tamponmitte für das Vorliegen einer Blasen-Scheidenfistel und eine Blauverfärbung der Tamponbasis für eine Harnröhren-Scheidenfistel spricht. Das Verfahren ist nicht invasiv und kann bei Bedarf mehrfach wiederholt werden.

Weiterführende Tipps

→ Fistelnachweis, qualitativ; → Fistelnachweis, Zystoskopie; → Blutung, vaginale; → Inkontinenz, Hilfsmittel; → Katheterismus, atraumatisch; → Punktionsflüssigkeit; → Urethrographie, Doppelballon; → Urethrographie, retrograd, weiblich; → Urethrographie/-skopie

Literatur

O'Brien WM, Lynch JH (1991) Simplification of double-dye test to diagnose various types of vaginal fistulas. Urology 37 : 3

Raghavaiah, NV (1974) Double-dye test to diagnose various types of vaginal fistulas. J Urol 112: 811–812

F

Fistelnachweis, Pneumaturie

Ziel

Endoskopischer Nachweis einer vesico-enteralen Fistel

Problem

Trotz einer gesicherten Pneumaturie und dem Nachweis von Stuhl-bestandteilen (z. B. Pflanzenfasern) im Harnsediment ist es ins-besonders bei feinen Fistelkanälen nicht möglich, eine zugrunde lie-gende vesico-enterale Fistel bildgebend nachzuweisen.

Lösung und Alternativen

Zur Operationsplanung einer vesico-enteralen Fistel bedarf es einer ge-eigneten Darstellung der genauen Lokalisation und Ausdehnung der Fistel. Die Zystographie und Computertomographie haben sich in die-sem Zusammenhang am effektivsten erwiesen, gefolgt von der Magen-Darm-Passage (MDP/Sellink) bzw. dem Colon-Kontrasteinlauf (CKE) und der Magnetresonanztomographie (MRT).

Bei Erfolglosigkeit dieser Methoden kann eine endoskopische retrogra-de Darstellung des Fistelgangs versucht werden, indem man sich das klinische Symptom der Pneumaturie zunutze macht und diese künst-lich induziert. Hierzu wird zuerst ein 18 Charr. Ballonkatheter in das Rektum inseriert und dort mit 10 ml Aqua dest. erforderlichenfalls un-ter leichtem Zug geblockt. Anschließend erfolgt die Urethrozystoskopie mit einem konventionellen 22 Charr. Instrument, während mit einer Blasenspritze reichlich Luft über den Ballonkatheter in den Enddarm insuffliert wird. Dies wird in Abhängigkeit von der Patiententoleranz möglichst solange fortgesetzt und ggf. durch die Bauchpresse des Pa-tienten unterstützt, bis sich der vesikale Fistelporus durch aufsteigende Luftbläschen demaskiert. Der so erkannte Fistelgang lässt sich nun in aller Regel mit einem Ureterkatheter (4 bis 6 Charr.) sondieren und mit wasserlöslichem Röntgenkontrastmittel retrograd darstellen.

Weiterführende Tipps

→ Fistelnachweis, qualitativ; → Fistelnachweis; → Fistelnachweis, Zystoskopie; → Pyelographie, retrograd; → Rektumläsion; → Zystographie, Ausdehnungsfähigkeit

Literatur

Mosner A, Probst M, Jonas D, Beecken WD (2002) An easy method to localize the vesical opening of an enterovesical fistula. Journal of Urology 167: 1794

F

Fistelnachweis, qualitativ

Ziel

Qualitativer Nachweis einer vesiko-enteralen Fistel

Problem

Radiologische Untersuchungen (Zystogramm, Miktionszysturethrogramm (MZU), Magen-Darm-Passage (MDP), Computertomographie (CT)) und die Endoskopie sind etablierte Verfahren zur Diagnostik und Operationsplanung bei vesiko-enteralen Fisteln. Vor dem Einsatz dieser z. T. belastenden und kostspieligen Verfahren kann bei entsprechendem klinischem Verdacht zunächst ein *qualitativer* Fistelnachweis erwünscht sein. Sofern nicht schon eine wegweisende Pneumaturie oder der mikroskopische Nachweis von Pflanzenfasern im Urinsediment vorliegen, können folgende Untersuchungsverfahren eingesetzt werden:

Lösung und Alternativen

Mohn-Test (bei weitem Fistelkanal)
Nach oraler Gabe von 5 bis 10 Esslöffeln ungemahlenen Speisemohns wird der Urin über 24 bis 48 Stunden gesammelt. **Cave: Für eine ausreichende Flüssigkeitszufuhr von mindestens 3 Litern und gegebenenfalls Laxantiengabe zur Stuhlregulierung ist zu sorgen!** Der makroskopische Nachweis von Mohnpartikeln im Sammelurin ist beweisend für das Vorliegen einer Fistel vom Darm zu den ableitenden Harnwegen.

Bourne-Test (bei feinem Fistelkanal)
Vor dieser Untersuchung sollten möglichst keine Kontrastmitteluntersuchungen der harnableitenden Wege durchgeführt werden. Es erfolgt zunächst die orale und/oder rektale Gabe eines Röntgenkontrastmittels, welches nicht enteral resorbiert und folglich auch nicht renal ausgeschieden werden kann: 500 ml einer Bariumsulfat-Suspension sind hierzu am besten geeignet. Der dann über 24 h gesammelte Urin wird nach Aufschütteln und sorgfältigem Ausspülen des Sedimentrückstandes in mehreren Portionen in Reagenzgläsern zentrifugiert und an-

schließend radiologisch dokumentiert. Kontrastierungen des Röntgen-films im Projektionsschatten der Reagenzglasspitzen sind beweisend für das Vorliegen einer Fistel.

Bei Verwendung des dünnflüssigeren und potentiell fistelgängigeren Gastrografins® (Schering, Berlin) ist meist keine hinreichende Sedimentation und Röntgendokumentation zu erzielen. Es kann dem Urin dann jedoch konzentrierte Salzsäure zugesetzt werden, wodurch selbst in röntgennegativem Urin Gastrografin®-Kristalle präzipitieren und dann mikroskopisch im Harnsediment nachgewiesen werden können.

Nuklearmedizinischer Fistelnachweis

Es erfolgt zunächst die orale Gabe des weder resorbierbaren, noch nierengängigen radioaktiven Markers ^{99m}Tc-Schwefelkolloid (Tecocol®; Behringwerke, Marburg/Lahn), vermischt mit 400 ml dünnflüssigem, körperwarmem Haferschleim. Auf eine gute Hydratation und Laxation ist auch hier zu achten. Die in den anschließenden 48 Stunden gesammelte Urinmenge wird nach sorgfältigem Aufschütteln des Sediments in einer abgeschirmten Messkammer auf die Ausscheidung der Testsubstanz gemessen. Bei Überschreiten des pathologischen Richtwertes von 5 % ist das Vorliegen einer Fistel anzunehmen.

Nach einem ähnlichen Prinzip kann auch mit ^{51}Cr-markiertem Natrium-Chromat ein qualitativer Fistelnachweis geführt werden. Hierzu werden 30 µCi der Substanz in 30 ml Wasser oral verabreicht und der Urin über 48 bis 72 Stunden gesammelt. Eine Gamma-Kammera dient dem Nachweis von Radioaktivität im Sammelurin. Bei den nuklearmedizinischen Verfahren zum Fistelnachweis ist streng darauf zu achten, dass die Urinproben nicht mit Stuhl kontaminiert werden.

Weiterführende Tipps

→ Fistelnachweis, Fistelnachweis, Zystoskopie; → Fistelnachweis, Pneumaturie; → Ausscheidungsurographie, Kontrastintensivierung; → Urin, dunkler; → Urin, Gewinnung; → Zystographie, Ausdehnungsfähigkeit

Literatur

Bourne RB (1964) New aid in the diagnosis of vesicoenteric fistula. Journal of Urology 91: 340

Höltl W, Hruby W, Weiss W (1980) New diagnostic approach for colovesical fistulas. Urology 16: 413–414

Lippert MC, Teates CD, Howards SS (1984) Detection of enteric-urinary fistulas with a noninvasive quantitative method. Journal of Urology 132: 1134–1136

McBeath RB, Schiff Jr M, Allen V, Bottaccini MR, Miller JI, Ehreth JT (1994) A 12-year experience with enterovesical fistulas. Urology 44: 661–665

Roth S, Rathert P (1988) Vesiko-enterale Fisteln: Lösungswege eines diagnostischen Dilemmas. Urologe (A) 27: 142–146

Sonntag A, Heil T (1983) Ein Beitrag der Nuklearmedizin zum Nachweis enterovesikaler Fisteln. Fortschr Röntgenstr 139: 705

Fistelnachweis, Zystoskopie

Ziel

Zystoskopie bei großer Blasen-Scheidenfistel

Problem

Bei größeren Blasen-Scheidenfisteln ist die Zystoskopie wegen des unerwünschten schnellen Abstroms der Spülflüssigkeit in die Scheide oftmals erschwert und unbefriedigend.

Lösung und Alternativen

Tamponade der Scheide
Nachteile dieser Maßnahme sind die Schmerzhaftigkeit und die oft unzureichende Abdichtung bei großen Fisteln sowie auch die tamponadenbedingte Verzerrung der anatomischen Verhältnisse.

Kondom-Zystoskopie
Ein handelsübliches ungefärbtes Kondom wird mit einer Ligatur an der Spitze des Zystoskopschaftes befestigt. Nach dem Einführen des Schaftes wird das Kondom mit Spülflüssigkeit soweit gefüllt, bis die vollständige Entfaltung der Blase eine Lokalisation und Beurteilung der Fistel ermöglicht. Anders als bei der Mullgazetamponade der Scheide bleiben bei diesem Vorgehen die natürlichen anatomischen Verhältnisse unverändert. Eine vaginale Einstellung oder bimanuelle Untersuchung kann zeitgleich durchgeführt werden. Neben der preisgünstigen Eigenkonstruktion steht auch ein kommerziell erhältliches Kondom-Urethrozystoskop (Olympus, Hamburg) zur Verfügung (Abb. 1), wobei die Firma jedoch beabsichtigt, dieses Instrument künftig nicht mehr im Sortiment zu führen.

Weiterführende Tipps

→ Fistelnachweis, qualitativ; → Fistelnachweis, Blutung, vaginale; → Makrohämaturie, Harnblase; → Urethrographie/-skopie, weiblich

Literatur

Economou G (1980) Zur Behandlung von Blasen-Scheidenfisteln. Urologe (B) 20: 49–51

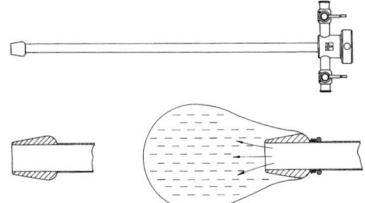

Abb. 1. Schematische Darstellung des Kondom-Urethrozystoskops für die endoskopische Untersuchung bei großen Blasen-Scheiden-Fisteln.

Flüssigkeitssubstitution, improvisierte

Ziel

Notfall Flüssigkeitssubstitution ohne medizinisches Equipment

Problem

In seltenen Notfällen und Extremsituationen kann es erforderlich sein, einem Patienten Flüssigkeit zu substituieren, ohne dass medizinisches Equipment am Einsatzort verfügbar ist, oder wenn die Anlage eines (zentral-) venösen Zugangs unmöglich ist.

Lösung und Alternativen

Hierzu lohnt die Erinnerung an eine historische Methode zur Flüssigkeitsapplikation, durch die vormals ein schiffbrüchiges, dehydriertes und bereits bewusstloses Kind gerettet werden konnte: mit Hilfe eines Trichters, eines Schlauches oder gar durch eine Flasche mit abgeschnittenem oder abgesprengten Boden wird möglichst Körperwarmes, mit Kochsalz und Speisezucker versetztes Leitungswasser rektal appliziert. Das Herauslaufen kann, falls zur Hand, durch einen geeigneten Stopfen oder durch Zusammenpressen der Pobacken verhindert werden. Empfohlen sind je nach Erfordernis und Art der Notfallsituation Einzelvolumengaben von 3–5 ml/kg Körpergewicht (KG) mit dem Zusatz von 0,5–1 g/kg KG Kochsalz und 3–5 g/kg KG Zucker.

Quelle

Jahn UR, Loick HM: Flüssigkeitssubstitution, improvisierte. In: Loick HM (Hrsg.): Tipps & Tricks für den Anästhesisten: 40 (2000)

Weiterführende Tipps

→ Venenpunktion, schwierige; → Anaphylaktische Reaktion

Literatur

Wells DG, Tredrea CR, Cooper D (1992) An old but useful form of fluid resuscitation. Anästhesiology 76: 868

Fremdkörper in Blase/Urethra

Ziel

Atraumatische Entfernung von Fremdkörpern aus dem unteren Harntrakt

Problem

Die transurethrale Entfernung von akzidentell oder in (auto-)erotischer Absicht in den unteren Harntrakt eingebrachten Fremdkörpern stellt oft hohe Anforderungen an den Einfallsreichtum und die manuelle Geschicklichkeit des behandelnden Urologen. Glücklicherweise sind die Form und Größe der Fremdkörper dem Meatus urethrae externus als Eintrittspforte angepasst. Es handelt sich daher in der Regel um filiforme, tubuläre, kugelige, seltener auch spitze und fast immer glatte Gegenstände, die eine für das Einführen ausreichende Steifigkeit besitzen. Diese Steifigkeit und die glatte Oberfläche können eine endoskopische Bergung mit der Fasszange erheblich erschweren.

Lösung und Alternativen

Stecknadeln sind fast immer mit dem gerundeten Kopf blasenwärts nicht weit vom Meatus urethrae externus entfernt gelegen. Sofern es nicht gelingt, die Nadelspitze mit der Fasszange zu greifen und die Nadel atraumatisch zu extrahieren, kann versucht werden, die Nadelspitze in Regionalanästhesie und unter antibiotischer Abschirmung ventral bei 6 Uhr durch die Urethra und Penisschafthaut zu stoßen. Sie wird dort gegriffen, bis zum Nadelkopf herausgezogen und gewendet und kann anschließend mit dem gerundeten Kopf zuerst unter Sicht durch den Meatus entfernt werden. Anschließend sollte für ca. 10 Tage ein transurethraler Blasenverweilkatheter eingelegt werden.

Wegen seiner glatten, zerbrechlichen Oberfläche und des toxischen Inhaltes kann und sollte ein *Fieberthermometer* nicht mit den Metallbranchen einer herkömmlichen Fasszange gegriffen werden. Die Armierung der Branchen mit den abgeschnittenen Polyäthylenhülsen intravenöser Verweilkanülen erhöht die Griffsicherheit, so dass die schlanke Spitze des Thermometers leichter und mit geringerem Verletzungsrisiko gefasst werden kann.

Plastikstäbe, Stifte oder ähnliche Fremdkörper können mit Hilfe einer Drahtschlinge geborgen werden. Hierzu wird ein 8 Charr.-Ureterkatheter (UK) zunächst auf Zystoskopschaftlänge gekürzt und in den Arbeitskanal des Instruments eingelegt. Der ungekürzte Mandrin wird antegrad durch den UK vorgeführt, um 360° umgebogen und dann retrograd durch das Lumen des UK zurückgeführt. Der Mandrin bildet auf diese Weise eine Schlinge, die um ein Ende des Fremdkörpers gelegt, unter Sicht zugezogen und beispielsweise durch eine Pean-Klemme fixiert werden kann. Damit sich der stabförmige Fremdkörper bei der Extraktion nicht quer stellt, muss sichergestellt sein, dass er tatsächlich an seinem äußersten Ende von der Schlinge gefasst wird (Abb. 1).

Ein *Metalldraht*, der auf Grund von Verschlingungen oder Knotenbildung in der Harnblase nicht extrahiert werden kann, sollte zunächst am Meatus urethrae externus gekürzt und dann unter Sicht vollständig in die Blase zurückgeschoben werden. Dort lassen sich die Knoten endoskopisch durch spreizende Bewegungen einer Biopsiezange lösen. Bei kleinkalibrigen Drähten und ausreichender Länge des extraurethralen Anteils kann auch versucht werden, das Endoskop neben dem Draht durch die Urethra unter Sicht in die Harnblase vorzuführen, da Gegenzug am extraurethralen Drahtende das Entflechtungsmanöver mit der Biopsiezange manchmal erleichtern kann.

F

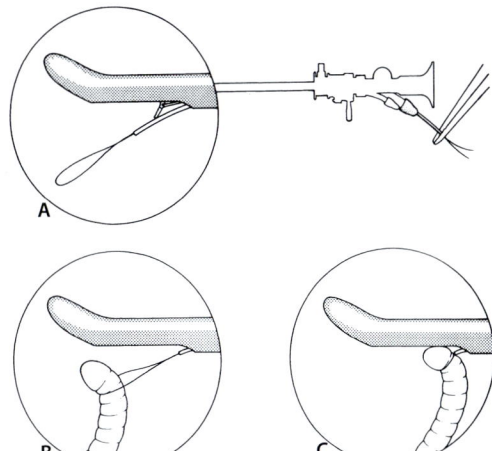

Abb. 1 A–C. Mit einem gekürzten Ureterkatheter und dessen zu einer Schlinge gelegten Mandrin lassen sich auch stabförmige Fremdkörper fixieren und atraumatisch aus dem unteren Harntrakt extrahieren.

Bei *Wachskerzen* besteht das Problem, dass diese wegen ihrer geringen spezifischen Dichte in Urin und normaler Spülflüssigkeit schwimmen und zum Blasendom aufsteigen, wo sie nur schwer zu fassen sind. Zur Vermeidung einer Sectio alta kann dann eine Öl-Zystoskopie vorzugsweise mit Paraffinöl oder im Notfall auch herkömmlichem Speiseöl aus einer noch nicht angebrochenen Flasche durchgeführt werden. Die Kerze sinkt hierbei nach unten auf den Blasenboden, da das spezifische Gewicht des Öls noch geringer ist als das der Kerze.

Weiterführende Tipps

→ Drainage; → Erektion, Fremdkörper; → Führungsdraht, Einfädeln; → Katheter, Entfernung, nicht entblockbar; → Katheter, verknotet; → Pigtail, Entfernung, Frau; → Reißverschluss-Verletzung; → Urethrographie/-skopie, weiblich; → Harnröhrenstein, eingeklemmt

Literatur

Aycinena JF (1978) Urinary bladder foreign body removal. Journal of Urology 120: 125

Chitale SV, Burgess NA (1998) Endoscopic removal of a complex foreign body from the bladder. British Journal of Urology 81: 756–757

Gaffney CM (1996) Endoscopic removal of difficult bladder foreign bodies. J Soc Can Med Assoc 92: 9–10

Roemer KR, Das S (1984) Transurethral endoscopic removal of cylindrical intravesical body. Urology 23: 592–593

Roth RA, Hitt CL (1975) Modification of ureteral catheter for removal of bladder foreign bodies. Urology 6: 624

Winter P, Flohr P, Molitor D (1990) Fremdkörper in den unteren Harnwegen. Urologe (B) 30: 90–93

Führungsdraht, Einfädeln

Ziel

Retrograde Einlage eines Führungsdrahtes in den Arbeitskanal des Endoskops

Problem

Bei endourologischen diagnostischen oder therapeutischen Eingriffen am unteren oder oberen Harntrakt ist es gelegentlich erforderlich, einen Führungsdraht retrograd durch den Arbeitskanal eines Zystoskops oder Ureterorenoskops zu leiten. Wegen des geringen Kalibers und der Flexibilität der zumeist auch noch hydrophilen Führungsdrähte können sich diese insbesondere im Bereich von Verzweigungen oder Ventilen leicht verfangen oder gar knicken.

F

Lösung und Alternativen

Das kann durch die sogenannte „Backloading"-Technik vermieden werden, bei der zunächst ein 6–8 Charr. starker, zentral geöffneter Ureterkatheter (UK) antegrad durch den Arbeitskanal bis zur Spitze des Instruments vorgeführt wird. Dort kann der Führungsdraht dann eingefädelt, retrograd durch den UK geführt (Backloading) und am optiknahen Ende aus diesem ausgeleitet werden. Der UK wird nun durch vorsichtiges Zurückziehen entfernt und der Führungsdraht im Arbeitskanal belassen (Abb. 1). Das Manöver kann durch vorheriges Kürzen des UK auf eine dem Endoskop entsprechende Länge weiter vereinfacht werden.

Weiterführende Tipps

→ Biopsie Nierenbecken; → Bougierung Harnröhrenstriktur; → Katheterismus, Via falsa; → Pigtail, antegrad; → Steinreposition, Harnleiter

Literatur

Ehrenpreis MD (1993) Simplified method for backloading of guidewire during endourology. Urology 41: 149

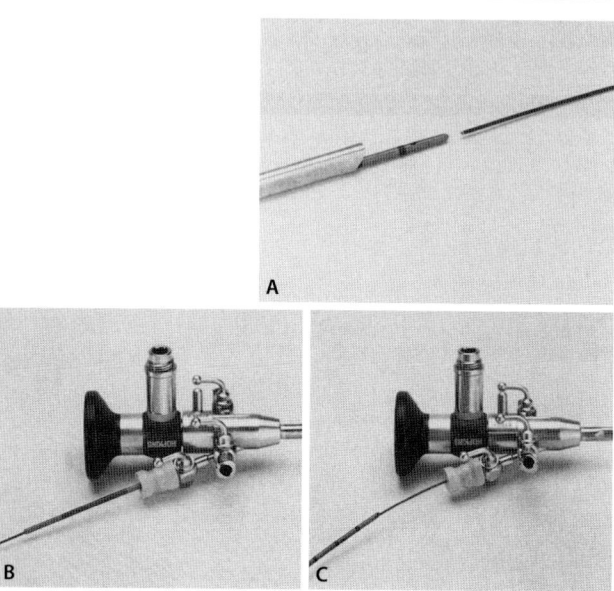

Abb. 1 A–C. „Backloading"-Technik zur retrograden Einlage eines Führungsdrahtes in den Arbeitskanal eines Endoskops mit Hilfe eines zentral geöffneten, auf Endoskoplänge gekürzten Ureterkatheters der Stärke 6–8 Charr.

Gefäßligatur

Ziel

Vereinfachung von Ligaturen tiefliegender Gefäße

Problem

Zur Ligatur von tief im Retroperitonealraum oder Becken gelegenen Gefäßen oder Venenplexus reicht der erste Assistent dem Operateur üblicherweise den Faden mit einer Pinzette in die geöffnete Spitze seines Overholts oder Rechtwinkels. Das Handling kann erschwert sein, da es ein koordiniertes Vorgehen der beiden Personen erfordert und dem Assistenten eine Hand zur besseren Exposition des Operationssitus nimmt. Außerdem kann das freie Fadenende abknicken oder aber nur geradeaus, d. h. in Verlängerung der Pinzettenachse dirigiert werden.

G

Lösung und Alternativen

Durch Einspannen der Ligatur in die Spitze eines zweiten Overholts oder Rechtwinkels kann der Operateur selbst den Faden unabhängig, gezielt und in der gewünschten Richtung dem Instrument in seiner anderen Hand übergeben (Abb. 1). Der erste Assistent kann sich so mit beiden Händen ganz auf eine optimale Exposition des Operationssitus konzentrieren. Diese Methode hat sich beispielsweise bei der Ligatur von Nierenstielgefäßen, der Ligatur der Blasenpfeiler bei der radikalen Zystektomie sowie bei der Ligatur des puboprostatischen Venenplexus bei der retropubischen radikalen Prostatektomie bewährt.

Weiterführende Tipps

→ Blutstillung, Vena cava; → Drainage; → Resektion, Blase; → Nierenteilresektion

Literatur

Cobb OE, Palken M (1991) Facilitation of deep vessel ligation. Urology 37: 374.

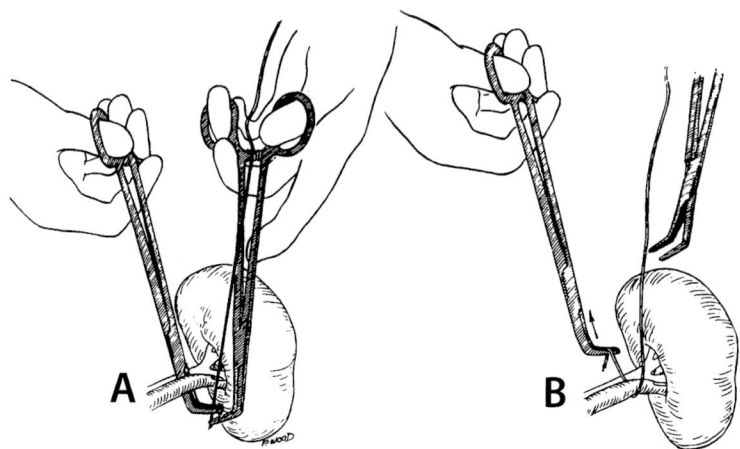

Abb. 1. Nach Unterfahren des zu ligierenden Gefäßes mit einem Rechtwinkel über-
gibt der Operateur selbst mit einem zweiten Rechtwinkel in der anderen Hand das Fadenende (**A**) und zieht es mit dem ersten Instrument unter dem Gefäß hindurch (**B**).

Glasampullen, gefahrloses Aufbrechen

Ziel

Gefahrloses Aufbrechen von Glasampullen

Problem

Das Aufbrechen von Glasampullen birgt stets ein gewisses Verletzungspotential durch den dabei entstehenden scharfen Bruchrand. Schnittverletzungen der Finger, insbesondere des Daumens sowie mögliche Infektionen können resultieren.

Lösung und Alternativen

Zum Aufbrechen der Ampulle wird der Zylinder einer herkömmlichen Einmalspritze über den Ampullenkopf gestülpt. Bei 10 bis 20 ml Ampullen bietet sich der Zylinder einer 10 bis 20 ml Einmalspritze an, während bei kleineren Ampullen ein 2 bis 5 ml Spritzenzylinder verwendet werden kann. Die Glasampulle wird dabei mit der einen Hand gehalten, während die führende Hand den Ampullenkopf mit Hilfe des darüber gestülpten Spritzen Zylinders abbricht. So kann ein Abrutschen der Finger auf den freien Bruchrand der Glasampulle und damit eine Schnittverletzung verhindert werden.(Abb. 1.)

Quelle

Loick HM: Glasampullen, gefahrloses Aufbrechen. In: Loick HM (Hrsg.): Tipps & Tricks für den Anästhesisten: 47 (2000)

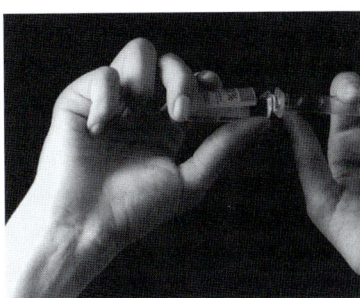

Abb. 1. Aufbrechen einer Glasampulle mit Hilfe des Zylinders einer herkömmlichen Einmalspritze.

Weiterführende Tipps

→ HIV-Exposition, Maßnahmenkatalog; → Blutung, Laparoskopie;
→ Urethrographie, retrograd, männlich

Literatur

Weenig CS (1998) A better, safer and inexpensive way to open glass ampules. Anesthesiology 88: 838

Chaudhari T (1993) An easy, safe and clean procedure to open Propofol ampules. Anesthesiology 78: 395

Hämostyptika, intraoperativ

Ziel

Nichthaftender Kompressionsdruck auf intraoperativ eingebrachte Hämostyptika

Problem

Im Falle von diffusen Blutungen bei Verletzungen oder Teilresektionen von parenchymatösen Organen (Nieren, Leber, Milz) oder bei der Läsion von Venenplexus kann das Auftragen lokaler Hämostyptika (z. B. Tachocomb®-Schwamm, Nycomed, Ismaning b. München; Tabotamb®-Gaze, Johnson & Johnson Medical, Norderstedt) effektiv zur Blutstillung beitragen. Die schwamm- bzw. gazeartigen Hämostyptika müssen hierzu gleichmäßig auf das blutende Wundbett aufgebracht und für einige Minuten komprimiert werden. Wird diese Kompression durch angefeuchtete Bauchtücher oder Stieltupfer ausgeübt, kommt es meist zu deren unerwünschter Verklebung mit dem Hämostyptikum, welches sich dann bei der Entfernung der Kompression ungewollt wieder von dem Wundbett ablöst.

H

Lösung und Alternativen

Zur Vermeidung von Verklebungen und zur gleichmäßigeren Verteilung des Kompressionsdrucks kann ein etwa zur Hälfte mit Wasser gefüllter ungepuderter und handgelenksnahe verknoteter steriler Operationshandschuh verwendet werden. Wichtig ist ein gutes Anfeuchten des Handschuhs auf der Oberfläche. Dieser äußerst elastische Kompressions-„Schwamm" hat sich auch bei Venenplexusblutungen aus dem retropubischen Plexus santorini bewährt.

Weiterführende Tipps

→ Blutstillung, Vena cava; → Blutung, Laparoskopie; → Blutung, Urethra; → Blutung, vaginale; → Katheter, Zug; → Makrohämaturie, Harnblase; → Nierenteilresektion; → Stichkanalblutung, PCNL; → Verband

Hämostyptischer Tropf

Ziel

Prophylaxe einer diffusen Nachblutung oder anhaltenden Blutungsgefahr

Problem

Auch bei normalem präoperativem Gerinnungsstatus und trotz sorgfältiger intraoperativer Blutstillung kann man beispielsweise nach der transurethralen Resektion großer Prostataadenome oder Blasentumore vor diffusen Nachblutungen nicht immer sicher sein.

Lösung und Alternativen

Nach Tamponadenausräumung oder einem ggf. erforderlichen Revisionseingriff und der Kontrolle der Gerinnungsparameter kann zusätzlich eine hämostyptische Infusionsbehandlung in der folgenden Zusammensetzung eingeleitet werden:

- Glucose 5%ig, 500 ml
- Anvitoff® 500 mg, 2 Ampullen
- Adrenoxyl® 10 ml ad infusionem, 1 Ampulle
- Konakion® MM 10 mg, 1 Ampulle

Diese Medikation kann als Dauertropfinfusion über 6 bis 8 Stunden intravenös appliziert werden. Für Kinder wird die halbe Dosierung der zugegebenen Ampullen gewählt. Der hämostyptische Tropf hat sich in der Hals-, Nasen- und Ohrenheilkunde bei Nachblutungen aus den Schleimhäuten des Nasen-Rachenraumes bewährt.

Quelle

Hämostyptischer Tropf. In: Schmäl F, Nieschalk M, Nessel E, Stoll W (Hrsg.): Tipps & Tricks für den Hals-, Nasen- und Ohrenarzt: 86 (2001)

Weiterführende Tipps

→ Blutungszeit; Marcumarisierter Patient; → Bluttransfusion, Jehovas Zeugen; → Hämostyptika, intraoperativ; → Makrohämaturie, Harnblase; → Verband

Harnbypass, extrakorporal

Ziel

Extrakorporaler nephrovesikaler Harnbypass bei maligner Ureterobstruktion

Problem

Fortgeschrittene Tumorleiden können zu einer malignen Ureterobstruktion führen. Eine Entlastung der gestauten Niere ist insbesondere bei Schmerzen und entzündlichen Komplikationen erwünscht. Bei platinhaltiger Chemotherapie soll zudem der stauungsbedingten Einschränkung der Nierenfunktion entgegengewirkt werden. Die endoskopische Einlage versenkter Ureterendoprothesen bzw. spezieller „Tumorstents" oder eine operative Harnableitung (Ileum-Interponat oder -Conduit, Ureterocutaneostomie) sind nicht immer möglich bzw. indiziert, weshalb oftmals perkutane Nephrostomien angelegt werden. Insbesondere bei Nephrostomien beider Nieren können zwei Schläuche und zwei zugehörige Harndrainagebeutel die Bewegungsfreiheit und Lebensqualität der Patienten erheblich einschränken.

H

Lösung und Alternativen

Bei Patienten mit intakter Blasenfunktion kann eine *extrakorporale* Verbindung zwischen dem gestauten Nierenbecken Kelchsystem und der Harnblase hergestellt werden. Nach der Anlage eines blockbaren suprapubischen Blasenverweilkatheters (SBK) werden hierzu der Ansatzkonus des Nephrostomiekatheters und des SBK über einen handelsüblichen Adapter (MSP, Horb, Deutschland) direkt miteinander verbunden (Abb. 1). Zur Vermeidung eines vesikorenalen Refluxes kann der SBK während der Miktion abgeklemmt werden – eine Option, die bei versenkten Ureterendoprothesen nicht besteht. Die Methode erübrigt den Gebrauch von geschlossenen Harndrainagesystemen und den Wechsel von Tag- auf Nachtbeutel, was für die Patienten in der Regel eine deutliche Verbesserung ihrer durch die Grunderkrankung ohnehin oftmals eingeschränkten Lebensqualität bedeutet. Auch für die Vermeidung nosokomialer und Katheter-assoziierter Harnweginfektionen bietet das

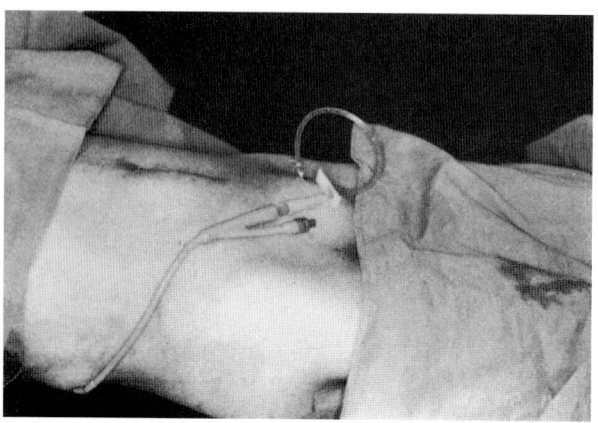

Abb. 1. Extrakorporale geschlossene Harndrainage bei maligner Ureterobstruktion mit erhaltener Blasenfunktion. Die beiden Ansatzstutzen des suprapubischen und des Nephrostomie-Katheters werden durch ein Zwischenstück miteinander verbunden.

Verfahren Vorteile, da es sich um ein *in sich geschlossenes Harndrainagesystem* handelt, welches lediglich für individualisierte Katheterwechsel entsprechend den Empfehlungen des Robert Koch-Instituts geöffnet werden muss.

Prinzipiell lassen sich so auch beiderseitige Nephrostomien unter Verwendung eines Y-förmigen Zwischenstücks in die Harnblase ableiten. Die beschriebene Technik ist damit wesentlich einfacher, komplikationsärmer und kostengünstiger als die neueren Bypassverfahren mit *subkutaner* Einlage von nephrovesikalen Stents.

Weiterführende Tipps

→ Ausscheidungsurographie, Kontrastintensivierung; → Ausscheidungsurographie, Harnleiterobstruktion; → Ureterorenoskopie, Passagehindernis; → Katheter, Kinderurologie; → Blutung, Laparoskopie; → Katheter, suprapubisch, Fistelkanal; → Stichkanalblutung, PCNL

Literatur

Kearney GP, Docimo SG, Doyle CJ, Mahoney EM (1992) Cutaneous ureterostomy in adults. Urology 40: 1–6
Martius J, Brühl P, Daschner FD, Dettenkofer M, Hartenauer U, Niklas S, Piechota HJ (1999) Empfehlungen zur Prävention und Kontrolle Katheter-assoziierter

Harnwegsinfektionen. Mitteilung der Kommission für Krankenhaushygiene und Infektionsprävention am Robert Koch-Institut. Bundesgesundheitsblatt-Gesundheitsforschung-Gesundheitsschutz 42: 806–809

Nakada SY, Gerber AJ, Wolf SJ, Hicks ME, Picus D, Clayman RV (1995) Subcutaneous urinary diversion utilizing a nephrovesical stent: a superior alternative to long-term external drainage? Urology 45: 538–541

Nissenkorn I, Gdor Y (2000) Nephrovesical subcutaneous stent: an alternative to permanent nephrostomy. Journal of Urology 163: 528–530

Tomooka Y, Yokohama M, Takeuchi M (1994) Extracorporeal urinary bypass for malignant ureteral obstruction. Urology 43: 878–879

H

Harnröhrenstein, eingeklemmt

Ziel

Nicht invasive Behandlung eines eingeklemmten Harnröhrensteins

Problem

Mittelgroße und gezackte Harnblasenkonkremente neigen dazu, sich beim versuchten Spontanabgang in der Harnröhre vor allem männlicher Patienten einzuklemmen. Zur Steinentfernung erfolgt dann eine endoskopische Lithotrypsie und Steinextraktion, bei der wegen der Schmerzhaftigkeit des Eingriffs in der Regel auf eine Regional- oder Allgemeinanästhesie nicht verzichtet werden kann. Das Risiko für das Auftreten einer Harnröhrenstriktur als Spätfolge dieser Manipulation ist erhöht.

Lösung und Alternativen

Vor der Einleitung operativer Maßnahmen kann ein nicht invasiver Behandlungsversuch mit einem sterilen anästhesierenden Gleitgel unternommen werden. Nachdem mit Hilfe reichlicher Flüssigkeitszufuhr und eines Diuretikums (z. B. Lasix® 20 mg p. o.) für eine gute Blasenfüllung gesorgt ist, erfolgt die Instillation von ca. 10 ml Xylocaingel® 2%ig (Astra, Wedel) unter aseptischen Kautelen in die Harnröhre, in der es langsam blasenwärts und bei entspanntem Beckenboden möglichst bis in die prostatische Harnröhre massiert wird. Nach dem Setzen einer Penisklemme wirkt das Gel für 5 bis 10 Minuten ein, bevor der Patient aufgefordert wird, seine Blase in ein Auffanggefäß zu entleeren. In nahezu 80 % der Fälle kann so doch noch ein Spontanabgang des Konkrements bei der Miktion erzielt werden.

Das geschilderte Verfahren kann prinzipiell auch für die Entfernung von anderen Fremdkörpern vergleichbarer Größe (z. B. Perlen) aus der Harnröhre genutzt werden.

Weiterführende Tipps

→ Fremdkörper in Blase/Urethra; → Steinextraktion, PCNL; → Steinreposition, Harnleiter; → Urethrographie, Doppelkontrast; → Urethrographie, retrograd, männlich; → Urethrotomie in Lokalanästhesie

Literatur

El-Sherif AE, El-Hafi R (1991) Proposed new method for nonoperative treatment of ureteral stones. Journal of Urology 146: 1546–1547

H

Hitzewallungen

Ziel

Behandlung von Hitzewallungen nach Sexualsteroidentzug

Problem

Hitzewallungen im Klimakterium treten bei 75–85 % der Frauen auf. Ihre Intensität und Ausprägung ist vergleichbar mit den Hitzewallungen und Schweißausbrüchen bei 63–80 % aller Männer nach Orchiektomie oder im Rahmen der Behandlung mit GnRH-Agonisten zum Androgenentzug beim fortgeschrittenen Prostatakarzinom. Die bei etwa 30 % dieser Patienten wegen der Schwere der Hitzewallungen erforderliche zusätzliche Therapie sollte diese Nebenwirkung lindern, ohne die androgenoprive Wirkung der Orchiektomie bzw. GnRH-Agonisten zu kompromittieren.

Lösung und Alternativen

Die Mehrzahl der Patienten klagt über kurzzeitige Hitzewallungen unter 3 Minuten Dauer, die sich bis zu 10mal am Tag wiederholen können. Sie beginnen Tage bis Monate nach dem Beginn des Androgenentzugs und dauern im Mittel etwa 30 Monate an. Unter Berücksichtigung der Pathophysiologie der Hitzewallungen bestehen prinzipiell drei Therapieansätze:

1. die Substitution des *Sexualsteroids* (verbietet sich naturgemäß bei Patienten mit einem fortgeschrittenen Prostatakarzinom, bei denen der Androgenentzug Hauptbestandteil der Therapie des Tumorleidens ist);
2. die Substitution von *Endorphinen* durch die Zufuhr von exogenen Opiaten (**Cave: Suchtpotential!**), sinnvoll bei gleichzeitiger Indikation zur Analgesie bei metastasenbedingten Schmerzen;
3. die Therapie mit *Gestagenen* (z. B. Cyproteronacetat: Androcur®; Medroxyprogesteronazetat: Clinovir®, Farlutal®) oder mit (transdermalen) *Östrogenen*. Tab. 1.

Die nicht-hormonelle Therapie mit dem zentral wirkenden post-synaptischen α_2-Agonisten Clonidin (Catapresan®, Dixarit®; 0,1 mg/Tag) oder auch die Kombination von Phenobarbital plus Ergotamin kann

Tabelle. 1. Dosierungen und Kosten der medikamentösen Therapie mit Östrogenen und Gestagenen von Hitzewallungen beim Mann mit Prostatakarzinom unter Hormonentzugsbehandlung

Präparat	Dosierung	Kosten pro Behandlungstag
Östrogene		
Polyestradiolphosphat (Estradurin)	80–160 mg intramuskulär, alle 4 Wochen	ca. 0,7–1,35 €/Tag
Estradiol (Estraderm®)	0,05–0,1 mg/24h transdermal	ca. 0,4–0,6 €/Tag
Gestagene		
Cyproteronacetat (Androcur®)	100–300 mg/Tag oral	ca. 3,45–10,3 €/Tag
Medroxyprogesteron-acetat (Clinovir®, Farlutal®)	2 × 5 mg/Tag oral	ca. 0,65 €/Tag
Megestrolacetat (Megestat®)	2 × 20 mg/Tag oral	ca. 2,4 €/Tag

ebenfalls zu einem Sistieren oder einer Besserung der Hitzewallungen führen. Unter Berücksichtigung der Wirkungsmechanismen, der Nebenwirkungen und der Behandlungskosten scheint jedoch derzeit der Einsatz von transdermalem Östrogen (z. B. Estraderm®, Menorest®; 0,05–0,1 mg Estradiol/24 h) die erfolgversprechendste und kostengünstigste Behandlungsalternative zu sein.

Weiterführende Tipps

→ Opiat-Nebenwirkungen, Behandlung; → Schmerztherapie, Morphinunverträglichkeit; → Schmerztherapie und Suchterkrankung

Literatur

Amza R, Wagener K, Müller HJ, Gutenbrunner C (1995) Niedrig dosiertes Clonidin gegen Hitzewallungen und Schweißausbrüche bei kastrierten Prostatakarzinompatienten. Urologe (B) 35: 159–161

Kliesch S, Behre HM, Roth S (1997) Rationale Therapie der Hitzewallungen unter Hormonzugs-behandlung bei Patienten mit fortgeschrittenem Prostatakarzinom. Deutsche Medizinische Wochenschrift 122: 940–945

Leitenberger A, Altwein JE (1993) Pathophysiologie und Behandlungsmöglichkeiten von Hitzewallungen nach Sexualsteroidentzug. Urologe (B) 33: 27–31

H

HIV-Exposition, Maßnahmenkatalog

Ziel

Standardisierte Erstversorgung, Postexpositionsprophylaxe (PEP) und Dokumentation nach beruflicher HIV-Exposition

Problem

Mit der Zunahme von HIV infizierten Patienten wächst auch die Bedeutung der Versorgung und Betreuung von medizinischem Personal nach einer Exposition mit entsprechendem infektiösem Material und Sekreten. Als infektiöses Material von HIV Infizierten gelten Blut und Liquor, Fruchtwasser, Vaginalsekret, Ejakulat, Urin, Punktions- und Lavageflüssigkeiten (z. B. Hydrozelenflüssigkeit, TUR-Spüllösung), aber auch die Überstände von HIV infizierten Zellkulturen etc.

Lösung und Alternativen

Sofortmaßnahmen
- Lokale Blutung anregen,
- Reinigung mit virusinaktivierenden Desinfektionsmitteln auf alkoholischer Basis, gründliches Spülen des kontaminierten Areals mit 45–75%iger Alkohollösung (ggf. auch Mundschleimhaut!),
- Risikoabschätzung durch den Arzt: bei bestehender Indikation sofortige Einleitung der PEP.

Dokumentation
- Durchgangsarztbericht mit Stellungnahme zur Tiefe der Verletzung (Blutgefäßeröffnung), zum Kontaminationsgrad (z. B. Verunreinigungsgrad des Instrumentes), zum klinischen Stadium des HIV-Patienten (Indexperson) sowie zum primären serologischen Status des Betroffenen,
- Serologie (HIV-, Hepatitis B+C (HBV+HBC)-Status dokumentieren) mit Verlaufskontrollen nach 6 Wochen sowie nach 3, 6 und 12 Monaten,
- Tetanus- und Hepatitis B-Immunisierung nachholen bzw. auffrischen,

- Zusätzliche Information des Robert Koch Instituts und der Deutschen AIDS-Gesellschaft (Tel. 069 6301 6608; www.daig.net) bei Auftreten einer berufsbedingten HIV-Infektion.

Begleitmaßnahmen
- Schutz des Partners des Betroffenen vor sexueller Übertragung bis zum negativen Ergebnis der 3-Monatskontrolle,
- Keine Blutspenden bis zum Abschluss der Abklärung.

Beim eindeutigen Vorliegen eines Infektionsrisikos für einen Mitarbeiter des medizinischen Personals muss dieser über das Übertragungsrisiko (bei einmaligem Kontakt Infektionsrisiko unter 0,5 %) sowie die Möglichkeiten, Grenzen und Nebenwirkungen der PEP aufgeklärt werden. Sofern das Infektionsrisiko nicht sicher abzuschätzen ist und der Betroffene nach ausführlicher Aufklärung die Prophylaxe wünscht, sollte diesem Wunsch entsprochen werden.

Generell wird die PEP (Tab. 1) empfohlen, wenn das infektiöse Material mit hoher Wahrscheinlichkeit tiefer als in die oberste Epithelschicht inokuliert wurde, wie z. B. bei der Injektion oder Infusion HIV infizierten Materials, bei tiefen Stich- und Schnittverletzungen mit HIV kontaminierten Instrumenten oder bei Verletzungen mit kontaminierten Hohlnadeln (Blutentnahme, suprapubische Kathetereinlage). Auch bei Kontamination der Schleimhäute oder entzündlich veränderter Hautareale sollte die PEP durchgeführt werden, wenn die Kontamination großflächig ist und / oder das Areal nicht unmittelbar gereinigt wurde.

Beim Auftreten einer berufsbedingten HIV-Infektion oder bei AIDS liegt eine Berufskrankheit nach Nr. 3101 der Anlage 1 zur Berufskrankheitenverordnung vor. Der Kausalzusammenhang muss hinreichend wahrscheinlich sein, wobei vor allem die Serokonversion im Verlauf richtungsweisend ist. Da HIV-Infektionen im Privatleben statistisch wahrscheinlicher als im Berufsleben sind, muss der/die Betroffene im Rahmen seiner Mitwirkungspflicht bei der Klärung des Sachverhalts entsprechende intime Fragen wahrheitsgemäß beantworten. Im Rahmen der Begutachtung ist häufig auch ein fachpsychologisches Zusatzgutachten erforderlich. Bei Anerkennung der Berufserkrankung wird eine dem Krankheitsstadium entsprechende Unfallrente gewährt (z. B. MdE 10–40 % bei symptomfreier HIV-Infektion (CDC II); MdE 60–80 % bei AIDS-Related Complex (CDC IVa); MdE 100 % bei AIDS (CDC IVb)). Rentenbeginn ist entweder der Zeitpunkt des Arbeitsunfalles oder der Zeitpunkt der Diagnosestellung „HIV-positiv".

Tabelle. 1. Postexpositionsprophylaxe (PEP)
(2 Nukleosidanaloga (NA)+1 Proteaseinhibitor (PI); jeweils ein Medikament
aus jeder Spalte über einen Zeitraum von 4 Wochen)

Substanz-gruppe	Nukleosidanaloga (Gruppe I)	Nukleosidanaloga (Gruppe II)	Proteaseinhibitoren
Substanz	Zidovudin/AZT	Lamivudin/3TC	Indinavir
Handelsname	Retrovir®	Epivir®	Crixivan®
Dosierung	2 × 250–300 mg/die	1 × 150 mg/die	3x800 mg/die
Nebenwirkung	Kopfschmerz, Übelkeit	Selten	Nierensteine
Substanz	Stravudin/d4T	Didanosin / ddl	Nelfinavir
Handelsname	Zerit®	Videx®	Viacept®
Dosierung	2 × 30–40 mg/die	2 × 100–200 mg/die	3 × 750 mg/die
Nebenwirkung	periphere Neuropathie	Pankreatitis (selten)	Durchfälle
Substanz			Saquinavir
Handelsname			Fortovase®
Dosierung			3 × 1200 mg/die
Nebenwirkung			Durchfälle

Quelle

Siebert CH: HIV-Exposition, Maßnahmenkatalog. In: Siebert CH, Heinz B (Hrsg.): Tipps & Tricks für den Traumatologen: 59–62 (2000)

Weiterführende Tipps

→ Blutung, Laparoskopie; → Urethrographie, retrograd, männlich; → Glasampullen, gefahrloses Aufbrechen

Literatur

Jarke J (1993) HIV-Infektion und AIDS als Berufskrankheit. Deutsches Ärzteblatt 7: B321–326.

Konsensuskonferenz München (1998) Aktualisierte Version der medikamentösen Postexpositionsprophylaxe (PEP) nach beruflicher HIV-Exposition. Chirurg BDC 37: 224–226.

Hodenhochlagerung

Ziel

Einfache und effektive Hochlagerung der Hoden

Problem

Die Hochlagerung des Skrotums bzw. der Hoden ist ein wichtiger Bestandteil der Therapie der akuten Epididymitis oder bei Ödem- oder Hämatombildung nach Traumata bzw. Operationen zur Verbesserung des venösen und lymphatischen Abflusses. Die hierzu üblicherweise eingesetzten Hilfsmittel erfüllen ihre Aufgabe jedoch nicht immer zufriedenstellend.

Lösung und Alternativen

Durch ein *Suspensorium* kann zwar eine Unterstützung des Skrotums im Stehen, nicht jedoch eine echte Hochlagerung im Liegen bewirkt werden. Ein *Hodenbänkchen* lässt sich aus Zellstoff und Mullverband kostengünstig selbst herstellen und kann den individuellen anatomischen Verhältnissen angepasst werden. Es benötigt jedoch für eine suffiziente Hochlagerung zwischen den Oberschenkeln relativ viel Platz und neigt dazu, bei jeder Bewegung des Patienten im Bett unbemerkt zu verrutschen.

Alternativ kann mit Hilfe von Holzspateln und breitem Pflasterband eine *hängebrückenartige Auflage* für das Skrotum geschaffen werden, welche mit Pflasterstreifen auf den Oberschenkeln fixiert wird (Abb. 1). Das Skrotum ist auf diese Weise gut suspendiert und exponiert und kann zudem leichter gekühlt werden. Eine einseitig kunststoffbeschichtete Einmalunterlage kann in gleicher Weise verwendet werden, wenngleich sie eine vergleichsweise geringere Tragfähigkeit besitzt. Die Hodenhochlagerung durch das Umwickeln beider Oberschenkel mit einer Mullbinde besitzt ebenfalls keine zufriedenstellende Steifigkeit und behindert zudem bei der Defäkation und Mobilisierung.

Weiterführende Tipps

→ Hydrocele testis, Sklerosierung; → Katheter, Zug; → Ödem, Penis; → Paraphimose; → Verband

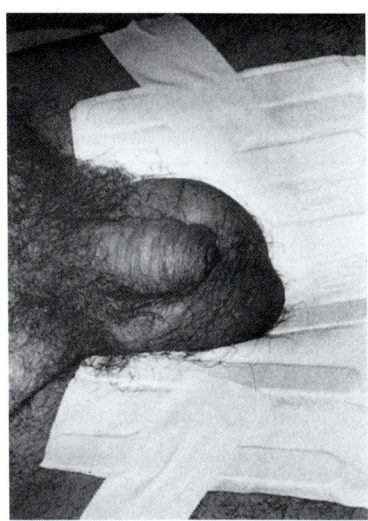

Abb. 1. Suffiziente Hodenhochlagerung
mit einer selbstgefertigten Auflage
aus Holzspateln und Pflasterstreifen
nach KELLY.

Literatur

Schoenberg M, Kelly A, Siegel A, Hanno P, Wein A (1989) The Kelly scrotal bridge.
Urology 33 (Suppl. Urotech): 17

Hodentorsion, Orchidopexie

Ziel

Zeitsparende Orchidopexie nach Hodentorsion

Problem

Bei Operationen wegen Hodentorsion ist nach der primären Detorquierung die anschließende Nahtfixation des betroffenen Hodens und des Gegenhodens an der Tunica vaginalis testis zur Vermeidung einer erneuten Torsion obligatorisch. Viele Operationslehren enthalten keine genauen Angaben zu der Technik, nach der diese Fixation erfolgen sollte. Am gebräuchlichsten scheint derzeit die Orchidopexie mit 2–3 Einzelknopfnähten im Bereich des unteren Hodenpols, deren technische Durchführung wegen der beengten Platzverhältnisse oft recht mühselig sein kann.

Lösung und Alternativen

Als zeit- und nahtmaterial sparendes, sowohl bei der intra- als auch bei der extravaginalen Hodentorsion einsetzbares Verfahren hat sich eine quer verlaufende Pexienaht zwischen der Tunica albuginea und der Tunica vaginalis testis bewährt. Der Hoden wird hierzu über eine quere Skrotalinzision freigelegt und die Tunica vaginalis im mittleren Hodendrittel quer eröffnet. Nach der Detorquierung und Rückverlagerung des Hodens kann nun beim fortlaufenden Verschluss der Tunica vaginalis testis mit jedem Stich die darunter liegende Tunica albuginea mitgefasst werden. Im mittleren Hodendrittel fernab vom Nebenhoden und dem Ductus deferens resultiert hiermit eine effektive, ausreichend lange und quer zur Torsionsachse verlaufende Fixation des Hodens.

Weiterführende Tipps

→ Drainage, Gastrostomie; → Hydrozele testis, Sklerosierung; → Resektion, Blase; → Schmerzen, Reduktion post OP

Literatur

Douglas LL (1989) Simple technique for testicular fixation in management of torsion. Urology 33 (Suppl. Urotech): 31–32

Hydrocele testis, Sklerosierung

Ziel

Minimal invasive Drainage und Sklerosierung der sekundären Hydrocele testis

Problem

Aus verschiedenen patientenabhängigen, medizinischen und wirtschaftlichen Gründen können minimal-invasive Therapieverfahren der operative Behandlung der Hydrocele testis vorgezogen werden. Die alleinige Punktion mit Aspiration der Hydrozelenflüssigkeit ist wegen der hohen Rezidivrate von bis zu 86 % kritisch zu bewerten. In Verbindung mit einer Sklerosierungsbehandlung können Gesamterfolgsraten in bis zu 96 % der Fälle erzielt werden. Der Behandlungserfolg scheint jedoch wesentlich von der Auswahl und Injektionsmenge der Sklerosierungsflüssigkeit abzuhängen.

Lösung und Alternativen

Als *Sklerosierungsmittel* werden nach Literaturangaben Tetrazyklin 3,5–10%ig (Supramycin®), Phenol 2,5%ig (nur als Sonderanfertigung erhältlich), 2–4 ml Polidocanol 3%ig (Äthoxysklerol®), Antazolin (nur als Augentropfen, z. B. Antistin®-Privin®) oder Ethanolaminoleat (nur als Sonderanfertigung) verwendet. Die Richtmaße für die *Injektionsmenge* der Sklerosierungsflüssigkeit betragen 5 ml bei bis zu 100 ml abpunktierter Hydrozelenflüssigkeit, 10 ml bei bis zu 500 ml Hydrozelenflüssigkeit und 15–20 ml bei Punktatmengen zwischen 500 und 1000 ml.

Die Drainage wie auch die *Applikation* des Sklerosierungsmittels erfolgt unter aseptischen Kautelen über eine in Lokalanästhesie gelegte großlumige Venenverweil- oder Butterflykanüle. Die Steinschnitt-Lagerung des Patienten erleichtert die Punktion der Hydrozele an ihrem tiefsten Punkt. Durch den Anschluss der Kanüle an einen Dreiwegehahn mit Spritze und dem gekürzten Schlauch eines Infusionsbestecks kann die Hydrozele bequem von allein leerlaufen (Abb. 1). Bei Bedarf kann aspiriert bzw. abschließend das Sklerosierungsmittel mit der Spritze injiziert werden.

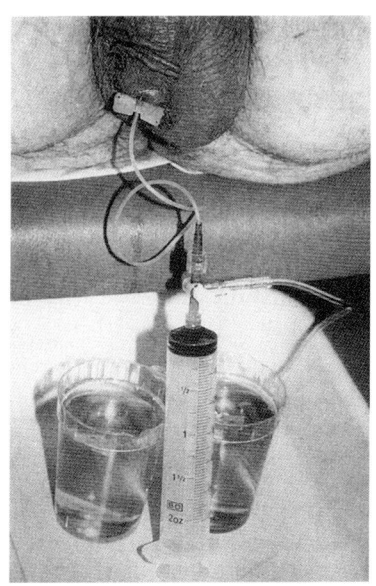

Abb. 1. Arrangement zur Hydrozelen-
drainage und -sklerosierung in Steinschnitt-Lagerung. Die Butterfly-Kanüle
ist am tiefsten Punkt der Hydrozele inseriert. Die Spritze kann durch den Dreiwegehahn wahlweise zur Aspiration oder
späteren Injektion des Sklerosierungsmittels verwendet werden.

Zur *Schmerzreduktion* wird empfohlen, die Sklerosierungsflüssigkeit
zusammen mit bis zu 10 ml einer 1–2%igen Lidocain®-Lösung zu appli-
zieren. Nach der Sklerosierung wird für 2 Tage ein Suspensorium ver-
ordnet (vgl. auch T&T Verband, S. 360). Bei unvollständiger Rückbil-
dung oder einem Rezidiv der Hydrozele kann die Sklerosierungsbehandlung vor einer eventuell doch operativen Therapie ca. 3–5 mal
im Abstand von mindestens 1–3 Monaten wiederholt werden. Die Sklerosierungstherapie mit Tetrazyklin wird als primäre Behandlungsme-
thode bei Hydrozelenbildung nach Nierentransplantation empfohlen.
Kontraindikationen für die Sklerosierungstherapie sind Entzündungen,
Hernien und Tumore. Die Behandlung sollte außerdem nur bei über
40jährigen Patienten und bei abgeschlossener Familienplanung durchgeführt werden, da negative Auswirkungen auf die Fertilität nicht auszuschließen sind.
Tetrazyklin (500 mg Doxyzyklin in 2 ml isotonischer Kochsalzlösung)
und Polidocanol (2 ml einer 3%igen Lösung) können auch erfolgreich
zur Sklerosierungsbehandlung von *Spermatozelen* eingesetzt werden.

Weiterführende Tipps

→ Verband; → Drainage, Gastrostomie; → Erektion, artifiziell; → Lokalanästhesie, Vasektomie; → Punktionsflüssigkeit

Literatur

Daehlin L, Tønder B, Kapstad L (1997) Comparison of polidocanol and tetracycline in the sclerotherapy of testicular hydrocele and epididymal cyst. British Journal of Urology 80: 468–471

Fracchia JA, Armenakas NA, Kohan AD (1998) Cost-effective hydrocele ablation. Journal of Urology 159: 864–867

Hüter K, Roth S (1996) Die Sklerosierungstherapie der sekundären Hydrozele testis. Urologe (B) 36: 360–362

Shokeir AA, Eraky I, Hassan N, Wafa EW, Mohsen T, Ghoneim MA (1994) Tetracycline sclerotherapy for testicular hydroceles in renal transplant recipients. Urology 44: 96–99

Ileostoma, prominent

Ziel

Schaffung eines prominenten Ileostomas

Problem

Ein prominentes, d. h. gut evertiertes Stoma bei der Ileum Conduit-Anlage ist eine wichtige Voraussetzung für die problemlose Anpassung einer Standard Basisplatte zum Anschluss des Urinsammelbeutels. Damit kann entscheidend zum Schutz der Haut vor Mazeration durch ständigen Urinkontakt beigetragen werden. Ein unter das Hautniveau abgesunkenes Stoma muss dagegen mit deutlich aufwendigeren konvexen Basisplatten versorgt werden, was neben der psychischen Belastung des Patienten über die Jahre hinweg einen nicht unerheblichen Kostenfaktor darstellt.

Die Schaffung eines ausreichend evertierten Ileostomas kann jedoch insbesondere bei adipösen Patienten erschwert sein, wenn trotz ausreichender Länge des Mesostiels das aborale Ende und die Mucosa des Ileumsegments mit gebräuchlichen Klemmen kaum gefasst werden können ohne diese zu verletzen.

Lösung und Alternativen

Das Evertieren des Ileostomas kann durch einen LANGENBECK-Retraktor mit 4 cm langem Blatt erheblich erleichtert werden. Hierzu wird das aborale Conduit-Ende über das deckenwärts gerichtete Blatt des Retraktors gestülpt und kann so auf atraumatische Weise in einem konstanten Abstand vom Hautniveau fixiert werden (Abb. 1).

Weiterführende Tipps

→ Penis-Haltevorrichtung; → Mikrochirurgische Spermiengewinnung (MESA)

Literatur

Thomas DJ, Abercrombie GF (1992) Simple technique for everting a spout ileostomy. British Journal of Urology 70: 454–455

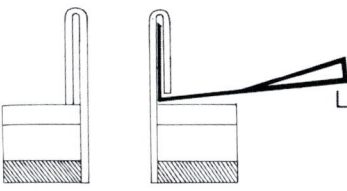

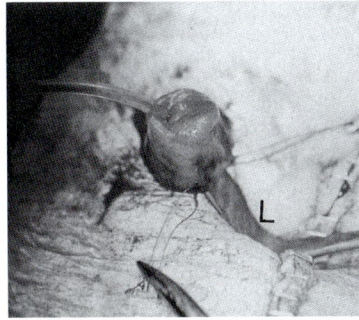

Abb. 1. Vereinfachte Schaffung
eines prominenten Ileostomas mit Hilfe
eines LANGENBECK-Retraktors.

Infektion, Venera, Filzlaus

Ziel

Erkennung einer Filzlausinfektion im Genitalbereich

Problem

Hartnäckiger Juckreiz im Genitalbereich ist in Anbetracht moderner hygienischer Verhältnisse mehrheitlich auf Mykosen, allergische Exantheme und gelegentlich auch Makroparasiten wie Milben, Flöhe, Kleiderläuse oder Zecken zurückzuführen. Eine zugrundeliegende Filzlausinfektion kann dabei leicht übersehen werden.

Lösung und Alternativen

Sich steigernder Juckreiz im Genitalbereich und analoge Symptome beim Geschlechtspartner sollten an eine Filzlausinfektion denken lassen. Bei der körperlichen Untersuchung muss dann auf Kratzspuren „Genitalbluten", Blutflecken in der Unterwäsche, Papeln, winzige bläuliche Bissspuren („Taches bleues"), Nissen und den rotbraun-pulverigen Läusekot geachtet werden. Die Filzlaus ist 1–2 mm groß. Sie passt ihre Körperfarbe der befallenen Haut an! Die bei Mykosen oder Exanthemen anzutreffenden flächig geröteten Hauteffloreszenzen sind in der Regel nicht nachweisbar. Als weiteres differentialdiagnostisches Kriterium gilt die prompte und vollständige Beschwerderegredienz auf eine Hexachlorcyclohexan-(Lindan®-)haltige Zubereitung (z. B. Jacutin®, **Cave: neurotoxische Nebenwirkungen nach perkutaner Resorption bei Kindern!**). Auch Pyrethrine (Quellada®, Goldgeist®) als Gel, Emulsion oder Shampoo sind wirksam. Die Nissen können nach einem Volksbrauch auch mit Essigwasser (1 Teil Speiseessig auf 2 Teile Wasser) abgelöst werden.

Weiterführende Tipps

→ Hitzewallungen; → Infektion, Venera, HPV; → Phimose

Literatur

Breitwieser P (1984) Filzläuse-selten und oft verkannt. Urologe (B) 24: 16–17
Moll F, Dülfer R (1993) Filzlausbefall, eine vernachlässigte Erkrankung in der urologischen Sprechstunde. Urologe (B) 33: 167–169

Infektion, Venera

Ziel

Auffinden subklinischer Condylome am äußeren Genitale

Problem

Die durch humane Papillomviren (HPV) hervorgerufenen Condylomata acuminata des äußeren Genitale zählen zu den häufigsten sexuell übertragbaren Erkrankungen. Ein hoher Prozentsatz der Condylome wächst makroskopisch kaum erkennbar und ist mit potentiell onkogenen HPV-Subtypen besiedelt. Noch vor der Einleitung geeigneter Therapiemaßnahmen sollten daher neben den schon mit bloßem Auge gut sichtbaren Veränderungen auch alle subklinischen, flachen oder invertierten Condylome zuverlässig erkannt werden.

Lösung und Alternativen

Zunächst erfolgt die sorgfältige makrokopische Inspektion bei retrahiertem Präputium unter Verwendung einer Lupenbrille oder eines Penoskops bei optimalen Lichtverhältnissen. Da dem Meatus urethrae als Autoinfektionsreservoir eine besondere Bedeutung zukommt und die konventionelle Urethroskopie wegen der Gefahr einer Virusverschleppung kontraindiziert ist, sollte dazu ein HNO-Spekulum verwendet werden.

Anschließend wird eine Mullkompresse mit 5%iger Essigsäure getränkt und der distale Penisschaft bei retrahiertem Präputium umwickelt. Nach einer Einwirkzeit von 4–5 Minuten markieren sich auch subklinische, flache oder invertierte Condylome als weißliche Hautveränderungen („acetowhite lesions"). Trotz der mit rund 40 % hohen Rate an falsch positiven Markierungen ist der entscheidende Vorteil dieses völlig schmerzlosen Verfahrens, dass die andernfalls übersehenen echten Läsionen gezielt mit behandelt werden können, ohne sonst als vermeintliches Rezidiv später klinisch in Erscheinung zu treten.

Weiterführende Tipps

→ Infektion, Venera, Filzlaus; → Abstrich

Literatur

Roth S, Brandt H, Rathert P (1990) Subklinische Condylomatainfektionen des männlichen Genitales. Urologe (B) 30: 9–13

Inkontinenz, Hilfsmittel

Ziel

Konservative Behandlung der weiblichen Harnstressinkontinenz

Problem

Rund 40 % aller Frauen über 65 Jahre sind von einer genuinen Harn-stressinkontinenz unterschiedlichen Ausmaßes betroffen. Zwischen 6 bis 8,3 % der Patientinnen benutzen ständig Windeln oder Vorla-gen. Die Zahl derer, die einem operativen Eingriff und selbst mini-mal invasiven Maßnahmen wie dem TVT (Tension-free Vaginal Ta-pe) ablehnend gegenüberstehen, scheint deutlich höher als vermutet. Damit kommt den konservativen Behandlungsoptionen eine beson-dere Bedeutung zu.

Lösung und Alternativen

Hierzu zählen die vielfach indizierte und leider nur selten zu realisie-rende *Reduktion des Körpergewichts*, die *krankengymnastische Übungs-behandlung* (Beckenbodengymnastik incl. Biofeedback-Verfahren), die *medikamentöse Therapie* durch lokale oder systemische Östrogen-Sub-stitution und alpha-Sympathomimetika, die *Elektrostimulation* des Be-ckenbodens durch Vaginal-, Rektal- und Oberflächenelektroden sowie *Hilfsmittel* in Form von Vaginal-Konen und -Pessaren (Abb. 1).

In Ergänzung dieser Möglichkeiten wurden unterschiedliche Harnröh-ren Stifte und Regulatoren (sogenannte Harnröhren-„Mini-Devices") entwickelt, wie der VIVA®-Harnröhrenregulator (Braun-Petzold, Mel-sungen) (Abb. 2), das Reliance®-Urinkontrollsystem (Uromed Corp., Needham, Massachusetts, USA) (Abb. 3), die In-Flow®-Blasenhalspro-these (Influence-Medical-Technologies GmbH, Münster) (Abb. 4), der urethrale Okklusionsstift (Mentor Urology, Santa Barbara, California, USA) (Abb. 5) und der Fem-Soft®-Harnröhrenstift (Rochester Medical Corp.; Büttner Frank GmbH, Erlangen) (Abb. 6).

Diese *Harnröhren-Mini-Devices* können durch eine Okklusion der Ure-thra mit oder ohne Ventilfunktion zur Kontinenz beitragen. Prinzipiell können alle Mini-Devices von den Patientinnen selbst in die Harnröhre eingeführt und zu jeder Miktion wieder entfernt werden. Während es

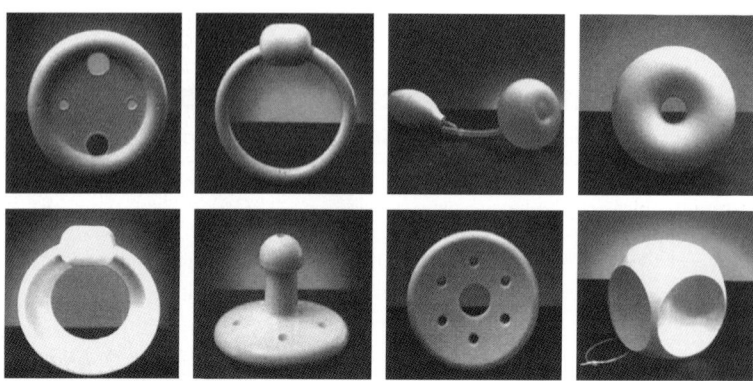

Abb. 1. Handelsübliche Inkontinenz-Scheidenringe und -Pessare.

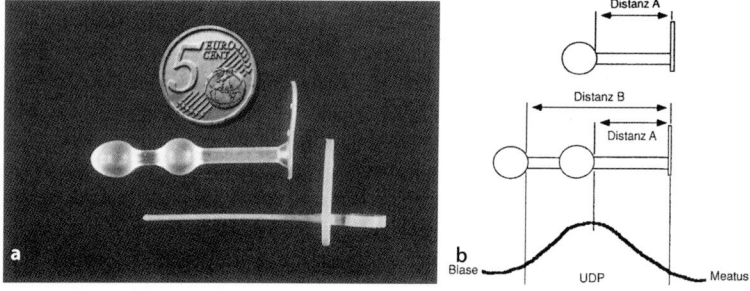

Abb. 2. a Zweisphärischer VIVA®-Harnröhrenregulator mit Einführungsmandrin. **b** In Anlehnung an das Urethradruckprofil (UDP) liegt die vesikale Kugel im Blasenhalses und die urethrale Kugel im Bereich des externen Harnröhrensphinkters.

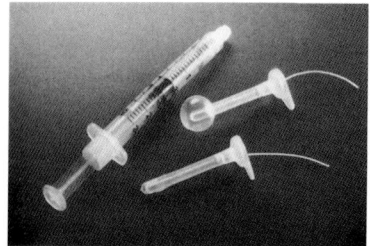

Abb 3. Reliance®-Urinkontrollsystem (14 Charr.) mit dem Applikator (links) und dem deaktivierten (rechts unten) bzw. aktivierten (rechts oben) Harnröhrenstift.

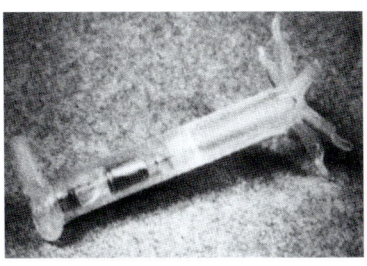

Abb. 4. In-Flow®-Blasenhalsprothese (24 Charr.) mit Meatusplatte (links), dem Ventil mit Schaufelradsystem und dem sich schirmartig im Bereich des Blasenhalses aufspreizenden vesikalen Ende (rechts im Bild).

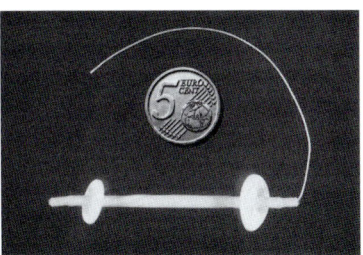

Abb. 5. Okklusionsstift mit tellerförmigen Fixations- bzw. Abdichtungsscheiben am vesikalen (links) und meatalen Ende (rechts im Bild) sowie einem integrierten Faden zur Entfernung.

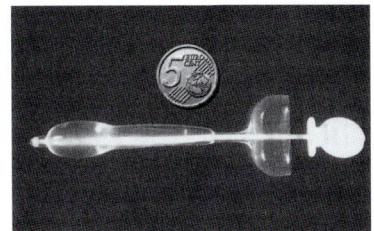

Abb. 6. Fem-Soft®-Harnröhrenstift mit Mandrin als Einführhilfe.

sich bei den meisten Devices um Einmalartikel handelt, wird die In-Flow®-Blasenhalsprothese für circa 4 Wochen belassen und ist auch für manuell weniger geschickte Patientinnen geeignet, da sie zur Miktion nicht entfernt werden muss. Nebenwirkungen wie irritative Symptome und urethrale Schmerzen sind gering, und die Inzidenz von Harnwegsinfektionen wird mit 28 bis 35 % im Bereich der Normalverteilung einer inkontinenten weiblichen Population angegeben.

Die Harnröhren-Mini-Devices können als temporäre Lösung bis zum OP Termin, für Patientinnen, die keiner operativen Behandlung zugeführt werden können oder wollen, und bei Therapieversagern der o. g. alternativen konservativen Behandlungsverfahren zum Einsatz kommen. Nicht alle Devices haben sich am Markt durchsetzen können, was möglicherweise Ausdruck einer kritischen Wertung der Effektivität und Akzeptanz insbesonders bei adipösen und älteren Patientinnen ist.

Weiterführende Tipps

→ Blasenhalssuspension, Stamey; → Blutung, Urethra; → Fistelnachweis; → Fistelnachweis, Zystoskopie; → Fremdkörper in Blase/Urethra; → Katheterisierung; → Katheterismus, atraumatisch; → Urethrographie, Doppelballon; → Urethrographie, retrograd, weiblich; → Urethrographie/-skopie, weiblich

Literatur

Jünemann KP, Hoang-Böhm J, Wipfler G, Krautschick A, Esen T, Alken P (1997) Aktueller Therapie-standard in der Behandlung der genuinen Streßinkontinenz der Frau mittels Harnröhren-Mini-Devices. Urologe (A) 36: 405–412

Suarez GM, Baum NH, Jacobs J (1991) Use of standard contraceptive diaphragm in management of stress urinary incontinence. Urology 37: 119–122

Inkontinenz, Urinal

Ziel

Inkontinenzhilfsmittel für Männer, die mit keinem Kondomurinal oder Blasenverweilkatheter versorgt werden können

Problem

Zur symptomatischen Behandlung einer anderweitig nicht zu bessernden Harninkontinenz männlicher Patienten wird häufig ein Kondomurinal eingesetzt. Durch das Kondomurinal wird der Urin vollständig aufgefangen und die für einen transurethralen Blasenverweilkatheter charakteristischen Reizungen, der Urinverlust neben dem Katheter sowie entzündliche Komplikationen der Harnröhre (Urethritis, Striktur) und der männlichen Adnexe (Prostatitis, Orchido-/Epididymitis) treten nicht auf. Auch die bei der Verwendung von Vorlagen oder Windeln bisweilen zu beobachtende flächige Hautmazeration und Geruchsbelästigung werden vermieden. Leider halten Kondomurinale nicht immer optimal am Penis und können auf Dauer entzündliche Reizungen und bakterielle Superinfektionen der Penisschafthaut verursachen.

Lösung und Alternativen

In diesen Fällen kann alternativ zum Kondomurinal die Versorgung mit einem *einteiligen Urostomiesystem* für Kinder bzw. zur Kurzzeitversorgung versucht werden (z. B. STOMADRESS®, 9–25 mm ausschneidbare Basisplatte, Fa. ConvaTec, München; COMPACT®, 13–64 mm ausschneidbare Basisplatte, Fa. Hollister, Unterföhring). Hierbei wird die Basisplatte entsprechend dem Penisschaftdurchmesser ausgeschnitten und an der Peniswurzel auf die rasierte Haut geklebt. Alle einteiligen Urostomiesysteme lassen sich mit einem Zwischenstück problemlos an einen Beinbeutel anschließen. Das System muss üblicherweise nur alle 3 bis 4 Tage gewechselt werden.

Eine entsprechende Versorgung ist prinzipiell auch mit zweiteiligen Urostomiesystemen möglich. Deren Anpassung und Tragekomfort kann jedoch durch den steifen Ring der Basisplatte und die in der Regel größer dimensionierten Honigplatten kompromittiert werden. Zu den

I

Nachteilen der Urostomiesysteme zählen neben ihrem vergleichsweise hohen Preis die Notwendigkeit von wiederholten Rasuren der Schambehaarung sowie eine auf Dauer unsichere Fixation bei sehr mobilen Patienten.

Die suprapubische Verweilkatheterdrainage bewirkt grundsätzlich eine effektive Harndrainage unter Vermeidung der subvesikalen Komplikationen eines transurethralen Katheters oder der Hautkomplikationen eines Kondomurinals. Im Hinblick auf die Prävention Katheter-assoziierter, nosokomialer Harnwegsinfektionen besteht jedoch keine Indikation zum „Trockenlegen" von harninkontinenten Patienten männlichen wie weiblichen Geschlechts mit Hilfe eines transurethralen oder suprapubischen Blasenverweilkatheters aus pflegerischen Gründen!

Weiterführende Tipps

→ Katheter, Fixation; → Katheter, Leckage; → Katheterismus, intermittierend; → Ödem, Penis; → Paraphimose; Penisteilamputation; → Phimose

Literatur

Martius J, Brühl P, Daschner FD, Dettenkofer M, Hartenauer U, Niklas S, Piechota HJ (1999) Empfehlungen zur Prävention und Kontrolle Katheter-assoziierter Harnwegsinfektionen. Mitteilung der Kommission für Krankenhaushygiene und Infektionsprävention am Robert Koch-Institut. Bundesgesundheitsblatt-Gesundheitsforschung-Gesundheitsschutz 42: 806–809
Wishart GC, Taylor WAS, Orr G (1989) The control of incontinence in spina bifida. British Journal of Urology 64: 204

Instrumente, OP, Halterung

Ziel

Vermeiden des „Abstürzens" von Instrumenten bei Schnittoperationen

Problem

Bei offenen operativen Eingriffen gilt normalerweise die Regel, die nicht mehr benötigten Instrumente der/dem assistierenden OP-Schwester/Pfleger sofort zurückzugeben. Aus der alltäglichen Praxis ist jedoch wohlbekannt, dass kurzfristig auf dem Oberkörper des Patienten abgelegtes Instrumentar aus Versehen zu Boden fällt und durch sterile Instrumente ersetzt werden muss.

Lösung und Alternativen

Die altbekannte „Schürze" oder „Rutsche" aus einem zwischen dem Instrumentiertisch und dem Patienten ausgespannten Tuch kann nur dann ein ungewolltes Herunterfallen von Instrumenten vermeiden, solange sie vom Operateur auch auf dieser Seite des Operationssitus ablegt werden. Für das am Kopfende des Situs und damit außerhalb der Reichweite der/des OP-Schwester/Pflegers gelegene Areal bietet sich die Verwendung einer leichten, flexiblen Magnetplatte an (Magna-tronce®; Medicalis GmbH, Garbsen). Diese Platte ist gummiert und resterilisierbar, steht in verschiedenen Größen zur Verfügung und kann wahlweise auf oder unter der Abdeckung des OP-Feldes plaziert werden. Sie wirkt durch magnetische Fixation einem akzidentellen Abstürzen von OP-Instrumenten entgegen (Abb. 1).

Weiterführende Tipps

→ Endoskopie, Halterung; → Katheter, Fixation; → Katheter, Manipulation; → Katheter, Zug

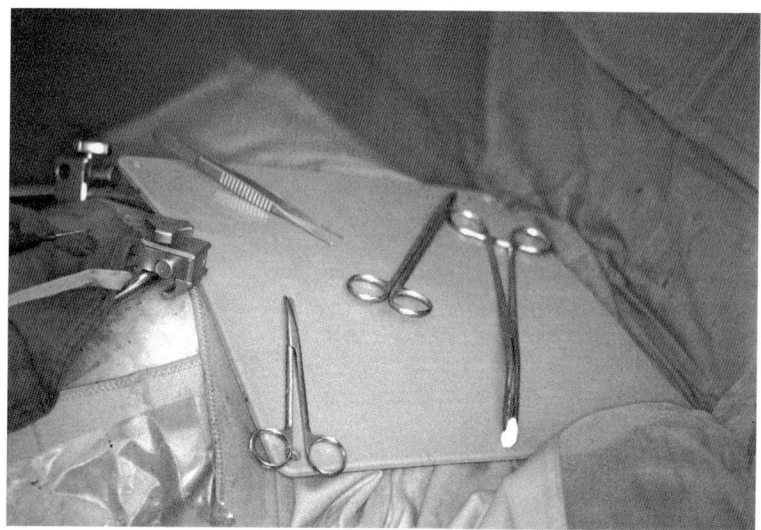

Abb. 1. Flexible, gummierte resterilisierbare Magnetplatte zur Vermeidung des „Abstürzens" von OP-Instrumentar bei Schnittoperationen.

Intrakutannaht, versenkte resorbierbare

Ziel

Kosmetisch einwandfreie Hautnaht ohne die Notwendigkeit der Fadenentfernung

Problem

Die günstigsten kosmetischen Ergebnisse beim Wundverschluss lassen sich mit Hilfe einer intrakutanen Hautnaht erzielen. Durch die Verwendung von resorbierbarem Nahtmaterial kann vor allem Kindern das bisweilen traumatische Erlebnis der Fadenentfernung erspart werden. Dennoch kann nach dem Knoten der Intrakutannaht das aus der Haut ragende Fadenende Reizzustände verursachen und die Entstehung von Wundinfektionen begünstigen. Zusätzlich können im Bereich des Knotens Hautverdickungen und auch Fadengranulome entstehen, die das kosmetische Ergebnis ungünstig beeinflussen. Versucht man das Problem durch ein möglichst kurzes Abschneiden der Fadenenden zu umgehen, besteht die Gefahr, dass der Knoten sich wieder löst. Dieses kann durch die nachstehende Versenkungstechnik vermieden werden.

Lösung und Alternativen

Generell sollten möglichst dünne (z. B. 4/0 bis 6/0), monofile, farblose und resorbierbare Fäden verwendet werden. Im Rahmen des intrakutanen Hautverschlusses wird ein sogenannter Durchzugsfaden mit der Schlinge am Wundpolende eingelegt (Abb. 1). Die Naht wird über diesen Faden vervollständigt. Nach dem Knoten wird das freie Fadenende auf ca. 1 cm Länge gekürzt (Abb. 2) und durch die Schlinge des Durchzugsfadens gezogen (Abb. 3). Durch Zurückziehen der beiden freien Enden des Durchzugsfadens wird nun der Knoten der Intrakutannaht unter die Haut versenkt (Abb. 4) und durch weiteren Zug der Durchzugsfaden mühelos aus der Wunde entfernt.

Falls ein nicht resorbierbarer, monofiler Faden für die Intrakutannaht verwendet wird, so kann dieser beim jeweils ersten und letzten Stich in 1–2 cm Entfernung vom jeweiligen Wundpol ein- bzw. ausgestochen und dort mit einem Pflasterstreifen (z. B. Steri-Strip) fixiert werden. So kann auf einen Knoten gänzlich verzichtet werden.

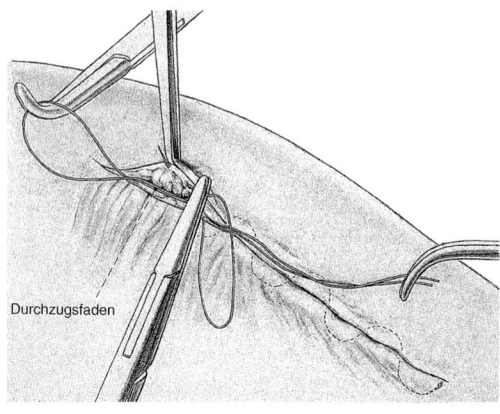

Durchzugsfaden

Abb. 1. Einlage des Durchzugsfadens mit Schlinge, über dem die Intrakutannaht vervollständigt wird.

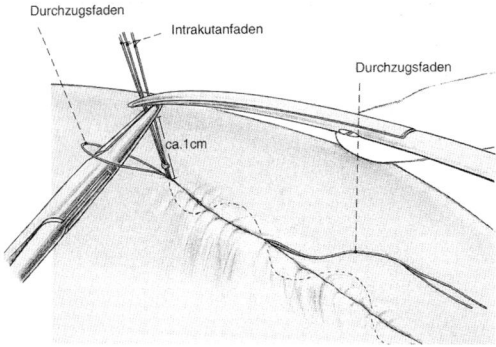

Durchzugsfaden

Intrakutanfaden

Durchzugsfaden

ca.1cm

Abb 2. Das etwas länger abgeschnittene Fadenende der Intrakutannaht wird nach dem Knoten durch die Schlinge des Durchzugsfadens gelegt.

Auch mit einem resorbierbaren Faden kann eine knotenfreie Intrakutannaht angelegt werden. Dazu werden nach Komplettierung der Naht beide Fadenenden unter Spannung ganz kurz über der Haut abgeschnitten, so dass sie sich in Folge der dann schlagartig nachlassenden Spannung sofort unter das Hautniveau zurückziehen. Diese Technik ist besonders dann zu empfehlen, wenn die Haut im Wundgebiet bei der postoperativen Mobilisierung nur geringen Zugspannungen ausgesetzt ist. Sicherheitshalber können die Wundränder mit zusätzlichen Steri-Strips gesichert werden.

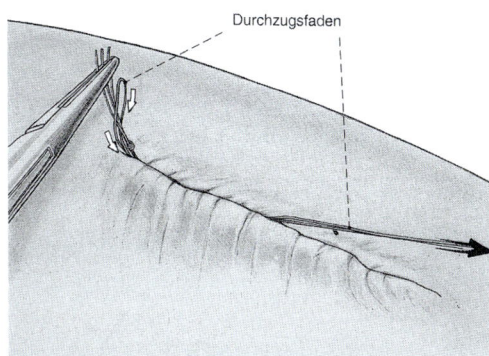

Abb. 3. Durch Zug an den freien Enden des Durchzugsfadens wird der Knoten der Intrakutannaht samt den Fadenenden unter der Haut versenkt.

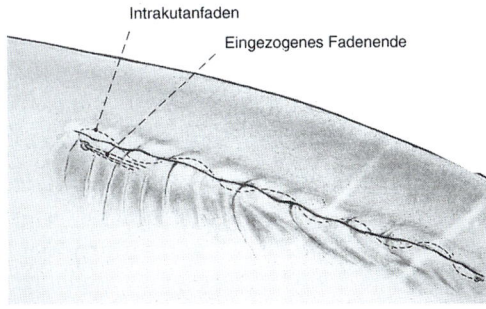

Abb. 4. Endzustand mit versenktem Fadenende nach Entfernung des Durchzugsfadens.

Quelle

Siebert CH: Intrakutannaht, versenkte resorbierbare. In: Siebert CH, Heinz B (Hrsg.): Tipps & Tricks für den Traumatologen: 81–83 (2000)

Weiterführende Tipps

→ Wundverschluss, dynamisch; → Blasenhalssuspension, Stamey; → Drainage; → Resektion, Abdominoplastik

Literatur

Tepe H, Bernhard M, Hertel P: Die resorbierbare Intrakutannaht. Operat. Orthop. Traumatol. 4: 283–285 (1992)

Inzisionsfolie

Ziel

Verhinderung des Ablösens von Inzisionsfolien

Problem

Inzisionsfolien finden breite Anwendung in der operativen Medizin, obschon ihr infektionsprophylaktischer und hygienischer Nutzen kontrovers diskutiert wird. Trotz regelgerechter Anwendung durch Aufbringen auf eine trockene und fettarme Hautfläche kommt es bisweilen vor, dass sich die Folie ablöst und vom Schnittrand der Hautinzision zurückzieht. Damit wird der potentielle Nutzen der Folie nachhaltig kompromittiert.

Lösung und Alternativen

Das Ablösen kommt in der Regel dadurch zustande, dass die Folie oftmals unter gewissem Zug und Spannung aufgebracht wird und so gegenüber der Haut unter einer inneren Flächenspannung steht. Die Kraftvektoren dieser Spannung zeigen zunächst von jedem Punkt aus gleichmäßig in alle Richtungen. Durch den Hautschnitt entfällt jedoch die dem Schnittrand zugewandte Spannkraft. Die Spannung in die Gegenrichtung überwiegt und zieht, wenn sie stärker als die Klebekraft ist, die Folie somit vom Schnittrand weg.

Die Inzisionsfolie sollte folglich ohne Zug und Spannung aufgebracht werden. Sie wird hierzu knapp über dem Hautniveau locker und ohne Vorspannung ausgebreitet gehalten, vom Zentrum der beabsichtigten Inzision beginnend in die Peripherie aufgedrückt und schließlich faltenlos ausgestrichen (Abb. 1). Dies verhindert wirkungsvoll, dass sich die Folie am Schnittrand ablöst und zurückzieht. Die Haut bleibt daher auch während mehrstündiger Eingriffe vollständig von der Folie bedeckt.

Quelle

Heinz BC: Inzisionsfolie, Anwendung. In: Siebert CH, Heinz B (Hrsg.): Tipps & Tricks für den Traumatologen: 84–85 (2000)

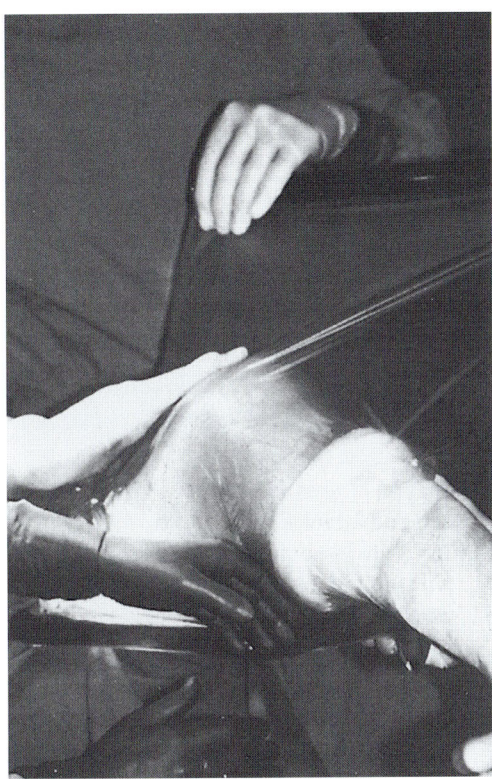

Abb. 1. Indem die Inzisionsfolie ohne Vorspannung locker aufgelegt und vom Zentrum beginnend nach außen faltenlos ausgestrichen wird, lässt sich ein Ablösen und Zurückziehen vom Schnittrand vermieden (am Beispiel der Abdeckung für eine Operation am Knie).

Weiterführende Tipps

→ Instrumente, OP, Halterung; → Katheter, Zug; → Katheter, Manipulation; → Endoskopie, Halterung; → Penis-Haltevorrichtung; → Verband

Literatur

Höntzsch D: Sich ablösende Inzisionsfolie. Akt. Traumatol. 20: 322–323 (1990)
Höntzsch D: Spannungsfreies Auftragen von Inzisionsfolien. OP-Journal 3: 83–84 (1991)

Katheter, Ballonblock

Ziel

Vermeidung einer spontanen Entblockung von Ballonkathetern

Problem

Blockbare Verweilkatheter weisen in Abhängigkeit von der Liegezeit, dem Füllungsvolumen und der verwendeten Blockflüssigkeit einen spontanen Verlust von Blockflüssigkeit unterschiedlichen Ausmaßes auf. Dies kann besonders bei niedrigen Füllungsvolumina (2–5 ml) verschiedener Nephrostomiekatheter und suprapubischer Katheter eine Dislokation begünstigen.

Lösung und Alternativen

Es konnte gezeigt werden, dass dieser Flüssigkeitsverlust bei intaktem Blockventil insbesondere bei Latex-, aber auch Silikonkathetern in erster Linie von der Temperatur, sowie von hydrostatischen und osmotischen Druckgradienten abhängig ist. Insofern sind steriles Aqua dest. und auch isotonische Kochsalzlösung *keine* geeigneten Blockflüssigkeiten für die Langzeitdrainage. Leitungswasser oder der Eigenurin des Patienten sind unsteril bzw. hygienisch bedenklich und daher zum Blocken von Verweilkathetern obsolet. Sterile Glukoselösungen oder hochprozentige Kochsalzlösungen können den Blockkanal verstopfen. Bei der Verwendung von ≥10%iger Kochsalzlösung kommt es zu einer Volumenzunahme des Katheterballons.

Zur Befüllung von Silikon-Katheterballons für die Langzeitdrainage hat sich die Verwendung einer 5%igen Kochsalzlösung bewährt. Noch besser ist eine sterile 9%ige Glycerinlösung geeignet (Curity®, Tyco Healthcare, Neustadt/Donau), da hier nicht mit einer Verstopfung des Blockkanals durch Auskristallisation gerechnet werden muss und eine kathetermaterialunabhängige Abdichtung der Ballonporen mit dem vergleichsweise geringsten spontanen Flüssigkeitsverlust gewährleistet ist.

Weiterführende Tipps

→ Blutung, Laparoskopie; → Drainage, Gastrostomie; → Harnbypass, extrakorporal; → Katheter, Entfernung, nicht entblockbar; → Stichkanalblutung, PCNL

Literatur

Studer UE, Bishop MC, Zingg EJ (1983) How to fill silicone catheter balloon. Urology 12: 300–302

Katheter, Ballondefekt

Ziel

Rechtzeitige Erkennung eines Katheterballondefekts

Problem

Nach radikaler Prostatektomie oder orthotopem Blasenersatz ist die korrekte Lage des transurethralen Blasenverweilkatheters von essentieller Bedeutung für eine effektive Harndrainage und den Heilungserfolg. Katheterballondefekte können entweder durch unbemerktes Anstechen des Ballons oder Blockkanals des Katheters beim Legen der Anastomosennähte oder aber als Materialfehler der Kathetercharge auftreten. Die Folge ist ein zunächst unbemerkter, langsamer Verlust der Ballonfüllung, welche dann in der Regel zu einer unerwünschten akzidentellen Dislokation des Katheters in der frühen postoperativen Phase führt. Die Wiedereinlage eines neuen transurethralen Katheters bedeutet stets eine Gefahr für die frische Harnröhren-Harnblasen-Anastomose und erfordert nicht selten aufwendige radiologische oder endoskopische Zusatzmaßnahmen.

Lösung und Alternativen

Durch eine Probeblockung des Ballons mit steriler Kochsalzlösung vor der Kathetereinlage oder danach im Operationssitus unter Sicht lassen sich zwar größere Leckagen aufdecken, kleine Defekte des Ballons oder des Blockkanals bleiben jedoch bei diesem Prüfverfahren meist unentdeckt. Um auch diese kleineren Leckagen leichter kenntlich zu machen, sollte die Probeblockung mit farbiger (z. B. blauer) Flüssigkeit erfolgen. Etwaige Leckagen sind dann schneller und zuverlässiger zu erkennen. Die Probeblockung sollte dann abschließend durchgeführt werden, wenn sicher nicht mehr mit Nadeln oder anderen scharfen Instrumenten in der unmittelbaren Nähe des Katheters gearbeitet wird.
Zum Einfärben der Probeblockflüssigkeit kann beispielsweise Methylenblau-Lösung verwendet werden. Alternativ und etwas kostengünstiger kann der blaue Farbstoff eines handelsüblichen steril verpackten Operationsmarkerstiftes (z. B. SkinMarker®, Fa. Viomedex) durch Abziehen des Deckels und Eintauchen der Spitze in ein Schälchen mit ca.

20 ml steriler Kochsalzlösung gewonnen werden. Schon nach kurzer Zeit färbt sich die Kochsalzlösung intensiv tiefblau.

Weiterführende Tipps

→ Fistelnachweis; → Katheter, Ballonblock; → Katheter, Fixation; → Katheter, Leckage; → Katheterismus, Via falsa; → Zystographie, Verzicht

Literatur

Palmer JS, Anderson JE, Brendler CB   (2000) A simple technique to identify catheter balloon defects. Journal of Urology 163: 880

K

Katheter, Einführhilfe

Ziel

Einführhilfe bei schwieriger transurethraler Kathetereinlage

Problem

Die Einlage eines transurethralen Verweilkatheters kann bei traumatisierter Harnröhre durch eine Via falsa oder nach transurethraler Elektroresektion der Prostata durch eine Unterminierung des Blasenhalses erschwert sein. Ferner kann bei einer Dislokation des transurethralen Verweilkatheters in der frühen postoperativen Phase nach radikaler Prostatektomie die erneute Katheterisierung zu einer Verletzung der Harnblasen-Harnröhren-Anastomose führen.

Lösung und Alternativen

Die Verwendung einer spaltbaren Katheterschleuse aus Teflon (Fa. Cook, Mönchengladbach) kann die transurethrale Katheterisierung der Harnblase in solchen Fällen erleichtern. Die in verschiedenen Außendurchmessern zur Verfügung stehende Schleuse wird hierzu in passender Größe über einen Zystoskopschaft gezogen (Abb. 1) und urethro-

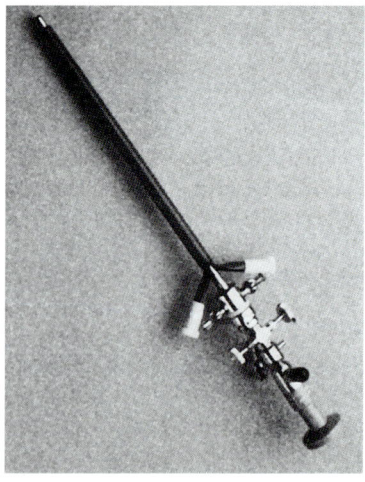

Abb. 1. Spaltbare Katheter-Schleuse aus Teflon, die den Zystoskopschaft passgenau umgibt.

skopisch in der Harnröhre plaziert. Durch diese Einlage unter Sicht wird eine weitere Traumatisierung vermieden. Nach Entfernung des Zystoskops kann der transurethrale Katheter nun problemlos eingeführt und die Schleuse durch einfaches Spalten wieder entfernt werden.

Weiterführende Tipps

→ Blutung, Spülkatheter; → Drainage, Gastrostomie; → Katheterismus, Via falsa; → Steinextraktion, PCNL

Literatur

Lowe MA, Defalco AJ (1992) New endourologic technique for catheter placement after TUR-P, prostatectomy, and difficult urethroscopy. Urology 40: 461–463

K

Katheter, Entfernung, atraumatisch

Ziel

Schmerzlose und atraumatische Entfernung eines transurethralen Blasenverweilkatheters

Problem

Mit zunehmender Liegedauer eines transurethralen Blasenverweilkatheters verliert die Membran des Ballonblocks ihre Fähigkeit, sich beim Entblocken wieder vollständig zusammenzuziehen. Die resultierende Falten- und Wulstbildung nach vollständigem Abziehen der Blockflüssigkeit kann zu Schmerzen oder zu einer Traumatisierung der Harnröhre bei der Katheterentfernung führen, insbesondere wenn inkrustierte Falten des entblockten Ballons zu mitunter rauhen und scharfkantigen „Schneidewerkzeugen" werden.

Lösung und Alternativen

Nach vollständigem Entblocken können durch erneutes Befüllen mit 0,5–2 ml Flüssigkeit die Falten und Wulstbildungen der Ballonmembran weitestgehend ausgeglichen werden. Der so minimal befüllte Ballon vergrößert den Außendurchmesser des Katheters nur unwesentlich (Abb. 1) und führt zu einer Reduktion von Reibung, Traumatisierung und mithin Schmerzen bei der Katheterentfernung. Dieses Prinzip lässt sich auch bei der Entfernung bzw. dem Wechsel blockbarer suprapubischer Blasenverweilkatheter anwenden.

Weiterführende Tipps

→ Katheter, Ballonblock; → Katheter, Entfernung, nicht entblockbar; → Katheter, verknotet; → Katheterismus, atraumatisch; → Steinextraktion, PCNL; → Steinreposition, Harnleiter; → Zystographie, Verzicht

Literatur

Semjonow A, Roth S, Hertle, L (1995) Reducing trauma whilst removing long-term indwelling balloon catheters. British Journal of Urology 75: 241

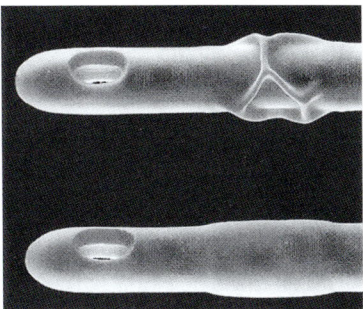

Abb. 1. Wulstbildung der Ballonmembran eines blockbaren Verweilkatheters bei vollständigem Entblocken nach längerer Liegezeit (oben). Diese kann durch eine minimale Restfüllung von ca. 1 ml Blockflüssigkeit im Ballon ausgeglichen werden (unten), was eine schmerz- und reibungsärmere Katheterentfernung begünstigt.

Katheter, Entfernung, nicht entblockbar

Ziel

Entfernung eines nicht entblockbaren Ballonkatheters

Problem

Mit zunehmender Liegedauer und/oder bei Verwendung ungeeigneter Flüssigkeiten zum Blocken des Ballons eines Blasenverweilkatheters (z. B. kristalloide Lösungen (NaCl) statt Aqua dest. oder steriler 9%iger Glycerinlösung) steigt das Risiko, dass sich der Ballon nicht mehr entblocken und folglich der Katheter nicht entfernen lässt.

Lösung und Alternativen

Torsion

Durch Aspiration bei leichtem Zug am Katheterende mit alternierenden Rechts-Links-Drehungen können möglicherweise vorhandene Verklebungen im Blockkanal gelöst werden (Abb. 1).

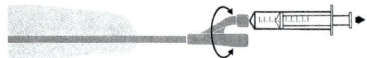

Abb. 1. Entblockung des Ballons durch Torsion des Katheters.

Verkürzung der Störstrecke

Hierzu wird das körperferne Katheterende mit dem Katheterkonus abgeschnitten, welches durch die ständige Zug- und Knickbelastung am störanfälligsten ist. Wichtig ist ein Sicherheitsabstand von mindestens 5 cm zum Meatus urethrae, damit der körpernahe Katheteranteil nicht akzidentell in der Harnröhre verschwinden kann (Abb. 2).

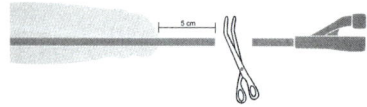

Abb. 2. Verkürzung der Störstrecke des Blockkanals.

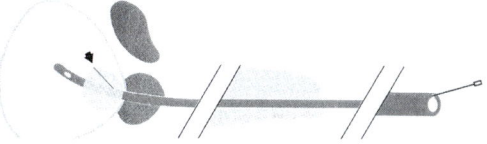

Abb. 3. Transluminale Sondierung des Block-kanals und Perforation des Ballons mit einem dünnen Metallmandrin.

Transluminale Sondierung und Perforation
Die Sondierung des Blockkanals mit kleinkalibrigen Drähten, wie Mandrins von Ureter-, zentralen Venen- oder Angiographiekathetern kann zum Lösen von Verklebungen oder Verkrustungen beitragen. Führt dies nicht zum Erfolg, kann mit dem vorgeschobenen Draht eine Perforation des Ballons in der Blase versucht werden (Abb. 3). Anschließend muss der Ballon unbedingt auf Vollständigkeit überprüft werden, da in der Blase verbleibende Ballonfragmente zu Infektion und Steinbildung führen. Der Erfolg dieses Manövers ist fabrikatabhängig, da er ein glattes Einmünden des Blockkanals in den Katheterballon voraussetzt. Bei zahlreichen Ballonkathetern wird der Blockkanal leider nach einer rechtwinkligen Abzweigung zum Ballon geradlinig bis in die Katheterspitze fortgeführt, wohin sich der steife Draht verirrt, ohne den Katheterballon perforieren zu können.

Perkutane Punktion
Diese sollte nicht blind, sondern vorzugsweise unter sonographischer Kontrolle erfolgen (ggf. auch radiologisch kontrolliert: Durchleuchtung, Zystogramm). Bei der Punktion muss der Ballon durch leichten Zug am Katheterende im Blasenhals fixiert werden. Als Punktionsnadeln können möglichst kleinkalibrige Nephrostomie-, Biopsie- und Lumbalpunktionsnadeln oder die Kanüle eines langen Venenverweilkatheters verwendet werden (Abb. 4). Auch hier muss der Ballon anschließend auf Vollständigkeit überprüft werden.

Harpunen-Technik
Diese Technik hängt von der Ausgestaltung des Katheterballons ab und ist insofern nicht bei allen Kathetertypen erfolgreich. Zunächst wird das abgeschnittene extrakorporale Katheterende durch eine Ligatur mit langem Faden gesichert, über den der mit sterilem Gleitmittel gefüllte Schaft eines Zystoskops aufgefädelt und bis zum Katheterballon vorge-

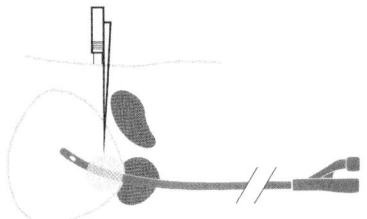

Abb. 4. Perkutane, sonographisch gesteuerte Punktion des Ballons.

führt wird. Anschließend wird zwischen Schaft und Katheter ein Mandrin zur Ballonperforation vorgeschoben (Abb. 5). Dabei ist zu beachten, dass der Katheterballon kräftig gegen den Zystoskopschaft gezogen wird, um dem Mandrin ein ausreichendes Widerlager für die Punktion zu bieten. Als Mandrins können wiederum die Führungsdrähte von Ureter-, zentralen Venen- oder Angiographiekathetern verwendet werden. Anschließend Überprüfung des Ballons auf Vollständigkeit.

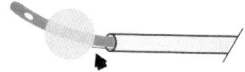

Abb. 5. Harpunen-Technik zur Punktion des Ballons durch Vorschieben eines langen Metallmandrins zwischen Katheter und Zystoskopschaft.

Transrektale oder transvaginale Punktion
Mit einer möglichst dünnen und flexiblen Biopsienadel kann der durch leichten Zug in den Blasenhals gezogene Ballon punktiert werden. Die anschließende Überprüfung des Ballons auf Vollständigkeit ist hier wie bei allen Punktions- und Rupturverfahren obligatorisch. Da der Ballon bei dieser Methode palpatorisch zu lokalisieren ist, kann auf eine sonographische Kontrolle in der Regel verzichtet werden (Abb. 6). Das Infektions- und Blutungsrisiko ist im Vergleich zu anderen Verfahren erhöht, weshalb eine entsprechende antibiotische Abschirmung anzuraten ist.

Überdehnungsruptur (potentiell gefährlich!)
Eine Überdehnungsruptur kann mit isotonischer Kochsalzlösung versucht werden (Abb. 7). Je nach Kathetertyp sind hierzu jedoch Volumina zwischen 70 bis 200 ml erforderlich. Bei Patienten mit Nephrostomiekathetern oder Schrumpfblasen besteht dabei das erhöhte Risiko einer iatrogenen Ruptur des Hohlsystems.

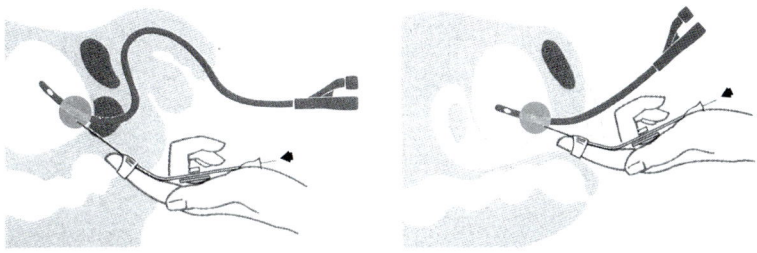

Abb. 6. Transrektale oder transvaginale Punktion des Ballons unter digitaler Führung.

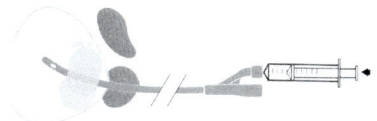

Abb. 7. Überdehnungsruptur des Ballons mit isotonischer Kochsalzlösung.

Chemisch induzierte Ruptur (potentiell gefährlich!)
Hierbei werden 10 ml Paraffinöl in den Blockkanal injiziert. Diese Maßnahme ist ggf. nach 5 bis 10 Minuten mit 5 bis 10 ml Paraffinöl zu wiederholen. Zum Schutz des Urothels im Falle der Ruptur wird die Blase zuvor mit 100 bis 200 ml Kochsalzlösung aufgefüllt. Nach Entfernung des Katheters ist die Blase zystoskopisch auf Ballon- und Ölreste zu inspizieren.

Achtung!
Durch den niedrigen Siedepunkt von Äther (34,5 °C) ergibt sich nach der Instillation von 2 bis 5 ml Äther in Sekundenschnelle eine Volumenzunahme von 0,4 bis zu 1 Liter. Es besteht somit die Gefahr einer Blasenruptur, insbesondere bei Kindern. Die Verwendung von Äther zur gezielten, chemisch induzierten Ruptur des Ballons eines nicht entblockbaren Verweilkatheters ist daher heute obsolet (Abb. 8)!

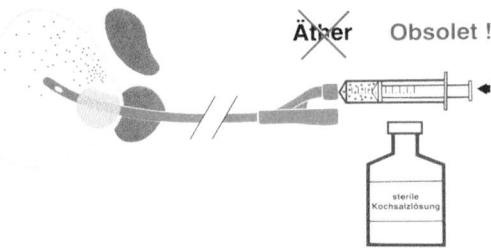

Abb. 8. Chemisch induzierte Ballonruptur mit Paraffinöl.

Weiterführende Tipps

→ Drainage; → Erektion, Fremdkörper; → Fremdkörper in Blase/Urethra; → Katheter, Ballonblock; → Katheter, Entfernung, atraumatisch; → Katheter, verknotet; → Pigtail, Entfernung; → Pigtail, Entfernung, Frau; → Steinextraktion, PCNL

Literatur

Carr LK (1995) An alternative to manage a nondeflating foley catheter in women. Journal of Urology 153: 716–717

Collins GN (1993) Catheter balloon rupture using transrectal ultrasound. Journal of Urology 149: 91

Davies BW, Thomas DG (1994) Management of non-deflating foley-catheters in women – a new technique. British Journal of Urology 74: 117

Moffat LEF, Teo C, Dawson I (1985) Ultrasound in management of undeflatable foley catheter balloon. Urology 26 (1): 79

Murphy GF, Wood Jr. DP (1993) The use of mineral oil to manage the nondeflating foley catheter. Journal of Urology 149: 89–90

O'Flynn KJ, Thomas DG, Hardy A (1992) Harpoon device for removal of obstructed balloon catheters. British Journal of Urology 69: 217

Roth S, Hertle, L (1993) Maßnahmen bei nicht entblockbarem Dauerkatheter. Deutsches Ärzteblatt 90: 1119–1121

Saxena A, Khanna S, Vohra BK (1992) Endoscopic management of the undeflatable foley catheter balloon. British Journal of Urology 69: 217–218

Spaedy M, Ugarte R, Gleich P (1991) New solution to undeflatable foley balloon. Urology 37 Suppl. (Urotech): 20–21

Katheter, Fixation

Ziel

Verwendung eines Kondomurinals oder eines Pflasterzügelverbandes zur temporären Fixation einer nicht blockbaren transurethralen Harnblasendrainage

Problem

Wenn bei Kindern oder Männern die temporäre transurethrale (Katheter-)Drainage der Harnblase aus anatomischen Gründen nur mit einem dünnen Einmalkatheter, einer Ernährungssonde oder einem Ureterkatheter gelingt und eine suprapubische Ableitung nicht möglich ist, kommt der sicheren Fixation dieser nicht mit einem Ballonblock versehenen Schläuche besondere Bedeutung zu. Ferner muss für deren geeignete Verbindung mit einem geschlossenen Harndrainagesystem gesorgt werden.

Lösung und Alternativen

Beiden Anforderungen werden handelsübliche Kondomurinale gerecht. Sie ermöglichen sowohl die temporäre Befestigung von nicht mit einem Ballonblock versehenen Kathetern am Penis, als auch den Anschluss eines geschlossenen Harndrainagesystems. Dabei wird nach Einlage des Katheters in die Blase zunächst das äußere Katheterende durch den Auslass des Kondomurinals geführt und an diesem durch eine Ligatur gesichert. Auf eine schmerzhafte Annaht am Präputium oder an der Glans penis kann hierdurch verzichtet werden. Über diese Vorrichtung wird sodann ein zweites Urinal gleicher Größe gestülpt, an welches das Harndrainagesystem angeschlossen werden kann (Abb. 1).

Alternativ ist die Fixation des Katheters an der Penisschafthaut mit Hilfe eines Pflasterzügelverbandes sowohl bei zirkumzidierten als auch bei nicht beschnittenen Patienten möglich. Die Glans penis bzw. das Präputium werden hierzu in ein dünnes Mullläppchen eingeschlagen. Anschließend wird dieses Läppchen zusammen mit dem Katheter dorsal und ventral am Penisschaft durch jeweils einen langen Streifen braunen Pflasters passender Breite fixiert (Abb. 2).

K

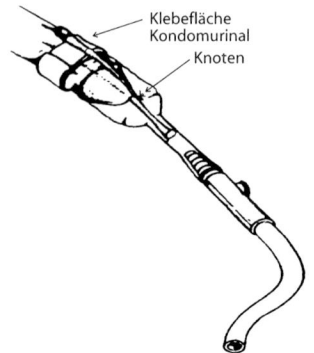

Klebefläche
Kondomurinal
Knoten

Abb. 1. Katheterfixation mit Kondomurinal.
Der Katheter wird durch eine Ligatur an
der Spitze des ersten Urinals fixiert. An das
darüber gestülpte zweite Urinal kann ein
geschlossenes Harndrainagesystem angeschlossen werden.

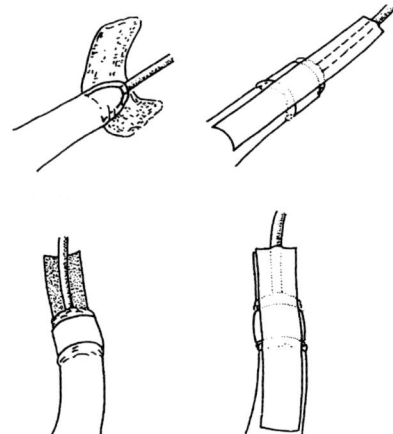

Abb. 2. Katheterfixation durch
Pflasterzügel. Nach Einschlagen der
Glans penis in ein schützendes Mullläppchen wird dieses zusammen
mit dem Katheter durch zwei längs
angebrachte Streifen braunen Pflasters dorsal und ventral am Penisschaft fixiert.

Weiterführende Tipps

→ Drainage; → Endoskopie, Halterung; → Inkontinenz, Urinal; → Katheter, geschlossene Drainage; → Katheter, Leckage; → Katheter, Manipulation; → Katheter, Zug

Literatur

Strub MD, Sharifi R, Fowler Jr. JE (1989) Use of the external condom catheter to
secure a temporary balloonless urethral catheter. Journal of Urology 141: 579

Katheter, geschlossene Drainage

Ziel

Anschluss eines geschlossenen Harndrainagesystems an kleinkalibrige Magensonden

Problem

In der Kinderurologie werden kleinkalibrige Magensonden zwischen 5 und 8 Charriere nicht selten zur ausgeleiteten Harnleiterschienung oder bei Hypospadieoperationen verwendet. Problematisch ist hierbei oftmals der Anschluss eines geschlossenen Harndrainagesystems, da passende Adapter in der Regel nicht zur Verfügung stehen.

Lösung und Alternativen

Der Stempel einer 3 ml-Einmalspritze wird entfernt und die Luer-Spitze auf die Magensonde aufgesteckt. Der Stöpsel der Magensonde wird abgeschnitten, ebenso der Plastikkonnektor am Ende des Schlauchs des Harndrainagesystems (z. B. Monoflo®; Kendall, Neustadt/Donau). Das Schlauchende lässt sich nun passgenau in den Spritzenkörper einführen und wird dort durch drehende Bewegungen fixiert (Abb. 1). Gege-

K

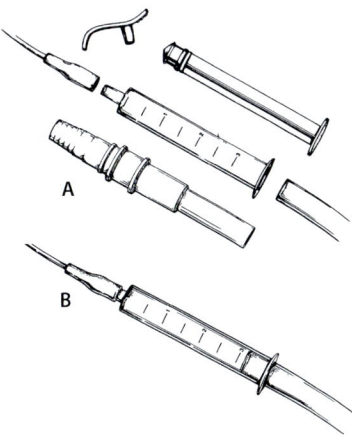
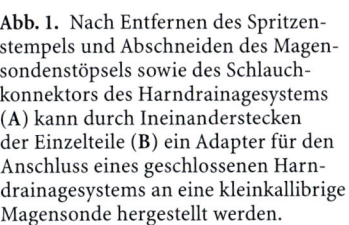

Abb. 1. Nach Entfernen des Spritzenstempels und Abschneiden des Magensondenstöpsels sowie des Schlauchkonnektors des Harndrainagesystems (**A**) kann durch Ineinanderstecken der Einzelteile (**B**) ein Adapter für den Anschluss eines geschlossenen Harndrainagesystems an eine kleinkallibrige Magensonde hergestellt werden.

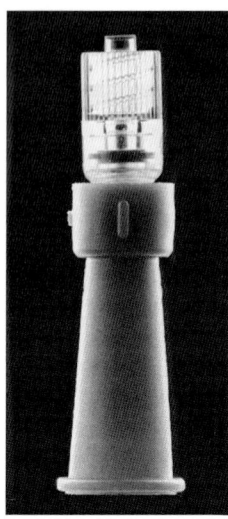

Abb. 2. Kommerzieller Luer-Adapter zum Anschluss eines geschlossenen Harndrainagesystems an kleinkalibrige Drainageschläuche.

benenfalls können die Verbindungsstellen des so geschaffenen „Spritzen-Konnektors" noch durch Streifen von braunem Pflaster gesichert werden.

Sofern die Magensonde über einen Luer-Anschluss verfügt, kann – ähnlich wie bei den suprapubischen Blasenverweilkathetern für Kinder (Cystofix®minipäd, Fa. B. Braun, Melsungen) – auch ein kommerzieller Adapter verwendet werden (Abb. 2) (Fa. Optimed, Ettlingen).

Weiterführende Tipps

→ Harnbypass, extrakorporal; → Katheter, Fixation; → Katheter, Kinderurologie; → Katheter, Leckage; → Penisteilamputation; → Pyelographie, retrograd

Literatur

Chehval MJ (1991) Closed drainage system for infant feeding tubes used as ureteral stents. Urology 37: 268

Katheter, Kinderurologie

Ziel

Einfache Verstärkung von dünnen perkutanen Verweilkathetern

Problem

Die insbesonders in der Kinderurologie zur perkutanen Drainage des oberen Hohlsystems oder der Harnblase verwendeten Katheter sind durch ihr kleines Kaliber (≤8 Charr.) und überwiegend weiche Materialeigenschaften gekennzeichnet. Sie neigen daher zur Torsion und Abknickung oder gar zum Bruch durch Materialermüdung und Leckage, wodurch eine effektive Harndrainage kompromittiert und Infektionen Vorschub geleistet werden kann.

Lösung und Alternativen

Die extrakorporale Katheterstrecke kann durch die Schienung mit einem durchsichtigen PVC-Schlauch verstärkt und so effektiv vor Torsion und Abknickung geschützt werden. Hierzu kann eine Magensonde verwendet werden, deren Innendurchmesser etwas größer als das Kaliber des Katheters sein sollte. Die Sonde wird auf eine der extrakorporalen Katheterstrecke entsprechende Länge gekürzt und mit einem Skalpell längs eröffnet (Abb. 1).

In die so entstandene Rinne kann nun der Katheter eingelegt und an beiden Enden durch braunes Pflaster fixiert werden (Abb. 2).

Der noch verbleibende vulnerable Katheterabschnitt ist jetzt nur noch die Austrittstelle aus der Haut, weshalb der geschiente Katheter hier in einem Abstand von etwa 2 cm mit einem Steg aus braunem Pflaster fixiert werden sollte (Abb. 3).

K

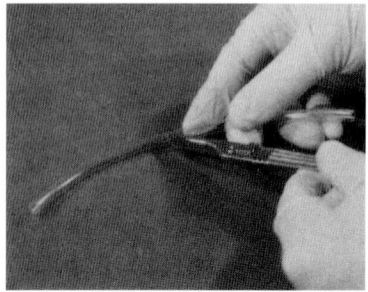

Abb. 1. Längseröffnung einer gekürzten
Magensonde mit dem Skalpell.

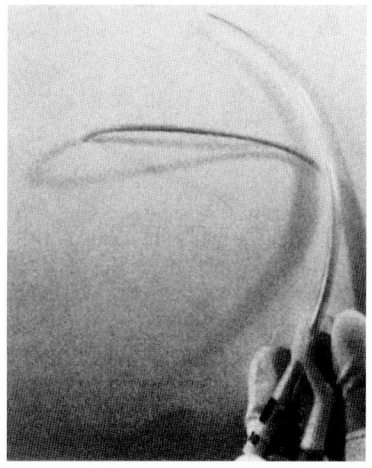

Abb. 2. Einlegen des Katheters in die
so entstandene rinnenförmige Katheter-
schiene.

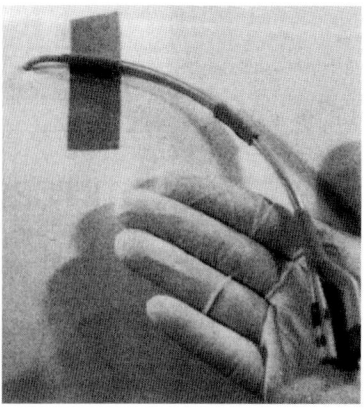

Abb. 3. Nach Pflasterfixation an beiden
Enden wird der geschiente Katheter
etwa 2 cm von seiner Austrittstelle aus
der Haut mit einem Steg aus braunem
Pflaster auf der Haut befestigt.

Weiterführende Tipps

→ Katheter, Fixation; → Katheter, geschlossene Drainage; → Katheter, Leckage; → Katheter, Manipulation; → Katheter, Zug; → Katheter, verknotet

Literatur

Ostendorf N, van Ahlen H, Hertle L (1998) Simple reinforcement for thin nephrostomy catheters. Journal of Urology 159: 485–496

Katheter, Leckage

Ziel

Verwendung eines Kondomurinals bei persistierender Urinleckage neben einem transurethralen Blasenverweilkatheter

Problem

Harnwegsinfektionen oder Blasentenesmen im Zusammenhang mit einem operativen Eingriff am unteren Harntrakt und mechanischer Irritation durch einen transurethralen Blasenverweilkatheter können zu unwillkürlichem Harnabgang neben dem geblockten Katheter führen. In einigen hartnäckigen Fällen lässt sich dieser Missstand selbst durch eine Reduktion des Ballonblockvolumens oder durch eine entsprechende antibiotische oder anticholinerge Medikation nicht beheben. Keinesfalls sollte dann versucht werden, den Patienten durch einen Katheter mit größerem Außendurchmesser „trockenzulegen".

Lösung und Alternativen

Der neben dem Katheter unwillkürlich abgehende Urin kann vollständig und hygienisch einwandfrei durch ein zusätzlich angelegtes Kondomurinal aufgefangen werden (Abb. 1). Hierzu muss der Katheter zunächst entfernt und ein Urinal passender Größe unter aseptischen Bedingungen am Penis angelegt werden. Zur bestmöglichen Drainage

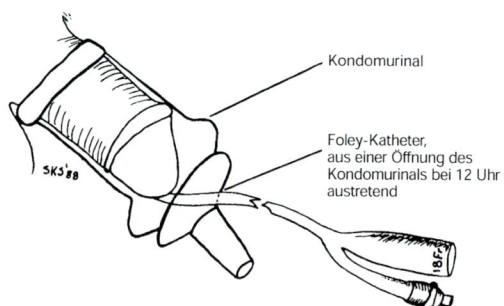

Kondomurinal

Foley-Katheter, aus einer Öffnung des Kondomurinals bei 12 Uhr austretend

Abb. 1. Zusätzliche Verwendung eines Kondomurinals bei persistierendem unwillkürlichem Urinverlust neben dem transurethralen Blasenverweilkatheter.

wird exakt bei 12 Uhr und möglichst weit ventral eine kleine Kerbe in die Kondomhülle geschnitten – gerade groß genug, dass durch diese Öffnung anschließend unter Verwendung von ausreichend sterilem Gleitmittel (z. B. Instillagel®) die Einlage eines neuen transurethralen Ballonkatheters möglich ist. Nun können sowohl an den Katheter als auch an das Urinal geschlossene Harnableitungssysteme (z. B. Monoflo®) angeschlossen werden.

Weiterführende Tipps

→ Blutung, Laparoskopie; → Harnbypass, extrakorporal; → Fistelnachweis, Zystoskopie; → Inkontinenz, Hilfsmittel; → Inkontinenz, Urinal; → Katheter, Fixation; → Katheter, geschlossene Drainage; → Katheter, Zug; → Stichkanalblutung, PCNL; → Urethrographie/-skopie, weiblich

Literatur

Sujka SK (1988) Non-pharmacologic control of urinary leakage around foley catheter. Urology 31 (Suppl.): 30

Katheter, Manipulation

Ziel

Vermeidung unerwünschter Selbstmanipulationen am transurethralen Spülkatheter

Problem

Im Anschluss an eine transurethrale Elektroresektion der Prostata (TUR-P) kann es erwünscht sein, den Spülkatheter zur besseren Kontrolle venöser Blutungen unter leichtem Zug zu halten. Insbesondere ältere Patienten wirken jedoch dieser Intention wegen Unbehagen, Schmerzen, Verwirrtheit oder Agitiertheit gelegentlich durch häufiges Beugen der Beine und Selbstmanipulation am Katheter entgegen.

Lösung und Alternativen

Zur Fixierung des Spülkatheters unter Zug am Oberschenkel und zur gleichzeitigen Ruhigstellung des Beines kann eine schaumstoffgepolsterte abnehmbare Knieschiene (z. B. Foam Lined Knee Immobilizer, 22 inches (56 cm), Fa. Zimmer, Warsaw, Indiana, USA; Katalog Nr. 1743–23) verwendet werden. Durch eine Aussparung im Kniebereich können die Schläuche für den Ab- und Zulauf ausgeleitet werden. Der Katheterkonus ist hier gut zugänglich. Die Schiene wird problemlos toleriert,

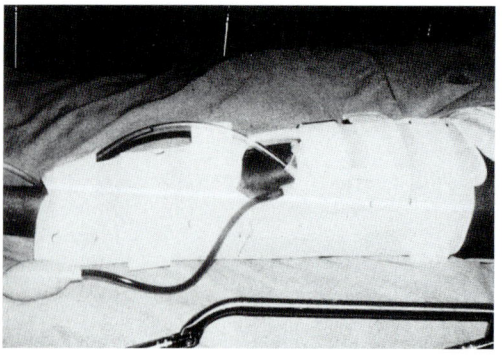

Abb. 1. Abnehmbare gepolsterte Knieschiene zur Fixierung eines Spülkatheters unter konstantem Zug und Ruhigstellung des Beines nach TUR-P.

kann jederzeit leicht wieder entfernt werden und erlaubt Drehungen oder ein Umlagern des Patienten, ohne dass der Zug am Katheter gelockert werden muss.

Weiterführende Tipps

→ Blutung, Blasentamponade; → Blutung, Laparoskopie; → Blutung, Spülkatheter; → Katheter, Entfernung, nicht entblockbar; → Katheter, Fixation; → Katheter, Zug; → Penis-Haltevorrichtung

Literatur

Redman JF, Phillips SS (1988) Method of temporary leg restraint to prevent catheter manipulation following transurethral prostatectomy. Urology 37: 543

Katheter, suprapubisch, Fistelkanal

Ziel

Aufweitung des Punktionskanals eines suprapubischen Blasen-verweilkatheters mit dem OTIS-Urethrotom

Problem

Zur suprapubischen Katheterdrainage der Harnblase werden über-wiegend blockbare Verweilkatheter der Stärken 10 bis 16 Charr. ein-gesetzt. Gelegentlich kann die Einlage von Ballonkathetern mit noch größerem Durchmesser oder von Hämaturiekathetern erwünscht sein. Dies erfordert dann ein häufig mühsames und schmerzhaftes Aufbougieren des bereits bestehenden suprapubischen Punktions-kanals. Der Bougierung mit Nephrostomie-Stufenbougies können durch extreme Vernarbung eines schon länger bestehenden Kanals natürliche Grenzen gesetzt sein.

Lösung und Alternativen

Mit Hilfe eines OTIS-Urethrotoms lassen sich auch große Kalibersprün-ge bei der Aufweitung eines suprapubischen Punktionskanals schnell und sauber bewältigen. Nach oberflächlicher und tiefer Lokalanästhesie mit 10 ml Xylocain® 2%ig wird das Urethrotom über einen zuvor einge-legten Führungsdraht bis in das Blasenlumen vorgeführt. Dort wird es auf den gewünschten Durchmesser eingestellt und der Punktionskanal ggf. in Etappen geschlitzt (Abb. 1). Dies wird für alle vier Quadranten des Kanals wiederholt. Anschließend kann der neue Katheter in der ge-wünschten Stärke (z.B. 22 bis 24 Charr.) über den Führungsdraht in die Blase eingelegt werden. Ein analoges Vorgehen für die Aufweitung von Nephrostomiekanälen unter Verwendung eines modifizierten OTIS-Urethrotoms ist beschrieben.

Weiterführende Tipps

→ Blutung, Laparoskopie; → Blutung, Spülkatheter; → Harnbypass, extrakorporal; → Katheter, Einführhilfe; → Katheter suprapubisch, Schrumpfblase; → Stichkanalblutung, PCNL

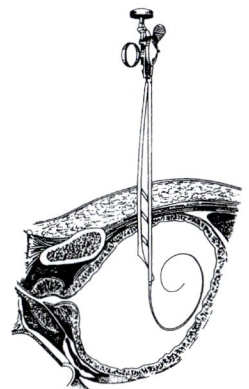

Abb. 1. Verwendung eines OTIS-Urethrotoms mit Führungsdraht zur Aufweitung des suprapubischen Zystostomiekanals.

Literatur

Ireton RC (1990) Percutaneous nephrostomy tract incision, using modified Otis urethrotome. Urol. Clin. North Am 17: 95

Thrasher JB, Kreder KJ (1993) Suprapubic tube tract dilation using the otis urethrotome. Urology 41: 247–248

Katheter, suprapubisch, Schrumpfblase

Ziel

Insertion eines suprapubischen Blasenverweilkatheters bei Schrumpfblase

Problem

Die Insertion eines suprapubischen Blasenverweilkatheters in eine kleinkapazitäre Schrumpfblase kann selbst unter sonographischer Kontrolle schwierig sein, da eine suffiziente Blasenfüllung auch durch Auffüllen über einen transurethralen Katheter häufig nicht zu erreichen ist.

Lösung und Alternativen

Retrograde Durchzugzystostomie

Bei *weiblichen* Patienten kann eine retrograde Durchzugzystostomie unter Verwendung einer kräftigen gebogenen Einfädelhilfe vorgenommen werden. Nach vorsichtigem Einführen in die Blase wird das Instrument deckenwärts gehebelt, bis seine Spitze in der suprapubischen Region unter der Haut zu tasten ist. Dann kann nach einer Stichinzision der Punktionskanal entlang der Einfädelhilfe durch eine tiefe Inzision mit dem Skalpell erweitert werden. Nun werden die Fadenöse an der Spitze der Einfädelhilfe und die Katheteraugen an der Spitze des Ballonkatheters durch eine nicht zu knapp geknotete Ligatur miteinander verbunden, so dass der Katheter bis vor den Meatus urethrae externus durchgezogen werden kann. Die Ligatur wird dort gekappt und der Katheter wird anschließend behutsam in die Blase zurückgezogen und geblockt (Abb. 1).

Die retrograde Durchzugzystostomie kann während der intraoperativen Einlage eines größerlumigen Ballonkatheters auch mit Hilfe eines LOWSLEY-Retraktors durchgeführt werden (Abb. 2).

Um die Technik der retrograden Durchzugzystostomie auch bei männlichen Patienten zur Einlage von Ballonkathetern bis 26 Charr. einsetzen zu können, kann die sogenannte LYELL-Sonde (Lyell MS, 1998, siehe Literatur) bzw. ein analoges Instrument eingesetzt werden.

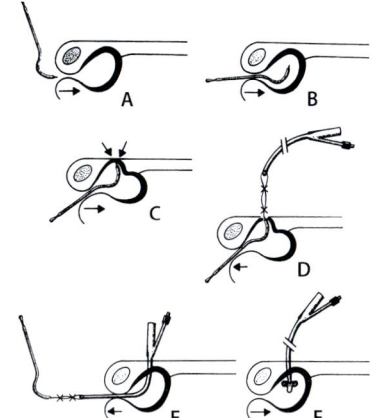

Abb. 1. Retrograde Durchzugzystostomie: bei Frauen wird eine gebogene Einfädelhilfe transurethral in die Harnblase eingeführt (**A+B**) und suprapubisch ausgeleitet (**C**). Durch Verknoten mit einem Ballonkatheter (**D**) kann dieser antegrad durchgezogen (**E**) und abschließend in der Harnblase geblockt werden (**F**).

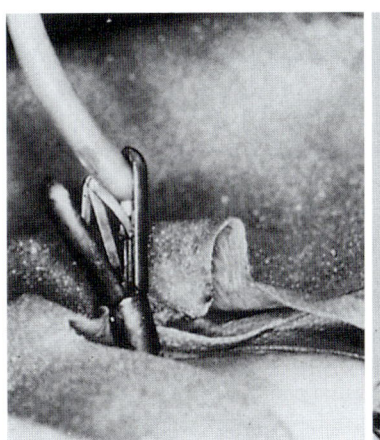

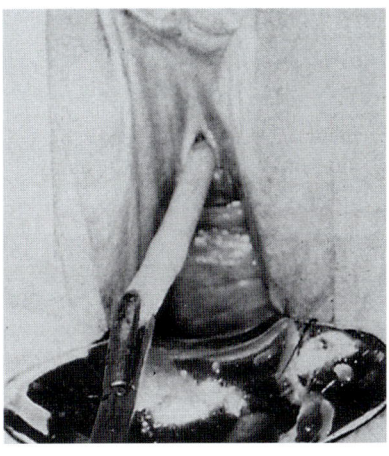

Abb. 2. Retrograde Durchzugzystostomie mit dem LOWSLEY-Retraktor zur intraoperativen Einlage eines größerlumigen Ballonkatheters bei Frauen.

Außerhalb einer urologischen Klinik oder Praxis kann für Patienten in chirurgisch-gastroenterologischen Abteilungen das Instrumentar und die Technik für die perkutane Einlage von Ernährungssonden in den Magen auch für die suprapubische Kathetereinlage benutzt werden. Es

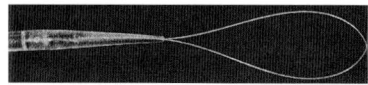

Abb. 3. Flexible, konisch zulaufende Spitze der BOWER-PEG-Ernährungssonde mit kurzer Drahtschlaufe.

wird hierzu eine 20 Charr. BOWER-PEG-Ernährungssonde (Merck, Sharp & Dohme, England) benötigt, die aus Polyurethan besteht und eine flexible Spitze mit einer kurzen Drahtschlinge besitzt (Abb. 3). Nach Inzision der Haut und Punktion mit einer 18 Charr.-Seldinger-Nadel wird unter endoskopischer Kontrolle durch das in die Harnblase eingeführte Gastroskop ein zur Schlaufe gelegter Führungsdraht durch die Nadel ins Blasenlumen vorgeschoben (Abb. 4). Die Schlaufe des Drahtes wird dort mit einer Fasszange gegriffen, durch die Harnröhre nach außen vor den Meatus urethrae externus gezogen und dort mit der Schlinge der Ernährungssonde verbunden. Anschließend wird durch Zug an dem Führungsdraht die Ernährungssonde retrograd durch die Harnröhre, die Harnblase und die Punktionsstelle an der Bauchdecke manövriert, wo jetzt ein 16 Charr.-Ballonkatheter mit Hilfe eines Fadens mit der Schlinge der BOWER-PEG verknotet wird. Durch Zug an der PEG kann der Ballonkatheter nun antegrad in der Harnblase plaziert und geblockt werden. Wichtig ist bei dieser Technik eine ausreichend tiefe Stichinzision mit Spaltung der Bauchdeckenfaszie.

Endoskopisch kontrollierte Zystostomie

Bei *männlichen* Patienten kann eine endoskopisch kontrollierte Zystostomie zum Einsatz kommen. Hierbei wird die Harnblase erst unter endoskopischer -und erforderlichenfalls unter zusätzlicher sonographischer Kontrolle- mit einer Nephrostomienadel punktiert. Nach Einführen eines flexiblen Führungsdrahtes (z. B. LUNDERQUIST-Draht) kann dieser mit einer Fasszange gegriffen und transurethral ausgeleitet werden. Der Punktionskanal wird anschließend mit dem Skalpell und einem Nephrostomie-Bougierset (z. B. Teleskop-Bougies nach ALKEN) bis auf das gewünschte Kaliber aufgeweitet. Analog zur Nephrostomie-Anlage erfolgt dann die Einlage des suprapubischen Ballonkatheters.

Die Endoskopie kann ferner hilfreich sein, die ideale Punktionsstelle ausfindig zu machen. Dazu wird das Zystoskop direkt in die üblicherweise am Blasendom anzutreffende Luftblase dirigiert und die Blase mit der Spitze des Instruments dann fest gegen die Bauchdecke gepresst. Bei abgedunkeltem Raum markiert das rötlich durchschim-

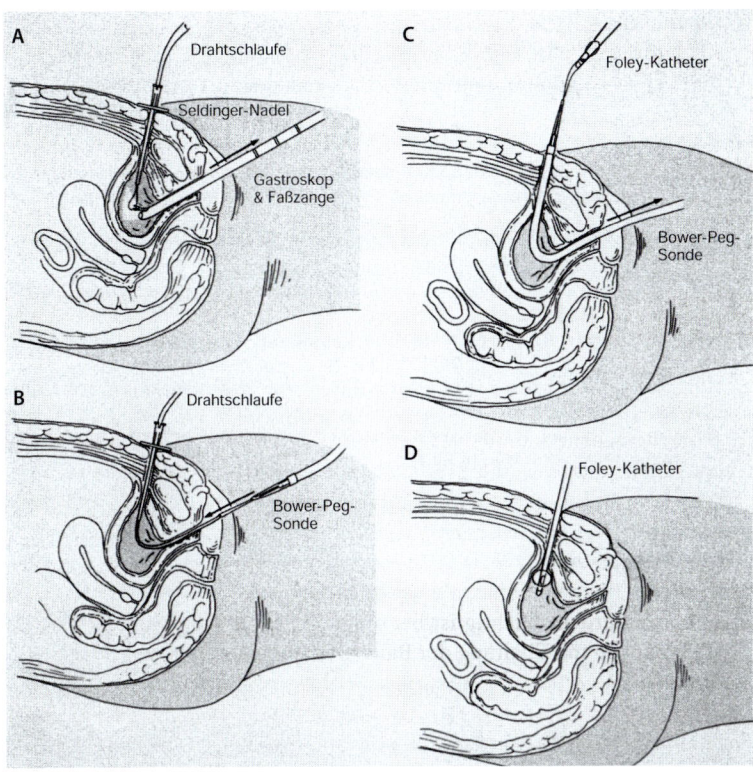

Abb. 4. Durchzugtechnik zur Einlage eines suprapubischen Ballonkatheters in die Harnblase unter Verwendung eines Gastroskops, einer Seldinger-Nadel mit Führungsdraht und einer BOWER-PEG-Ernährungssonde (**A–D**).

mernde Endoskoplicht dann die für die Punktion günstigste Stelle auf der Bauchhaut. (**Cave: Zerkratzen der Optik durch die Punktionsnadel bei Punktionen unter endoskopischer Kontrolle!**).

Die beiden vorstehenden Verfahren sollten in Regional- oder zumindest Lokalanästhesie durchgeführt werden und können auch zur suprapubischen Einlage von großlumigen Hämaturie- bzw. Spülkathetern verwendet werden.

Weiterführende Tipps

→ Blutung, Laparoskopie; → Blutung, Spülkatheter; → Katheter, Einführhilfe; → Katheter, suprapubisch, Fistelkanal

Literatur

Alagiri M, Seidmon EJ (1998) Percutaneous endoscopic cystostomy for bladder localization and exact placement of a suprapubic tube. Journal of Urology 159: 963–964

de Nollin P, Mattelaer J, Baert L (1984) Method for inserting cystostomy catheter in patients with contracted bladder. Urology 23: 301–302

Lyell MS (1998) The Lyell sound: a new instrument for suprapubic cystoctomy. Urology 51: 103

Parks RW, Brown RJ (1996) A novel technique for suprapubic catheterization. British Journal of Urology 78: 128–130

Truss F (1968) Die optisch kontrollierte transcutane Blasenfistelung. Der Urologe 7: 163–166

Zeidman EJ, Chiang H, Alarcon A, Raz S (1989) Suprapubic cystostomy using Lowsley retractor. Urology 33: 11

Katheter, verknotet

Ziel

Entfernung eines verknoteten transurethralen Dauerkatheters

Problem

Weit in die Harnblase vorgeführte Katheter mit geringem Außendurchmesser, die beispielsweise im Rahmen des Einmalkatheterismus bei Kindern oder für urodynamische Messungen verwendet
werden, können in seltenen Fällen innerhalb der Harnblase einen
Knoten schlingen. Zug am Katheter führt zu einem Zuziehen des
Knotens, welcher dann der problemlosen Entfernung widersteht. Die
Entfernung des Katheters mit minimal-invasiven Methoden ist anzu-
streben, um eine Sectio alta zu vermeiden.

Lösung und Alternativen

Insbesondere bei weiblichen Patienten kann es in Abhängigkeit von der
gewählten Katheterstärke oftmals gelingen, den Knoten nach Applikation eines anästhesierenden Gleitgels mit sanfter Gewalt und relativ
atraumatisch durch die Harnröhre zu extrahieren.

Bei männlichen Patienten muss dagegen vorzugsweise unter Regional-
oder Allgemeinanästhesie versucht werden, mit Hilfe eines neben dem
Katheter eingeführten 13 Charr. Zystoskops das nach außen führende
Ende des Katheters dicht am Knoten mit einer Zystoskopschere abzu-
trennen. Beim Einführen des Zystoskops wie auch beim Schneiden sollte durch leichte Traktion am Katheter ein Gegenzug ausgeübt werden. Je
näher am Knoten der Schnitt erfolgt, umso größer ist die Wahrscheinlichkeit, dass der Knoten daraufhin spontan aufspringt. Andernfalls
muss er mit einer Fasszange entflochten und dann extrahiert werden.
Indem der Knoten in den Blasenhals gezogen wird, kann ein hilfreiches
Widerlager für das Entflechten geschaffen werden.

Für urodynamische Druck-Fluss-Messungen werden gelegentlich epi-
durale oder ähnlich dünne, einlumige Katheter verwendet, die sich
ebenfalls leicht in der Harnblase verschlingen können. Durch Zug an einem solchen Katheter entsteht dann oftmals ein Knoten, der klein genug ist, um problemlos durch die Harnröhre extrahiert werden zu kön-

K

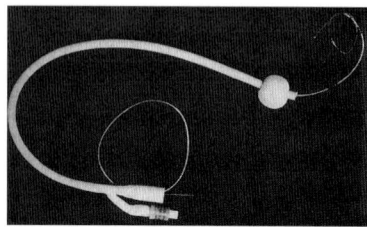

Abb. 1. Ein 16 Charr. Ballonkatheter mit abgeschnittener und geglätteter Spitze wird auf den verknoteten epiduralen Katheter gefädelt.

nen. Andernfalls wird die Verwendung eines transurethralen Ballonkatheters mit einem entsprechend weiten Innenlumen empfohlen. Dieser erleichtert sowohl das Anziehen des Knotens als auch dessen Extraktion. Hierzu wird die Spitze des Ballonkatheters abgeschnitten und geglättet, so dass er über die so entstandene zentrale Öffnung auf den dünneren Katheter aufgefädelt und unter Verwendung von reichlich sterilem Gleitmittel in die Harnblase vorgeführt werden kann. Dort kann der Knoten gegen die Spitze des Ballonkatheters als Widerlager fest zugezogen werden (Abb. 1). Beide Katheter werden dann gemeinsam extrahiert. Dazu kann der Ballonkatheter auch mit wenigen Millilitern geblockt werden, um eine sanfte Harnröhrenbougierung während des Extraktionsvorgangs zu bewirken (Abb. 2).

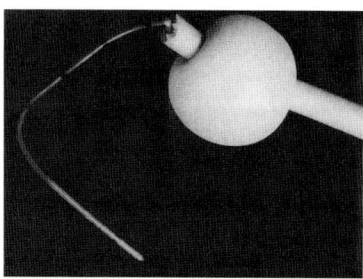

Abb. 2. Der Knoten des epiduralen Katheters wird gegen die Spitze des leicht geblockten Ballonkatheters als Widerlager fest zugezogen und mit diesem zusammen extrahiert.

Weiterführende Tipps

→ Drainage; → Erektion, Fremdkörper; → Fremdkörper in Blase/Urethra; → Katheter, Entfernung, atraumatisch; → Katheter, Entfernung, nicht entblockbar; → Katheterismus, intermittierend; → Steinextraktion, PCNL

Literatur

Ball RA, Horton Jr CE, Mandell JA (1993) Transurethral removal of knotted bladder drainage catheter in a male following bladder neck reconstruction. Urology 41: 234–236

Wright MPJ, Swami K (1996) The gordian knot of urodynamics: a simple solution. British Journal of Urology 78: 304

Katheter, Zug

Ziel

Aufrechterhaltung einer konstanten Zugspannung am Spülkatheter nach transurethraler Prostataadenomresektion

Problem

Trotz kontinuierlicher Verbesserungen der Instrumente und der Operationstechnik stellt die Nachblutung weiterhin die häufigste und bedeutendste Komplikation der transurethralen Elektroresektion der Prostata (TUR-P) dar. Intra- und postoperative Bluttransfusionen sind dabei nach Literaturangaben in 2,5 bis 20 % der Fälle erforderlich.

Lösung und Alternativen

Zahlreiche Medikamente und Techniken zur Verringerung der postoperativen Nachblutungen wurden in der Vergangenheit ohne nachhaltigen Erfolg erprobt. Hierzu zählen die Bevorzugung der Regionalanästhesie gegenüber der Vollnarkose, die kontrollierte Hypotension während der Operation, die TUR-P in lokaler Hypothermie durch Verwendung gekühlter Spülflüssigkeit, die Plazierung von hämostyptischen Einlagen in der prostatischen Harnröhre oder im Blasenhalsbereich, die Injektion von Fibrinkleber oder Vasokonstriktoren (Ornithin-8-Vasopressin) in die Prostataloge sowie die perioperative i. v. Gabe von konjugiertem Östrogen (Premarin), 5-Fluorouracil und Epsilon-Aminocapronsäure.

Am wirksamsten hat sich noch die mechanische Kompression durch den Ballonblock des Spülkatheters erwiesen, wenn dieser mit einem ausreichend hohen Ballonvolumen (Milliliter entsprechend der Grammzahl des Resektats) geblockt und dann unter Zug im Blasenhals oder der Prostataloge gehalten wird.

Hierzu kann der Katheter mit braunem Pflaster am Oberschenkel oder an der Bauchdecke fixiert werden, was nicht selten zu Spannungsblasen an der Haut führt und oft eine zusätzliche Rasur erfordert, um dem Pflaster ausreichend Halt zu geben. Alternativ kann der Katheter durch eine ausgezogene und fest geknotete Mullkompresse gegen die Glans penis fixiert werden. Neben einem unbemerkten Nachlassen der Zug-

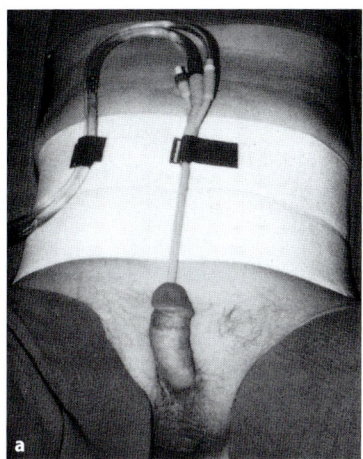
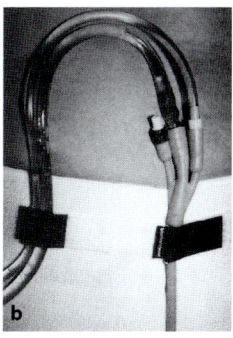

Abb. 1. **a** Der Penis mit dem transurethralen Spülkatheter ist kopfwärts geklappt und der Katheter wird unter Zug durch eine Bauchbinden artige Katheterhalterung fixiert. **b** Die Detailansicht zeigt, wie die Schläuche ohne Knickbildung durch zwei Klettschlaufen an der Bauchbinde befestigt sind und von dort wieder fußwärts geführt werden.

spannung können bei dieser Methode Schmerzen durch die Stauchung des Penis, eine Behinderung des Spülstromes und Druckulzerationen der Glans penis resultieren. Als weiteres Verfahren kann ein Gewicht (z. B. eine 100–500 ml Infusionsflasche aus Kunststoff) mit einem Faden an dem Katheter befestigt und über das Fußende des Bettes gehängt werden.

Durch einen an einer gut sitzenden Bauchbinde verankerten Katheterhalter (Dale Corp., Plainville MA, USA) lässt sich ein konstanter Zug am Spülkatheter unabhängig von der Körperlage und Bewegung und ohne die Nachteile der vorstehenden Methoden aufrecht halten (Abb. 1). Auf jeden Fall darf der Zug jedoch nicht zu stark sein und/oder stundenlang bestehen, da es sonst zu ischämischen Drucknekrosen im Bereich des Blasenhalses oder der Schließmuskelregion kommen kann. Zu den vorstehenden Zwecken kann auch eine kommerzielle Katheter-Fixationsplatte (Abb. 2) (Fa. Hollister, Unterföring) benutzt werden.

Eine weitere Möglichkeit zur Verringerung von Nachblutungen aus dem Resektionsgebiet ist die leichte Kopftieflage von etwa 10 Grad postoperativ. Da die Nachblutungen mehrheitlich venöser Genese sind, können

K

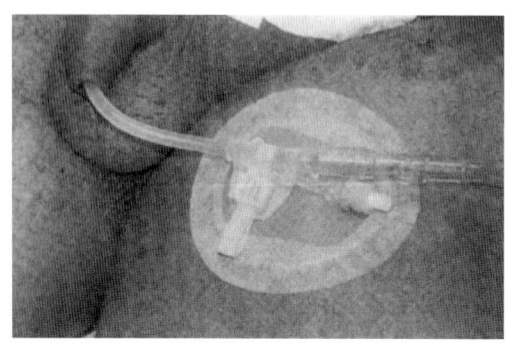

Abb. 2. Kommerzielle selbstklebende Katheter-Fixationsplatte.

sie auf diese Weise hydrostatisch minimiert werden. Die Kopftieflage kann in Abhängigkeit vom Aufklaren der Spülflüssigkeit und von der Patientenakzeptanz für einige Stunden beibehalten werden. Im Falle einer Spinalanästhesie ist diese Methode allerdings nicht indiziert.

Weiterführende Tipps

→ Blutung, Blasentamponade; → Blutung, Laparoskopie; → Blutung, Spülkatheter; → Katheter, Fixation; → Katheter, Manipulation; → Stichkanalblutung, PCNL

Literatur

Oesterling JE (1992) Abdominal catheter holder to maintain controlled urethral catheter tension post transurethral resection of the prostate. Urology 40: 206–210

Todd RMF, Turner CD, Anderson J, Mhoon DA, Brendler CB (2000) A new technique for securing a foley catheter. Urology 56: 149

Katheterisierung, Pouch

Ziel

Trainingserleichterung beim Selbstkatheterismus eines kontinenten Pouches

Problem

Bei der kontinenten Harnableitung mit einem (Nabel-)Pouch aus ilealen oder zökalen Darmsegmenten wird in Abhängigkeit von der Auswahl des zuführenden Segments (Appendix, tubuläres Ileum) ein transstomaler Pouchkatheter für die Dauer von 2–4 Wochen postoperativ eingelegt. Nach dessen Entfernung erfolgt die Anleitung zum intermittierenden Selbstkatheterismus. Sofern nicht von Beginn an eine glatte Passage des Katheters gewährleistet ist, kann der Patient wiederholt auf ärztliche Hilfe angewiesen sein und unter Frustrationen und Ängsten durch die gewählte Harnableitung leiden.

Lösung und Alternativen

Die intraoperative Einlage eines *zweiten* Pouchkatheters mit Ausleitung durch die Bauchdecke kann eine „Notventil"-Funktion übernehmen. Dies verschafft dem Patienten die nötige Sicherheit und Ruhe, mit Geduld das nötige Körpergefühl und eine erfolgreiche Technik für den intermittierenden Selbstkatheterismus zu entwickeln. Vorzugsweise sollte hier ein steifer PVC-Katheter mit Einrollspitze (z. B. 15 Charr. Zystofix®; Braun, Melsungen) verwendet werden, da dieser eine effektive Pouchspülung und Schleimevakuation erlaubt, während der kleinkalibrige transstomale Silikon-Ballonkatheter bei stärkerem Sog in der Regel leichter kollabiert (Abb. 1).

Weiterführende Tipps

→ Drainage, Gastrostomie; → Katheter, Ballonblock; → Katheterismus, Via falsa; → Urin, Gewinnung

Literatur

Sagalowsky AI (1991) Simplified method for outpatient teaching of continent reservoir catheterization. Urology 37: 167

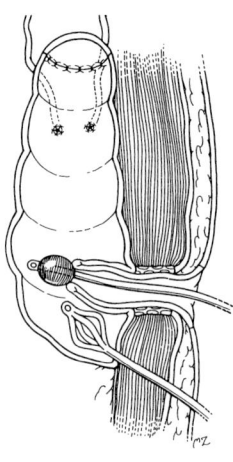

Abb. 1. Außer dem transstomalen Ballonkatheter
befindet sich ein ein zweiter perkutaner Katheter
im Pouch, welcher Spülungen und das Erlernen
des Selbstkatheterismus erleichtert.

Katheterisierung, Präputialödem

Ziel

Transurethrale Katheterisierung trotz ausgeprägtem Präputialödem

Problem

Wenn sich die Vorhaut des unbeschnittenen Penis als Folge einer ausgeprägten ödematösen Schwellung, beispielsweise bei einer Balanoposthitis oder Anasarka, nicht redressieren lässt, so ist eine gezielte und aseptische transurethrale Katheterisierung meist nicht möglich.

Lösung und Alternativen

Vor aufwendigen endoskopischen Manipulationen oder der suprapubischen Einlage eines Katheters kann versucht werden, den verdeckten Meatus urethrae externus mit einem Ano- bzw. Rektoskop einzustellen. Nach erfolgter Desinfektion, Ausspülen des Präputialsacks mit Polyvidon-Iodlösung (z. B. Betaisodona®-Lösung; Mundipharma, Limburg/ Lahn) und sterilem Abdecken wird hierzu das sterile und mit Gleitgel (z. B. Instillagel®; Farco Pharma, Köln) benetzte Anoskop vorsichtig in die Öffnung des geschwollenen Präputiums eingeführt. Der Obturator wird entfernt, sobald das Instrument in die mutmaßliche Richtung auf den Meatus eingestellt ist. Die Abmessungen des Instruments erlauben eine im Vergleich zum Proktoskop oder Vaginalspekulum einfachere und für den Patienten schmerzlosere Handhabung. Auch eine zusätzliche Lichtquelle ist nicht zwingend erforderlich (Abb. 1+2).

Abhängig vom Ausmaß des Präputialödems kann die Einstellung des Meatus bisweilen auch schon mit einem HNO-Spekulum gelingen.

Alternativ und mit vergleichsweise größerem Aufwand kann ein 19 Charr.-Zystoskop zusammen mit einer 0 Grad-Optik und einem halbmondförmigen Zystoskopschaft (Fa. Karl Storz 27068F) eingesetzt werden. Nach präputioskopischem Aufsuchen des Meatus urethrae externus und Vorspiegeln bis in die Harnblase kann der Zystoskopschaft belassen und über diesen ein 16 Charr.-Ballonkatheter eingelegt werden.

K

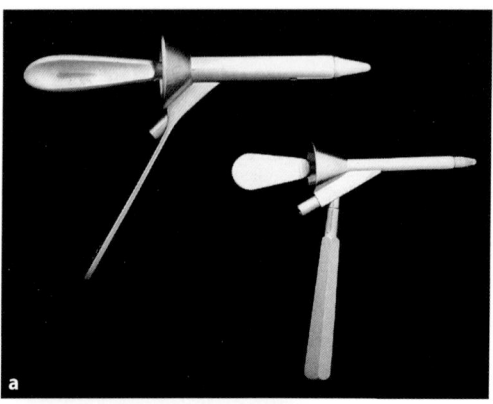

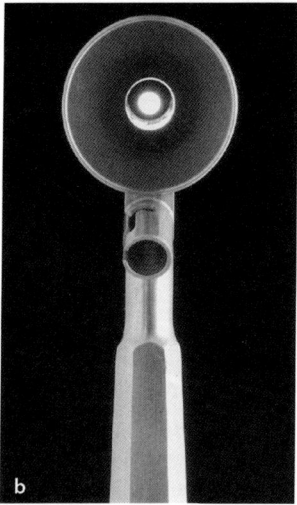

Abb. 1. **a** Ano-/Rektoskope aus Metall
(27+51 Charr.). **b** Ansicht nach Entfernung
des Obturators.

Weiterführende Tipps

→ Katheter, Einführhilfe; → Katheterisierung; → Katheterismus, Via
falsa; → Ödem, Penis; → Paraphimose

Literatur

Goel MC (1994) Catheterization of edematous uncircumcised penis (letter). Urology 44: 296

Nathan BN (1990) Method of catheterising patients with gross swelling of the penis. British Journal of Urology 65: 550

Rubenstein SC (1994) Catheterization of edematous uncircumcised penis. Urology 43: 100

Katheterisierung, Rollstuhlfahrerin

Ziel

Erleichterung des Selbstkatheterismus für Rollstuhlfahrerinnen

Problem

Neurogene Blasenentleerungsstörungen bei Paraplegikern erfordern nicht selten einen intermittierenden Selbstkatheterismus zur restharnfreien Blasenentleerung und/oder zum Schutz des oberen Harntrakts und der Nierenfunktion. Dies kann sich bei an den Rollstuhl gebundenen Frauen problematisch gestalten, da der Meatus urethrae externus nicht ohne weiteres einsehbar und zugänglich ist, und wenn Adipositas und Sensibilitätsstörungen im Genitalbereich die Einlage des Katheters „nach Gefühl" zusätzlich erschweren.

Lösung und Alternativen

Ein selbsthaltender Spiegel, der über ein Kugelgelenk in jede beliebige Stellung auszurichten ist, kann den intermittierenden Selbstkatheterismus für Rollstuhlfahrerinnen wesentlich erleichtern. Der Spiegel kann wahlweise mit einer an den Knien der Patientin oder am Rollstuhl zu befestigenden Halterung verbunden sein. Bei korrekter Ausrichtung kann die Patientin den Meatus einsehen und behält beide Hände frei für den Selbstkatheterismus (Abb. 1).

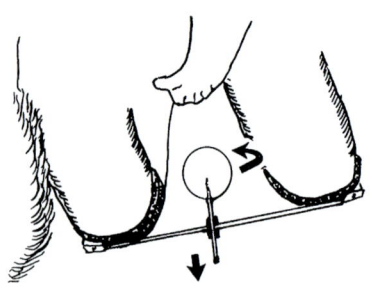

Abb. 1. Spiegel mit einer an beiden Knien festklemmbaren Halterung zur Erleichterung des intermittierenden Selbstkatheterismus für Rollstuhlfahrerinnen.

Ein solcher Spiegel wird von der Firma Cumbria Orthopaedic Ltd., Unit 25, Chaucer Industrial Park, Watery Lane, Kemsing, Sevenoaks TN 15 6 PL in Großbritannien für etwa € 100 hergestellt. Eine entsprechende Vorrichtung kann allerdings auch von jeder guten orthopädischen Werkstatt oder einem geschickten Schlosser als preisgünstigeres Einzelstück angefertigt und individuell angepasst werden.

Weiterführende Tipps
→ Katheter, verknotet; → Katheterisierung, Präputialödem; → Katheterismus, atraumatisch; → Katheterismus, intermittierend

Literatur
Hunt GM, Whitaker RH (1990) A new device for self-catheterisation in wheelchair-bound women. British Journal of Urology 66: 162–163

Katheterisierung, schwierige

Ziel

Erleichterung der Katheterpassage bei schwieriger Katheterisierung der männlichen Harnröhre

Problem

Die Katheterisierung der männlichen Harnröhre kann sich besonders bei Patienten mit Prostatahyperplasie und für den wenig geübten Arzt schwierig gestalten. Wiederholte und erfolglose Katheterisierungsversuche strapazieren den Patienten und können Harnröhrenläsionen hervorrufen, aus denen möglicherweise bleibende Schäden wie eine Via falsa oder Harnröhrenstrikturen resultieren.

Lösung und Alternativen

Durch eine aseptische Katherisierungstechnik mit hydrostatischer Dilatation der (prostatischen) Harnröhre kann die Passage des transurethralen Katheters effektiv und schmerzlos erleichtert werden. Das Verfahren kann eingesetzt werden, wenn keine Kontraindikationen für den transurethralen Katheterismus und nach einem erfolglosen Katheterisierungsversuch keine Zeichen einer iatrogenen Harnröhrenverletzung (z. B. Blutung) bestehen. Nach Instillation des sterilen anästhesierenden Gleitgels (z. B. Instillagel®; Farco Pharma, Köln) wird dieses zusätzlich in der Harnröhre blasenwärts gemolken. Auf den Katheterkonus wird eine mit ca. 60 ml steriler isotonischer Kochsalzlösung gefüllte Blasenspritze aufgesetzt, bevor der Katheter dann sanft bis zur Stelle des vormaligen Widerstandes in der Harnröhre vorgeschoben und von dort um etwa 2 bis 3 cm zurückgezogen wird. Anschließend erfolgt die bolusartige Injektion der Kochsalzlösung zur hydrostatischen Dilatation des zu passierenden Harnröhrenabschnitts, während der Katheter simultan weiter vorgeschoben wird. Der hydrostatische Effekt der brüsk injizierten Flüssigkeit hilft dabei nicht nur, die Prostataseitenlappen auseinanderzudrängen sondern versteift zudem den Katheter und erleichtert so das Vorführen der Katheterspitze bis in die Harnblase.

Im Falle einer höhergradigen Harnröhrenstriktur wird sich die Kochsalzlösung neben dem Katheter aus dem Meatus urethrae externus entleeren. Auch bei Schmerzen oder einem persistierenden urethralen Widerstand sollte das Verfahren zu Gunsten der suprapubischen Katheterdrainage verlassen und eine radiologische und/oder endoskopische Ursachenabklärung angestrebt werden. In Abhängigkeit von dem aufgewendeten Injektionsdruck ist u. U. mit einem Influx in Lymphspalten und paraurethrale Drüsen zu rechnen. Neben der streng aseptischen Katheterisierungstechnik sollte daher insbesondere bei Hinweisen auf eine Harnwegsinfektion eine antibiotische Abschirmung erfolgen. Anfangs wird die Assistenz durch eine zweite Person empfohlen, während mit zunehmender Übung dieses Katheterisierungsverfahren auch allein durchgeführt werden kann.

Weiterführende Tipps

→ Blutung, Urethra; → Bougierung, Harnröhrenstriktur; → Katheter, Einführhilfe; → Katheter, Entfernung, atraumatisch; → Katheterisierung, Präputialödem; → Katheterismus, atraumatisch; → Katheterismus, intermittierend; → Katheterismus, Via falsa; → Urethrographie, retrograd, männlich

Literatur

Harkin DW, Hawe M; Pyper P (1998) A novel technique for difficult male urethral catheterization. British Journal of Urology 82: 752–753

Katheterismus, atraumatisch

Ziel

Atraumatischer Katheterismus der weiblichen Harnröhre

Problem

Beim Katheterismus der Frau können bei der Insertion eines Katheters zu diagnostischen oder therapeutischen Zwecken durch einen schmerzbedingten Spasmus des Beckenbodens technische Schwierigkeiten und eine iatrogene Erythrozyturie resultieren.

Lösung und Alternativen

Man schiebt den Katheter zunächst nur geringfügig (für 1–2 cm) in die Urethra vor und fordert die Patientin dann auf, Urin zu lassen. Bei fließendem Urin lässt sich der Katheter ohne jeden Widerstand in die Harnblase einführen.

Weiterführende Tipps

→ Blutung, Urethra; → Blutung, vaginale; → Katheter, Einführhilfe; → Katheter, Entfernung, atraumatisch; → Katheterisierung; → Katheterismus, intermittierend; → Mikrohämaturie; → Urethrographie, Doppelballon; → Urin, dunkler; → Urin, Gewinnung

Literatur

Mitteilung (1981) Urologe (B) 21: 85

Katheterismus, intermittierend

Ziel

Verringerung von Trauma, Beschwerden und Blutungen beim intermittierenden Einmalkatheterismus

Problem

Zu den häufigen Probleme beim intermittierenden Einmalkatheterismus zählen technische Schwierigkeiten bei der Insertion des Katheters und daraus resultierende Harnröhrentraumata (Via falsa) und Schleimhautläsionen mit konsekutiver Hämaturie. Selten tritt eine Harninkontinenz bei unvollständiger Blasenentleerung auf und anekdotisch kann es zu Katheterverschlingungen oder zu einer Perforation von zur Rekonstruktion des unteren Harntrakt verwendeten Darmsegmenten kommen.

Lösung und Alternativen

Katheter-Limiter
Fast alle vorstehenden Probleme lassen sich durch die Verwendung eines Katheter-Limiters aus Silikonkautschuk (Fa. Cook, Mönchengladbach) minimieren. Nach endoskopischer Ermittlung der Harnröhrenlänge wird der Limiter auf dem Einmalkatheter fixiert (Abb. 1), so dass die Katheterspitze beim Anstoßen des Limiters am Meatus urethrae externus nur für wenige Zentimeter ins Blasenlumen ragt (Abb. 2). Der Limiter sollte nicht mit hydrophilen bzw. Gleitgel beschichteten Einmalkathetern verwendet werden. Bei noch im Wachstum begriffenen Kin-

K

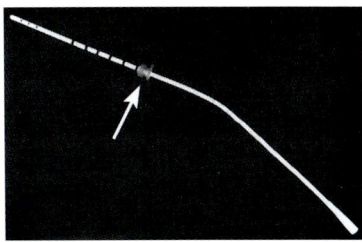

Abb. 1. Firlet-Sugar-Katheter mit Katheter-Limiter (Pfeil). Strichmarkierungen auf dem Katheter erleichtern die exakte Positionierung des Limiters.

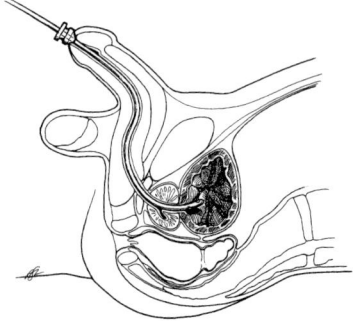

Abb. 2. Schematische Darstellung des bis in die Harnblase vorgeschobenen Katheters. Die Katheterspitze ragt nur soweit in das Blasenlumen, wie es für eine suffiziente Harndrainage erforderlich ist.

dern sollte die Harnröhrenlänge in regelmäßigen Abständen neu bestimmt werden. Der Katheter-Limiter kann analog bei der Bougierung von Harnröhrenstrikturen eingesetzt werden, wodurch eine unnötige Traumatisierung von proximal der Striktur gelegenen Harnröhrenabschnitten vermieden wird.

Ein vergleichbar hilfreicher und zudem preiswerter Effekt kann auch durch eine einfache Strichmarkierung mit einem wasserfesten Filzschreiber auf dem Katheter erzielt werden. Unter normalen Umständen ist es freilich ausreichend und noch günstiger, wenn der Katheterisierende darauf achtet, den Katheter nur soweit einzuführen, bis Urin fließt.

Weiterführende Tipps

→ Blutung, Urethra; → Bougierung, Harnröhrenstriktur; → Bougierung nach Urethrotomie; → Katheter, Einführhilfe; → Katheter, verknotet; → Katheterisierung, Präputialödem; → Katheterismus, atraumatisch; → Katheterismus, Via falsa; → Urin, Gewinnung

Literatur

Poppas DP, Uzzo RG, Retik AB (1995) Use of a catheter limiter during intermittent catheterization. Urology 45: 1049–1051

Katheterismus, Via falsa

Ziel

Erleichterung schwieriger transurethraler Kathetereinlagen mit Hilfe der flexiblen Zystoskopie und eines hydrophilen Führungsdrahtes

Problem

Ein häufiger Grund für eine fachurologische Konsultation besteht bei Patienten mit einer Via falsa der Harnröhre und anderen kongenitalen oder traumatisch, entzündlich und operativ bedingten Veränderungen der Harnröhrenanatomie, wenn dadurch die Einlage eines transurethralen Katheters erschwert oder unmöglich gemacht wird.

Lösung und Alternativen

Flexible Zystoskopie

Zur Vermeidung kostspieliger und für den Patienten belastender „Materialschlachten", bei denen mit einer Vielzahl von Kathetern unterschiedlicher Stärke und Spitzenform versucht wird, bis in die Harnblase vorzudringen, kann die flexible Zystoskopie eingesetzt werden. Wegen des verhältnismäßig geringen instrumentellen Aufwands (Flexibles Zystoskop (Abb. 1), Kaltlichtquelle, Spülflüssigkeit, steriles Lochtuch und Gleitgel, Schleimhautantiseptikum) kann sie bevorzugt im intensivmedizinischen, konsiliarischen und auch im ambulanten Bereich eingesetzt werden. Weitere Vorteile bestehen in dem geringen Außendurchmesser der handelsüblichen flexiblen Zystoskope (7,5 bis

K

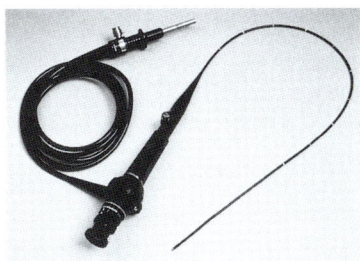

Abb. 1. Flexibles Urethrozystoskop.

15,5 Charr.) und in der Möglichkeit, über einen Arbeitskanal (3,6 bis 7 Charr.) beispielsweise Führungsdrähte in der Harnblase zu plazieren (s. u.). Der Einsatz der flexiblen Zystoskopie wird für die Nachsorge von Patienten mit orthotoper Ersatzblase und nach radikaler Prostatektomie empfohlen. Ferner sollten bei der intraoperativen Kontrolle der korrekten Plazierung eines artifiziellen bulbären Harnröhrensphinkters und bei der Überwachung der Dilatation der Schwellkörper bei der Implantation einer Penisprothese die flexiblen gegenüber den starren Endoskopen bevorzugt werden.

Verwendung eines hydrophilen Führungsdrahtes
Nach endoskopisch kontrolliertem Vorführen eines hydrophilen Führungsdrahtes (z. B. Terumo®, Terumo, Japan; Glidewire®, Microvasive/ Boston Scientific, USA) in die gefüllte Harnblase können auch zentral geschlossene Katheter über diesen Draht als Leitschiene in die Blase eingelegt werden. Hierzu wird mit einer 16-Gauge-Venenverweilkanüle über ein seitliches Katheterauge die Spitze des Katheters antegrad zentral perforiert. Nach Entfernen der Nadel wird das steife Ende des Führungsdrahtes retrograd durch die Venenverweilkanüle geführt (Abb. 2). Nun kann die Kanüle entfernt und das steife Ende des Führungsdrahtes weiter retrograd durch das gesamte Katheterlumen geführt werden, wodurch der Katheter komplett auf den Führungsdraht aufgefädelt wird (Abb. 3). Beim Vorschieben des Katheters kann dieser jetzt über den Führungsdraht als Leitschiene bis in die Harnblase gleiten.
Die Perforation der Katheterspitze kann auch retrograd mit Hilfe von Biopsienadeln durchgeführt werden. Hiebei haben sich insbesondere die an ihrer Spitze gezähnten HUTCHINS-Nadeln (V. Mueller, Chicago, IL, USA) bewährt, da sie die Katheterspitze nicht nur durchstechen,

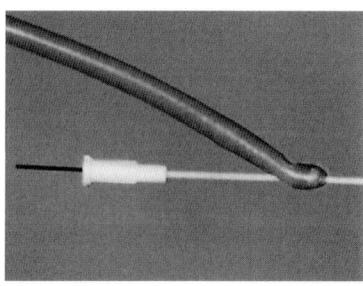

Abb. 2. Über ein seitliches Katheterauge erfolgt die zentrale Perforation der Katheterspitze eines Ballonkatheters mit einer 16-Gauge-Venenverweilkanüle. In diese wird nach Entfernen der Nadel der gleitbeschichtete Führungsdraht retrograd mit seinem steifen Ende zuerst eingelegt.

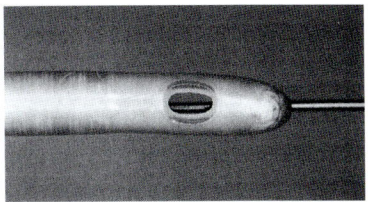

Abb. 3. Nach Entfernung der Kanüle kann der Katheter durch retrogrades Vorschieben des Führungsdrahts im Katheterlumen auf diesen aufgefädelt werden.

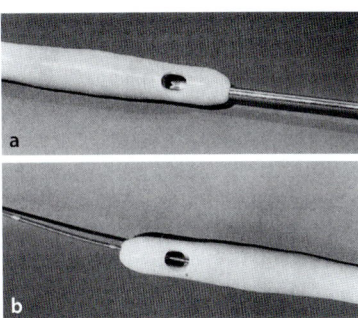

Abb. 4. Erzeugen einer zentralen Perforation an der Spitze eines Ballonkatheters mit Hilfe der HUTCHINS-Biopsienadel (**a**). Im Gegensatz zu der Technik mit der Venenverweilkanüle (siehe Abb. 2+3) entsteht hierbei ein ausgestanztes Loch, wodurch der Katheter mit weniger Reibungswiderstand auf dem Führungsdraht gleiten kann (**b**).

sondern ein Loch stanzen, welches eine für die glatte Passage des Gleitdrahtes ausreichende Weite gewährleistet (Abb. 4).

Weiterführende Tipps

→ Bougierung, Harnröhrenstriktur; → Führungsdraht, Einfädeln; → Katheter, Einführhilfe; → Katheterisierung, Präputialödem

Literatur

Beaghler M, Grasso M, Loisides P (1994) Inability to pass a urethral catheter: the bedside role of the flexible cystoscope. Urology 44: 268–270

Blitz BF (1995) A simple method using hydrophilic guide wires for the difficult urethral catheterization. Urology 46: 99–100

Carmignani G, De Stefani S, Maffezzini M, Simonato A, Capone M (1991) Special applications in use of flexible cystoscope. Urology 38: 192–193

Hauschild H, Hubmann R (1993) Endourologische Anwendung von Angiographieführungsdrähten (Terumo®). Urologe (B) 33: 97–100

Vordermark JS, Deshon Jr GE (1991) Foley and hutchins needle = councill catheter. Urology 38: 254

Lokalanästhesie, schmerzarm

Ziel

Schmerzarme Punktion zur Anlage einer Lokalanästhesie

Problem

Die Punktion bei der Anlage einer Lokalanästhesie kann von Patienten initial als sehr schmerzhaft empfunden werden, wenn nicht eine Technik gewählt wird, die Schmerzen vermeidet.

Lösung und Alternativen

Zur Vermeidung von Schmerzen sollte neben der Verwendung einer möglichst dünnen Nadel (z. B. „Insulinnadel") die Haut bei der Punktion stark gespannt werden. Ferner sollten die ersten Milliliter des Lokalanästhetikums nur sehr langsam injiziert werden.

Quelle

Theissen JL: Punktionen, schmerzarme. In: Loick HM (Hrsg.): Tipps & Tricks für den Anästhesisten: 129 (2000)

Weiterführende Tipps

→ Lokalanästhesie, Vasektomie

Lokalanästhesie, Vasektomie

Ziel

Effektive Lokalanästhesie bei der Vasektomie

Problem

Die Vasektomie zur Sterilisation des Mannes ist ein Eingriff, der üblicherweise ambulant und in Lokalanästhesie erfolgen kann. Viele Patienten bevorzugen jedoch aus Furcht vor Schmerzen und wegen den Unzulänglichkeiten oder schlechten Erfahrungen mit der Lokalanästhesie eine Vollnarkose. Eine gute Lokalanästhesietechnik ist nötig, damit das Verfahren schmerzfrei durchgeführt und eine lokale Hämatombildung oder Verletzungen der Hodengefäße durch multiple Blindinjektionen vermieden werden kann.

Lösung und Alternativen

Sofern man nicht die klassische hohe Blockade des Samenstrangs im Bereich der Peniswurzel bzw. des äußeren Leistenringes anwenden möchte, kann dies durch ein in China entwickeltes Verfahren erreicht werden, bei dem durch die atraumatische Injektion eines Lokalanästhetikums, z. B. Lidocain bzw. Xylocain® 1 bis 2 %, in den Raum zwischen der Fascia spermatica externa und interna eine Blockade der Nerven des Ductus deferens erfolgt (Abb. 1). Hierzu wird zunächst der Ductus deferens mit Daumen und Zeigefinger der linken Hand isoliert und ohne die Hodengefäße mit dem Mittelfinger möglichst nahe an der Raphe scroti in eine oberflächliche Position unter die Skrotalhaut gebracht. Die Haut wird darüber vom Daumen und Zeigefinger der gleichen

L

Abb. 1. Schematischer Querschnitt des Samenstrangs. Das Vas deferens und seine Nerven liegen innerhalb der Fascia spermatica externa aber außerhalb der Fascia spermatica interna, welche die Arteria testicularis und die Venen des Plexus pampiniformis umhüllt.

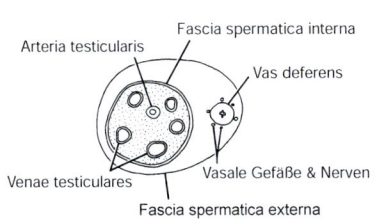

Fascia spermatica interna

Arteria testicularis

Vas deferens

Venae testiculares

Vasale Gefäße & Nerven

Fascia spermatica externa

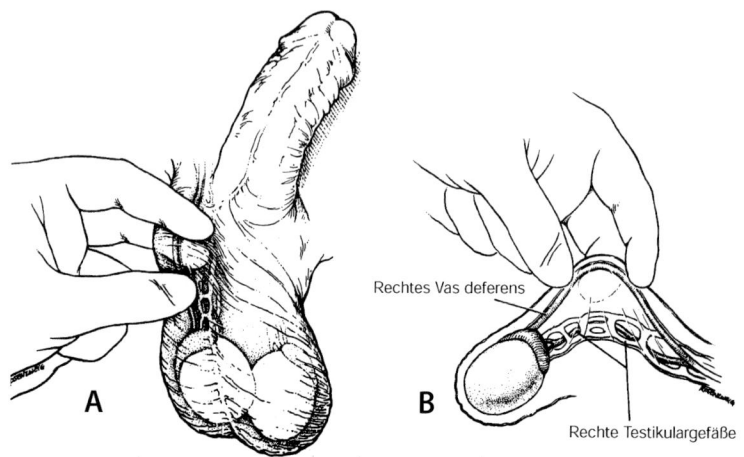

Rechtes Vas deferens

Rechte Testikulargefäße

Abb. 2. Fixation des rechten Ductus deferens mit der „3-Finger-Technik" (**A**), möglichst unmittelbar im Bereich der Raphe scroti: der Samenleiter wird dabei *ohne* die Testikulargefäße mit dem Mittelfinger der linken Hand in eine oberflächliche Position unter die Skrotalhaut gebracht. Durch Daumen und Zeigefinger wird die Haut über dem Mittelfinger mit dem aufgeladenen Ductus gestrafft (**B**).

Hand aufgespannt („3-Finger-Technik") (Abb. 2). Anschließend wird mit einer 25- oder 27-Gauge dicken und 1,5 Inches langen Nadel in der Mitte zwischen Daumen und Zeigefinger eine Hautquaddel gesetzt. Die Nadel wird dann entlang dem Ductus nach proximal in Richtung auf den äußeren Leistenring vorgeführt. Nach der Aspirationsprobe erfolgt die Injektion von 2 bis 5 ml des Lokalanästhetikums (Abb. 3), die bei korrekter Lage der Nadel innerhalb der Fascia spermatica externa ohne Widerstand möglich ist. Der Ductus deferens kann nun schmerzfrei mit einer Backhaus-Klemme unter der Skrotalhaut fixiert werden.

Für die Lokalanästhesie der Gegenseite wird analog vorgegangen (Abb. 4). Sofern es gelang, den rechten Ductus nahe an der Raphe scroti zu fixieren, kann für die Lokalanästhesie der linken Seite dieselbe Hautquaddel verwendet werden.

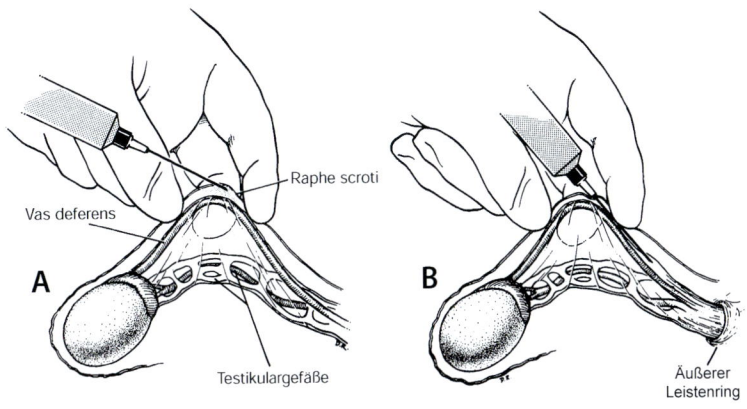

Raphe scroti

Vas deferens

A

B

Testikulargefäße

Äußerer
Leistenring

Abb. 3. Auf halber Strecke zwischen dem Daumen und Zeigefinger wird eine Hautquaddel gesetzt (**A**). Nach Vorschieben der Nadel innerhalb der Fascia spermatica externa und Aspirationsprobe können 2–5 ml Xylocain® 1–2 % langsam und ohne Widerstand injiziert werden (**B**).

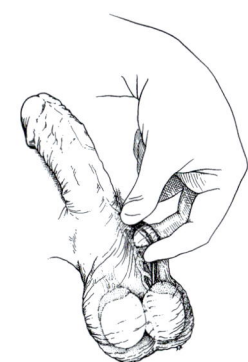

Abb. 4. Für die Lokalanästhesie des linken Ductus
wird mit der „3-Finger-Technik" analog vorgegangen.
Wieder befindet sich die fixierende Hand des Opera-
teurs seitlich *neben* dem Skrotum.

L

Weiterführende Tipps
→ Lokalanästhesie, schmerzarm; → Schmerzen, Reduktion post-OP;
→ TUR-Prostata in Sedoanalgesie; → Urethrotomie in Lokalanästhesie

Literatur

Fuchs EF (1982) Cord block anesthesia for scrotal surgery. Journal of Urology 128: 718–719

Kaye KW, Lange PH, Frailey EE (1982) Spermatic cord block in urologic surgery. Journal of Urology 128: 720–721

Li PS, Li S, Schlegel PN, Goldstein M (1992) External spermatic sheath injection for vasal nerve block. Urology 39: 173–176.

Lymphozele

Ziel

Minimal invasive, dauerhafte Beseitigung postoperativer Lymphozelen

Problem

Während kleinere Lymphozelen nach inguinaler, pelviner oder retroperitonealer Lymphadenektomie meist klinisch inapparent bleiben und lediglich als Zufallsbefund bei bildgebenden Verlaufskontrollen auffallen, bedürfen größere und symptomatische Lymphozelen einer weiteren Behandlung, da sie häufig Schmerzen, Lymphödeme, Fieber, Darmatonie oder renale Abflussstörungen verursachen.

Lösung und Alternativen

Vormals wurden zur Behandlung symptomatischer Lymphozelen vorwiegend *Reizbestrahlungen* bis etwa 20 Gy und *diäthetische Maßnahmen* eingesetzt. Letztere folgen dem Prinzip einer Minderung der Chylusbildung durch die Reduktion langkettiger Fettsäuren in der Nahrung, was durch eine Ernährung mit rein mittelkettigen Fettsäuren in Kombination mit einem Thiazid- oder Spironolacton-Diuretikum erreicht werden kann. Da hiermit Therapieerfolge nach retroperitonealen Lymphadenektomien in bis zu 50 % der Fälle beschrieben sind, werden diese diäthetischen Empfehlungen weiterhin als flankierende Maßnahme empfohlen. Im Vordergrund der Behandlung symptomatischer postoperativer Lymphozelen stehen heute jedoch minimal invasive Therapieverfahren.

Zur *Sklerosierung* wird die Lymphozele in Lokalanästhesie sonographisch oder computertomographisch gesteuert punktiert. Hierzu können handelsübliche Punktionssets zur Nephrostomie oder suprapubischen Kathetereinlage verwendet werden. Das Punktat wird zur chemischen (z. B. Teststreifen, vgl. T&T Punktionsflüssigkeit, S. 271), bakteriologischen und ggf. zytologischen Analyse asserviert. Anschließend erfolgt die Instillation eines der nachstehend aufgeführten Sklerosierungsmittel. Die Instillation erfolgt ein- oder mehrmals täglich, wobei die Lymphozele in der Zwischenzeit über den liegenden Drainage-

L

schlauch dauerabgeleitet bleibt. Diese Drainage sollte erst dann entfernt werden, wenn die tägliche Sekretfördermenge pro Tag unter 20 ml liegt. Mögliche Sklerosantien zur Lymphozelenverödung sind:

- **Jod** in Form einer sterilen 10%igen Betaisodona®-Lösung. Das Instillationsvolumen sollte etwa die Hälfte des Lymphozelenvolumens betragen, höchstens jedoch 100 ml. Die Durchführung erfolgt nach Ausschluss einer Jodallergie zweimal täglich bei einer Einwirkzeit von jeweils 30 bis 60 Minuten.

- **Talkum** in Form einer sterilen Lösung, die aus 5 mg Talkum in 50 ml 0,9%iger Kochsalzlösung mit 5minütiger Sterilisation bei 121° Celsius hergestellt wird. Es werden zunächst 10 ml 2%iges Lidocain für 20 Minuten zur Lokalanästhesie vorgespritzt, gefolgt von 10 ml der sterilen Talkum-Lösung. Nach zweistündiger Einwirkzeit kann das Gemisch ablaufen und die Drainage nach 2 Tagen entfernt werden.

- **Alkohol** in Form 96%igen Alkohollösung. Das Instillationsvolumen sollte rund 30 bis 50 % des abgelassenen Lymphozelenvolumens entsprechen. Die Durchführung erfolgt bis zu dreimal täglich an drei Tagen der Woche bei einer Einwirkzeit von jeweils 30 Minuten. **Cave: vor der Alkoholinstillation muss durch eine Röntgenkontrastdarstellung der Lymphozele eine Fistel ausgeschlossen sein!**

- **Antimikrobielle Chemotherapeutika**, wie beispielsweise Doxycyclin, wovon 100 mg (z. B. Vibravenös® SF Lösung) in 50 ml einer sterilen 0,9%igen Kochsalzlösung gelöst werden. Auch hier sollten jeweils nicht mehr als 30 bis 50 % des abgelassenen Lymphozelenvolumens instilliert werden. Die Durchführung erfolgt bis zu einmal täglich bei einer Einwirkzeit von 15 Minuten. Die Instillation von Gentamicin (z. B. Refobacin®-Lösung) oder auch hochprozentiger Glucoselösung (20 bis 70 %) hat sich vergleichsweise weniger effektiv erwiesen.

- **Chemotherapeutika**, hier speziell das Bleomycin, welches als Ultima Ratio allerdings erst dann eingesetzt werden sollte, wenn alle vorangehenden Sklerosantien wirkungslos geblieben sind und eine operative Revision nicht durchgeführt werden kann/soll. Der Inhalt einer Injektionsflasche Bleomycinsulfat (standardisiert auf eine biologische Aktivität von Bleomycin 15 mg: z. B. Bleomycinum Mack®) wird mit 0,9%iger Kochsalzlösung auf ein Volumen von 10 bis 20 ml verdünnt und für 20 Minuten instilliert. Die Durchführung erfolgt einmal *pro Woche* für maximal 4 Wochen.

Cave: vor der Bleomycinapplikation muss durch eine Röntgenkontrastdarstellung der Lymphozele eine Verbindung zu Blutgefäßen ausgeschlossen sein!

Die *operative Therapie* symptomatischer Lymphozelen beinhaltet die laparoskopische oder offen operative Lymphozelenfensterung nach intraperitoneal, ggf. mit Transposition eines gestielten Omentum majus-Lappens in die Lymphozele. Das operative Vorgehen und die Identifikation der exakten anatomischen Grenzen ist erleichtert, wenn durch den liegenden Drainageschlauch vorab sterile Methylenblau-Lösung in die Lymphozele instilliert wird.

Weiterführende Tipps

→ Biopsie, Punktion; → Blutung, Laparoskopie; → Blutung, Spülkatheter; → Hydrozele testis, Sklerosierung; → Nierenzyste, Sklerosierung; → Katheter, Kinderurologie; → Punktionsflüssigkeit

Literatur

Recker A, Ubrig B, Waldner M, Roth S (2001) Tipps und Tricks zu Behandlung von Lymphozelen. Aktuelle Urologie 32 (1): A16–A17

L

Makrohämaturie, Harnblase

Ziel

Konservative Therapie bei Makrohämaturie der Harnblase

Problem

Tumore der Harnblase, lokal fortgeschrittene Karzinome der Prostata oder des kleinen Beckens mit Blasenbeteiligung, eine Strahlenzystitis oder Zyklophosphamid- (Endoxan®-) induzierte Zystitis können mit einer persistierenden und unter Umständen hämodynamisch relevanten Makrohämaturie der Harnblase einhergehen. Viele konservative (z. B. Silbernitrat- und Formalininstillation, hyperbare Oxygenierung, hydrostatische Harnblasendistension) und operative (z. B. Elektro- oder/oder Laserkoagulation, Zystektomie) Verfahren zur Blutstillung können nicht ohne Narkose durchgeführt werden.

Lösung und Alternativen

Wenn nach der Evakuation einer eventuell vorhandenen Blasentamponade und Einleitung einer Dauerspülung mit isotonischer Kochsalzlösung die Blutung nicht sistiert, stellt die Blasenspülung mit einer sterilen 0,5 bis 1%igen *Alaun-Lösung* eine einfache, kostengünstige und vor allem schmerzlose Behandlungsalternative dar. Durch eine Dauerspülung mit 300 ml/h kann in rund 80 % der Fälle ein Sistieren der Blutung innerhalb von 24 bis 48 Stunden erzielt werden. Alaun hat eine geringe Zellpermeabilität und wirkt adstringierend, auch durch eine Proteinausfällung im Wundgebiet. Eine systemische Resorption bei intravesikaler Gabe erfolgt im Gegensatz zur enteralen Applikation bei der Behandlung gastrointestinaler Blutungen nicht.

Die Dauerspülung der Harnblase mit *Eiswasser* (ca. 4 °C) soll nach Literaturangaben in bis zu 90 % zu einer Hämostase führen. Die Instillation von steriler 0,5- bis 1%iger *Silbernitrat-Lösung* im 10 bis 20 minütigen Wechsel mit isotonischer Kochsalzlösung soll in etwa 70 % der Fälle zu einer Blutstillung führen.

Oral oder intravenös verabreichte *Epsilon-Aminocapronsäure (EACS)* oder *Tranexamsäure* (Anvitoff®, Cyklokapron®, Ugurol®) wird hauptsächlich renal ausgeschieden und kann durch ihre antifibrinolytischen

Eigenschaften die Urokinase-Wirkung im Harntrakt antagonisieren. Nachteilig sind die schlechte Steuerbarkeit und thrombembolische Komplikationen sowie Störungen des Farbsinns bei Langzeitbehandlung. Bei Blutungen aus den oberen Harnwegen ist Tranexamsäure wegen der Gefahr von Ureterobstruktionen kontraindiziert!

Da EACS nicht über die Blasenschleimhaut resorbiert wird, bietet sie sich zur intravesikalen Therapie an. Hierzu werden 200 mg EACS pro Liter isotonische Kochsalzlösung als sterile Dauerspülung in einer der Blutung angepassten Tropfenfolge appliziert. Bei rund 90 % der Patienten ließ sich so ohne systemische Nebenwirkungen innerhalb von 48 Stunden eine Blutungskontrolle erreichen. EACS ist über die Auslandapotheke erhältlich oder kann in Deutschland als Laborchemikalie bezogen werden. Diese genügt den Anforderungen an den Reinheitsgrad für Arzneimittel und kann deshalb vom Apotheker zur Herstellung einer Spüllösung verwendet werden.

Tranexamsäure wird intravenös zunächst als Bolus (500 mg = 1 Ampulle langsam i. v.) und anschließend in einer Dosierung von 250 mg/Stunde als Dauertropf appliziert. Bei der peroralen Gabe werden 3 × 500 bis 3 × 1000 mg/Tag verabreicht. Für die intravesikale Anwendung werden jedem Liter Spülflüssigkeit 1000 mg Tranexamsäure zugesetzt.

Zur Verhütung der Zyklophosphamid-induzierten haemorrhagischen Zystitis sollte üblicherweise *Mesna* (Uromitexan®) als prophylaktisches Uroprotektivum eingesetzt werden. Hierzu werden zum Beginn der Zytostase 20 % Uromitexan® der Zyklophosphamid-Dosis intravenös verabreicht. Gleichzeitig erfolgt die orale Einnahme von Uromitexan® in Form von Trinkampullen entsprechend dem Körpergewicht (25–50 kg = 1 Ampulle = 100 mg Mesna; 50–100 kg = 2 Ampullen = 200 mg Mesna) zu Beginn und alle 4 Stunden während der Chemotherapie. Die letzte orale Gabe sollte 8 bis 12 Stunden nach Beendigung der Therapie erfolgen, um die Protektion auch über die gesamte renale Eliminationszeit der Chemotherapeutika aufrecht zu erhalten.

Das Prinzip der *hydrostatischen Ballondilatation* basiert auf der mechanischen Blutstillung durch eine Kompression der Blasenwand von innen. Hierzu kann ein Kondom-Urethrozystoskop (siehe T&T Fistelnachweis, Zystoskopie, S. 95) oder einfacher ein handelsüblicher Ballonkatheter verwendet werden, über den ein Kondom gestülpt und am Katheterschaft festgeknotet wird (Abb. 1). Diese Ligatur verhindert allerdings, dass der Katheter nach Positionierung in der Harnblase geblockt werden kann, weshalb prinzipiell auch preisgünstigere Ein-

M

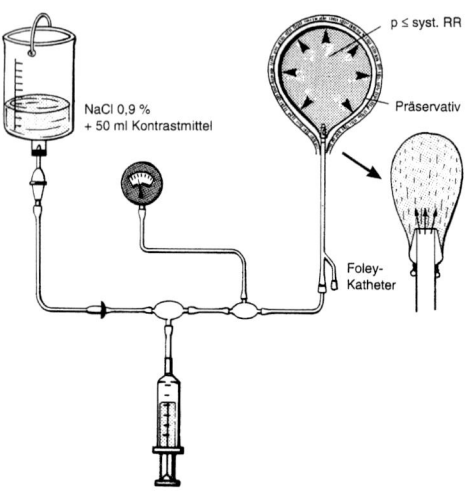

NaCl 0,9 %
+ 50 ml Kontrastmittel

p ≤ syst. RR

Präservativ

Foley-
Katheter

Abb. 1 Hydrostatische Ballondilatation zur mechanischen Blutstillung bei anhaltender Blasenblutung.

malkatheter verwendet werden könnten. Von deren Gebrauch ist jedoch
abzuraten, da die Ligatur mit dem Kondom auf steifen PVC-Einmal-
kathetern bei deren Entfernung leichter abrutschen kann.
Beginnend bei einer Infusionshöhe von ca. 70 cm wird über den Kathe-
terablaufkonus isotonische Kochsalzlösung (evtl. zusätzlich gekühlt)
mit einer Tropfgeschwindigkeit von 30 bis 50 Trpf./min. infundiert.
Beim Sistieren der Tropfenfolge wird die Infusionsflasche in 5 cm-
Schritten angehoben. Eine Höhendifferenz zum Blasenniveau von
100 cm, die etwa einem intravesikalen Druck von 75 mm Hg entspricht,
sollte zur Vermeidung einer Blasenwandischämie oder -ruptur nicht
überschritten werden. Die Harndrainage während der in Intervallen
ausgeübten, mehrstündigen und wiederholbaren Kompressionsphasen
sollte durch einen suprapubischen Katheter sichergestellt werden.
Wegen der Schwierigkeiten bei der korrekten Ballonplazierung und
-entfernung speziell bei männlichen Patienten, wegen der ungleichmä-
ßigen Druckverteilung bei trabekulierten Harnblasen und Divertikeln
und wegen des Risikos potentieller Blasenrupturen verlor diese Methode in den letzten Jahren zunehmend an Popularität.

In Einzelfällen wurde die erfolgreiche Anwendung von *Phenol-Instillationen* beschrieben. Hierzu wurden 30 ml einer 100%igen Phenollösung und 30 ml Glycerin für eine Minute und nach Ablassen des Phenols 60 ml 95%igen Alkohols für 30 Sekunden instilliert. Anschließend muss die Blase gründlich mit physiologischer Kochsalzlösung nachgespült werden.

Formalin-Instillationen sind vergleichsweise weiter verbreitet, können nur in Narkose durchgeführt werden und sind bei vesicoureteralem Reflux kontraindiziert. Es wird mit Aqua destillata verdünnte 1 oder 10%ige Formalinlösung verwendet, von der 50 ml für 4 bis 10 min. in die Harnblase instilliert werden. Eine 10%ige Formalinlösung entspricht einer 3,7%igen Formaldehyd-Lösung. Da Formalin zu einer Zersetzung der Katheterwand führen kann, muss der Katheter abschließend gut gespült oder gewechselt werden. Formalin-Instillationen besitzen ein hohes Potential gefährlicher Nebenwirkungen, Todesfälle sind beschrieben.

Weiterführende Tipps

→ Blutung, Blasentamponade; → Blutung, Laparoskopie; → Blutung, Spülkatheter; → Fistelnachweis, Zystoskopie; → Katheter, Manipulation; → Katheter, Zug; → Stichkanalblutung, PCNL

Literatur

Hassankhan R, van Driel MF, Mensink HJA (1992) Alum irrigation for the control of bladder hemorrhage. Z. Urologie Poster 4/92: 194

Jerkins GR, Noe HN, Hill DE (1986) An unusual complication of silver nitrate treatment of hemorrhagic cystitis: case report. Journal of Urology 136: 456–458

Kennedy C, Snell ME, Witherow RO (1984) Use of alum to control intractable vesical haemorrhage. British Journal of Urology 56: 673–675

Rao MS, Bapna BC, Chugh KS, Dutta TK, Singhal PC, Vaidyanthan S, Bhat VN, Gupta CL (1978) Fatal complication of intravesical formalin during control of intractable hemorrhage from radiation cystitis. Urology 11: 588–590

Roth S, Semjonow A, Rathert P (1993) Anhaltende Blasenblutung - Was tun? In: Klinische Urologie, Springer-Verlag (Heidelberg): 383–388

Shrom SH, Donaldson MH, Duckett JW, Wein AJ (1976) Formalin treatment of intractable hemorrhagic cystitis. Cancer 38: 1785–1789

Singh I, Laungani GB (1992) Intravesical epsilon aminocaproic acid in management of intractable bladder hemorrhage. Urology 40: 227–229

deVries CR, Freiha FS (1990) Hemorrhagic cystitis: a review. Journal of Urology 149: 1–9

Wechsel HW, Kollwitz AA (1989) Die intravesikale Alauninstillation zur symptomatischen Therapie der Hämaturie. Urologe (B) 29: 156–157

Marcumarisierter Patient

Ziel

Schnellstmögliche Operation eines marcumarisierten Patienten

Problem

Muss bei einem marcumarisierten Patient möglichst umgehend ein operativer Eingriff durchgeführt werden, so würde es normalerweise 2 bis 3 Tage dauern, bis nach dem Absetzen von Marcumar® unter Vitamin-K-Substitution der Quickwert in einen Bereich angestiegen ist (>60 %), bei dem gefahrlos operiert werden kann.

Lösung und Alternativen

Nach dem Absetzen von Marcumar® kann innerhalb von einer Stunde der notwendige operative Eingriff durchgeführt werden, nachdem PPSB-Konzentrat F-TIM 4/200/600 Immuno® (enthält Gerinnungsfaktoren II, VII, IX und X)) gegeben wurde. Die hierzu erforderliche Menge an PPSB richtet sich nach der gewünschten Quickwert Erhöhung und dem Körpergewicht des Patienten und kann nach der folgenden Formel berechnet werden:

Erforderliche Menge PPSB (IE) = Zielquickwert (%)
– Ausgangsquickwert (%) × Körpergewicht (kg)

Mit dieser Dosierung ist die plasmatische Gerinnung für 8 bis 12 Stunden stabilisiert. Die ersten 500 bis 1000 IE können als Bolus gegeben werden. Danach sollten nicht mehr als 25 IE / min appliziert werden, um thrombembolischen Komplikationen vorzubeugen. Eine halbe Stunde nach der ersten Gabe und 6 Stunden postoperativ ist eine Gerinnungskontrolle angezeigt. Sollte der Quickwert nicht im gewünschten Bereich liegen, ist erneut PPSB-Konzentrat zu verabreichen, dessen Menge wiederum nach der o. g. Formel berechnet wird.
Bereits im unmittelbaren Anschluss an die Operation muss jedoch mit einer therapeutischen Heparinisierung (sog. Vollheparinisierung) begonnen werden, um einer Thrombose bzw. Embolie vorzubeugen. Die PTT sollte hierbei zwischen 60 und 80 sec. eingestellt werden.

Quelle

Marcumarisierter Patient. In: Schmäl F, Nieschalk M, Nessel E, Stoll W (Hrsg.): Tipps & Tricks für den Hals-, Nasen- und Ohrenarzt: 122–123 (2001)

Literatur

Mahris M, Graeves M, Phillips WS, Kitchen S, Rosendaal FR, Preston EF: Emergency oral anticoagulant reversal: the relative efficacy of infusions of fresh frozen plasma and clotting factor concentrates on correction of the coagulopathy. Thromb. Haemost. 77: 477–480 (1997)

Tindur G, Moldsorf S: The use of prothrombin complex concentrates in the treatment of hemorrhages induced by oral anticoagulation. Thromb. Res. 15;95 (4 Suppl. 1): 57–61 (1999)

Mikrochirurgische Spermiengewinnung

Ziel

Vermeidung einer Probenkontamination mit Blut bei der *M*ikrochirurgischen *E*pididymalen *S*permien-*A*spiration (MESA)

Problem

Bei der Gewinnung von Spermien aus dem Nebenhoden zur *in vitro*-Fertilisierung im Rahmen einer *I*ntra-*C*ytoplasmatischen *S*permien-*I*njektion (ICSI) kann eine Kontamination des Probenvolumens mit Blut die Fertilisierungsrate herabsetzen. Andererseits verbietet sich eine ausgedehnte Koagulation von Gefäßen des Nebenhodens, da hierdurch eine Schädigung der Spermien durch thermische Einflüsse möglich ist.

Lösung und Alternativen

Die Kontamination der aspirierten Spermien mit Blut kann durch eine einfache Operationstechnik minimiert werden. Hierzu wird nach der Freilegung des Nebenhodens und nach Fensterung der Nebenhodenhüllen eine einzelne Tubulusschlinge mikrochirurgisch freipräpariert und angehoben. Unter diese Schlinge wird sodann ein Tränenkanal-Dilatator geschoben, der die Schlinge atraumatisch über das Niveau der blutenden Nebenhodenhüllen anhebt. Erst jetzt erfolgt die Inzision der Tubulusschlinge und die vorsichtige Aspiration der Spermien mittels einer Kunststoffkanüle (Abb. 1).

Weiterführende Tipps

→ Abstrich; → Biopsie Prostata, Gewebezylinder; → Ejakulat; → Urin, Gewinnung; → Vaso-Vasostomie

Literatur

Loughlin KR (1992) Use of the lacrymal duct probe in epididymal aspiration. British Journal of Urology 70: 105

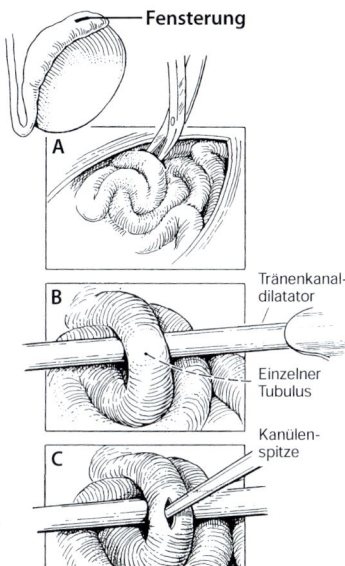

Abb. 1 A–C. Um bei der MESA eine Kontamination der aspirierten Spermien mit Blut zu minimieren, wird die Tubulus-schlinge erst inzidiert, nachdem sie isoliert und durch einen Tränenkanal-Dilatator über das Niveau der blutenden Nebenhodenhüllen angehoben wurde.

Mikrohämaturie

Ziel

Seitenlokalisation einer idiopathischen Mikrohämaturie

Problem

Die essentielle oder sogenannte idiopathische Mikrohämaturie bleibt trotz zahlreicher Verbesserungen der diagnostischen Methoden ein oftmals ungelöstes Problem für Nephrologen und Urologen. Sie ist häufig der Ausgangspunkt für Polypragmasie und eine Vielzahl belastender, aufwendiger Untersuchungen, durch die in erster Linie eine zugrundeliegende Tumorerkrankung ausgeschlossen werden soll. Die Lokalisation des Entstehungsortes der Mikrohämaturie bedeutet den ersten, wenn nicht gar wichtigsten Schritt zur richtigen Diagnose.

Lösung und Alternativen

Im Anschluss an eine konventionelle Urethrozystoskopie zur Beurteilung des unteren Harntrakts wird die Spülflüssigkeit abgelassen und die Harnblase mit gefilterter Luft (z. B. aus einem anästhesiologischen Beatmungsgerät) aufgefüllt, bis beide Ureterostien im Trockenen liegen. Über den Arbeitskanal des Instruments kann dann ein handelsüblicher Teststreifen (z. B. Sangur-Test®; Boehringer, Mannheim) mit einer Biopsie-Zange eingeführt und vor dem Ureterostium plaziert werden. Sobald er von 1–2 Tropfen benetzt ist, kann er entfernt und abgelesen werden, bevor dieses Vorgehen für das kontralaterale Ostium wiederholt wird. Bei Mikrohämaturie kommt es zu einem Farbumschlag des Teststreifens von gelb nach grün. Zum Schutz vor Kontamination und vorzeitiger Befeuchtung kann die Zange mit dem Teststreifen über eine trockene Plastikhülse eingeführt bzw. entfernt werden.

Weiterführende Tipps

→ Abstrich; → Biopsie, Punktion; → Fistelnachweis; → Fistelnachweis, qualitativ; → Infektion, Venera, HPV; → Katheterismus, atraumatisch; → Mikrochirurgische Spermiengewinnung (MESA); → Punktionsflüssigkeit; → Urin, dunkler; → Urin, Gewinnung

Literatur

Jacobellis U, Fabiano A, Tallarigo C (1982) A new technique to localize the origin of idiopathic microscopic hematuria. J. Urol. 127: 475–476

Miktionszysturethrogramm

Ziel

Strahlenschutz bei der Miktionszysturethrographie (MZU) von Säuglingen durch rechtzeitiges Abpassen des Miktionsbeginns

Problem

Das Miktionszysturethrogramm (MZU) ist ein integraler Bestandteil der Funktionsdiagnostik urologischer Erkrankungen im Säuglings- und Kleinkindesalter. Leider kann ein Säugling die Spontanmiktion weder steuern noch rechtzeitig ankündigen, so dass trotz des Einsatzes moderner digitaler Röntgentechnik bisweilen unerwünscht lange Durchleuchtungszeiten und eine hohe Strahlenexposition resultieren.

Lösung und Alternativen

In nahezu allen Fällen tritt bei Säuglingen und manchmal sogar noch bei Kleinkindern spontan vor der Miktion der BABINSKI-Reflex mit Dorsalflexion der Großzehe auf. Kann man am entkleideten Kind diesen Reflex beobachten, steht die Miktion unmittelbar bevor und die Röntgendurchleuchtung kann beginnen. Fast nie kommt es zur Spontanmiktion ohne den vorangehenden Reflex, so dass eine verfrühte und unnötige Durchleuchtung oder Anfertigung von Röntgenbildern dann unterbleiben sollte, um die Strahlenbelastung zu minimieren.

Weiterführende Tipps

→ Ausscheidungsurographie, Harnleiterobstruktion; → Ausscheidungsurographie, Kontrastintensivierung; → Fistelnachweis, qualitativ; → Nierenfunktionsclearance; → Phlebographie; → Urethrographie, Stauchung; → Urethrographie, Doppelkontrast; → Urethrographie, retrograd, männlich; → Urethrographie, retrograd, weiblich; → Zystographie, Ausdehnungsfähigkeit; → Zystographie, Verzicht

Literatur

Persönliche Mitteilung, Prof. Dr. med. H.-J. von Lengerke, ehem. Leiter der Abteilung für Kinderradiologie, Klinik und Poliklinik für Kinderheilkunde des Universitätsklinikums Münster, Albert-Schweitzer-Straße 33, D-48129 Münster.

Nierenfunktionsclearance

Ziel

Vermeiden von Fehlinterpretationen bei der seitengetrennten Nierenfunktionsclearance und -szinthigraphie

Problem

Beim klinischen und/oder sonographischen Verdacht auf eine Transportstörung des oberen Harntrakts wird zur qualitativen bildgebenden Abklärung üblicherweise zuerst eine Ausscheidungsurographie durchgeführt. Die sich ggf. anschließende seitengetrennte Nierenfunktionsclearance und -szinthigraphie mit Lasix®-Belastung dient dann der quantitativen Beurteilung der Nierenfunktion sowie der urodynamischen Relevanz der Harntransportstörung. Auch diese vermeintlich objektive Untersuchung kann jedoch Fehlern in der Durchführung und Beurteilung unterworfen sein, die zum falsch positiven Nachweis einer urodynamisch wirksamen Obstruktion führen.

Lösung und Alternativen

Die gegenwärtigen standardisierten Untersuchungsbedingungen für eine seitengetrennte Nierenfunktionsclearance und -szinthigraphie bei Erwachsenen beinhalten eine ausreichende Hydrierung des Patienten mit 1 bis 1,5 Liter Wasser etwa 1 bis 2 Stunden vor Untersuchungsbeginn. Die Lasix®-Gabe (20 mg i. v.) erfolgt 15 Minuten vor der Applikation der radioaktiven Tracersubstanz. Anschließend wird die Aufnahme und Elimination des Tracers durch die Nieren für 40 Minuten gemessen.

Insbesondere bei *stark ektatischen Nierenbecken* mit hoher Compliance kann es jedoch länger dauern, bis ein die Drainage einleitender Füllungszustand bzw. Druck im Nierenbecken erreicht ist. Aus der Einhaltung des standardisierter Endpunktes der Untersuchung nach 40 Minuten resultiert in diesen Fällen der falsch positive Nachweis einer Obstruktion. Bei Patienten mit großem Nierenbecken-Kelchsystem und noch fehlender Drainage nach 40 Minuten sollte die Messdauer daher auf zumindest eine Stunde verlängert werden. Alternativ kann eine Un-

N

tersuchungstechnik eingesetzt werden, bei der die Lasix®-Gabe nicht vor, sondern 20 Minuten nach der Tracer-Applikation erfolgt. Ferner ist zu beachten, dass auch eine zu volle Harnblase zu einer Tracer-Retention im oberen Harntrakt führen kann. Bei einer echten, d.h. urodynamisch relevanten Obstruktion bleibt diese jedoch auch nach der Miktion bestehen.

Weiterführende Tipps

→ Ausscheidungsurographie, Harnleiterobstruktion; → Ausscheidungsurographie, Kontrastintensivierung; → Fistelnachweis; → Phlebographie; → Punktionsflüssigkeit; → Urin, dunkler

Literatur

Wemyss-Holden GD, Payne SR (1992) Why renography can fail in the diagnosis of upper urinary tract obstruction. British Journal of Urology 69: 549

Nierenteilresektion

Ziel

Kontrolle und Reduktion von Parenchymblutungen bei der Nieren-
teil- und Enukleationsresektion

Problem

Infolge der guten Vaskularisation der Niere können bei Nierenteilresektionen oder organerhaltenden Enukleationsresektionen leicht
massive parenchymatöse Blutungen auftreten. Diese Blutungen sind
oft nur schwer zu stillen, da sie die Übersicht im Operationsfeld und
damit gezielte Durchstechungsligaturen der eröffneten Blutgefäße
beeinträchtigen. Eine prompte Blutstillung ist jedoch vonnöten, damit der Blutverlust kein transfusionspflichtiges Ausmaß annimmt.

Lösung und Alternativen

Zum Reduzieren von Blutungen kann schon vor einer geplanten Ober-
oder Unterpolresektion ein kräftiges elastisches Tourniquet etwa 2 cm
proximal der vorgesehenen Schnittführung um die Niere geschlungen,
angezogen und mit einer Klemme fixiert werden. Die Parenchymgefäße
werden hierdurch komprimiert, bluten bei der anschließenden Resektion weniger stark und können so ohne Hast ligiert bzw. mit Durchstechungsligaturen versorgt werden (Abb. 1a+2a). Mit demselben Ergebnis und sehr kostengünstig kann ein selbsteinrastendes Band aus PVC
verwendet werden, bei dem auf eine störende Klemme im Situs wie zur
Fixation mancher Tourniquets verzichtet werden kann. Dieses Band
(Abb. 1b) wird sonst als sogenannter Kabelbinder zur Bündelung elek-
trischer Drähte und Kabel eingesetzt. Es ist in jedem Baumarkt erhältlich und kann problemlos gassterilisiert werden. Wegen seiner zahlreichen, im Innenradius gelegenen Zacken ist es im Vergleich zu den meisten Tourniquets wenig abrutschgefährdet.

Auch mit Hilfe einer großen gebogenen Klemme (z. B. Aortenklemme
nach DeBakey) kann eine selektive Ischämie in der unmittelbaren
Nachbarschaft eines Tumors erzeugt werden. Da die Klemme wegen der
Dicke des Nierenparenchyms in der Regel nicht einrastet, kann die
Kompression ihrer Branchen durch einen Zügel am Griff stufenlos kon-

N

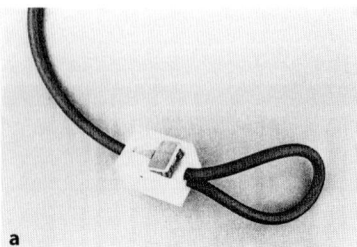

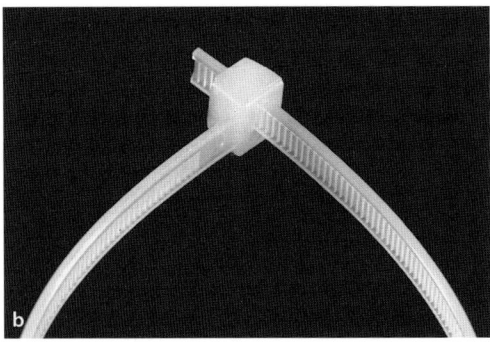

Abb. 1. Selbsthaltendes Tourniquet (**a**) oder Kabelbinder (**b**) zur Verringerung von Parenchymblutungen bei Nierenteilresektionen.

trolliert und mittels einer Kocher-Klemme fixiert werden (Abb. 2b). Zum selektiven „Ausklemmen" des Tumors können auch 1 bis 2 weiche Darmklemmen benutzt werden. Um ein Abrutschen zu verhindern, sollten sie jedoch vorzugsweise bezogen sein. (Abb. 3)

Alternativ kann eine Blutstillung nach erfolgter Resektion durch sogenannte Matratzennähte des Nierenparenchyms erzielt werden. Im Gegensatz zum Tourniquet lässt sich diese Technik auch bei Keilresektionen aus dem mittleren Nierendrittel anwenden. Allerdings können die Fäden dieser Nähte leicht in die Nierenkapsel und das Parenchym einschneiden und so weitere Blutungen erzeugen, sobald sie beim Knüpfen unter Spannung geraten. Dies kann durch ein mehrfach gefaltetes oder gerolltes GoreTex®- oder Vicryl®-Netz (preiswerte Alternative: einfacher Filzstreifen (= „Gefäßfilz") aus der Gefäßchirurgie) verhindert werden, welches als etwa 1 cm breiter Kragen in einem Abstand von 1 bis 2 cm um den Resektionsrand gelegt wird. Die Matratzennähte werden dann mitten durch diesen Kragen gestochen, welcher ihnen beim

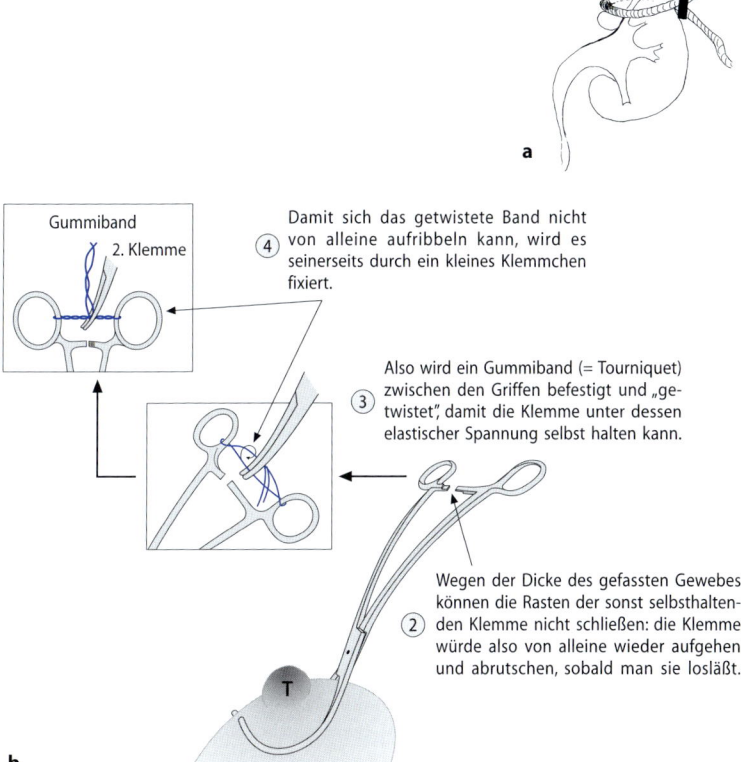

Gummiband
2. Klemme

④ Damit sich das getwistete Band nicht von alleine aufribbeln kann, wird es seinerseits durch ein kleines Klemmchen fixiert.

③ Also wird ein Gummiband (= Tourniquet) zwischen den Griffen befestigt und „getwistet", damit die Klemme unter dessen elastischer Spannung selbst halten kann.

② Wegen der Dicke des gefassten Gewebes können die Rasten der sonst selbsthaltenden Klemme nicht schließen: die Klemme würde also von alleine wieder aufgehen und abrutschen, sobald man sie losläßt.

b

① Branchen der Klemme umschließen den Tumor (T) in einem Abstand von ca. 1–2 cm.

Abb. 2 a+b. a Für eine Oberpolresektion ist ein elastisches Tourniquet in 1 bis 2 cm Abstand von der vorgesehenen Schnittführung um die Niere gelegt, angezogen und fixiert. Die Gefäße werden hierdurch komprimiert und bluten bei der anschließenden Resektion weniger stark. **b** Selektives „Ausklemmen" des Tumors mit Hilfe einer großen gebogenen Klemme (hier: Aortenklemme nach DeBakey).

N

Knüpfen als Widerlager dient und dadurch einem Einschneiden der Nähte entgegenwirkt. (Abb. 3)

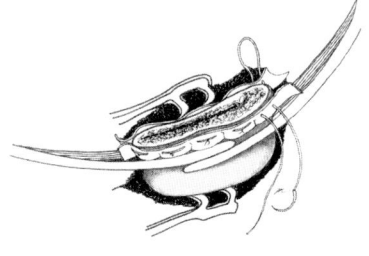

Abb. 3. Gerolltes Vicryl®-Netz als Widerlager für blutstillende Matratzennähte. Durch zwei gekreuzte Klemmen (z.B. bezogene weiche Darmklemmen) werden Blutungen aus dem Resektionsrand kontrolliert.

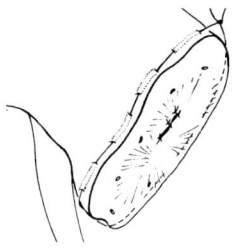

Abb. 4. Anlage einer Tabakbeutel-Naht durch die Nierenkapsel unterhalb der vorgesehenen Schnittführung zur Verringerung von Blutungen bei Nierenteilresektionen.

Eine weitere Möglichkeit zur Verringerung von Blutungen bei Polresektionen besteht in der Anlage einer zirkulären, Tabakbeutel-artigen Naht der Nierenkapsel in einem Abstand von etwa 1 bis 2 cm zur vorgesehenen Schnittführung. Die Naht wird unmittelbar vor der Resektion angezogen und fest geknotet. Diese relativ einfache Technik beinhaltet im Gegensatz zum Tourniquet das Risiko, dass der Faden in die Nierenkapsel einschneidet bzw. aus dieser ausreißt. (Abb. 4)

▶

Abb. 5 a–f. a Schematische Seitenansicht einer Niere mit Unterpoltumor. Die komprimierenden Parenchymnähte sollten in ausreichendem Abstand von der vorgesehenen Resektionslinie plaziert werden. Das Teflon®-Plättchen muss dabei schon vor dem ersten Stich auf die Naht aufgefädelt sein. **b** Vor dem Rückstich wird das zweite Teflon®-Plättchen auf die Naht gefädelt. Der Rückstich erfolgt parallel und in einem Abstand von etwa 3 bis 5 mm vom ersten Stich. **c** Nach dem Rückstich wird der Faden durch das freie Loch des ersten Teflon®-Plättchens geführt und kann dann geknotet werden. **d** Schematische Ansicht des Nierenunterpols nach Resektion des Tumors und Anlage der Nähte. Die freien Fadenenden werden zunächst nicht gekürzt. **e** Aufsicht auf die liegenden Parenchymnähte, welche im Wechsel von der einen und der anderen Seite gestochen sind und sich gleichmäßig auf die gesamte Zirkumferenz des Resektionsgebietes verteilen. **f** Die lang gelassenen freien Fadenenden können abschließend dazu benutzt werden, eine Fettplombe im Resektionskrater zu fixieren.

Komprimierende Parenchymnähte können nach einer anderen Technik auch bereits *vor* der Tumorenukleation bzw. Nierenteilresektion in ausreichendem Abstand von der geplanten Resektionslinie angelegt werden. Hierzu wird die Verwendung von resorbierbaren Leber-Nähten mit abgestumpfter Parenchymnadel und weitem Nadelradius (z. B. No. 1

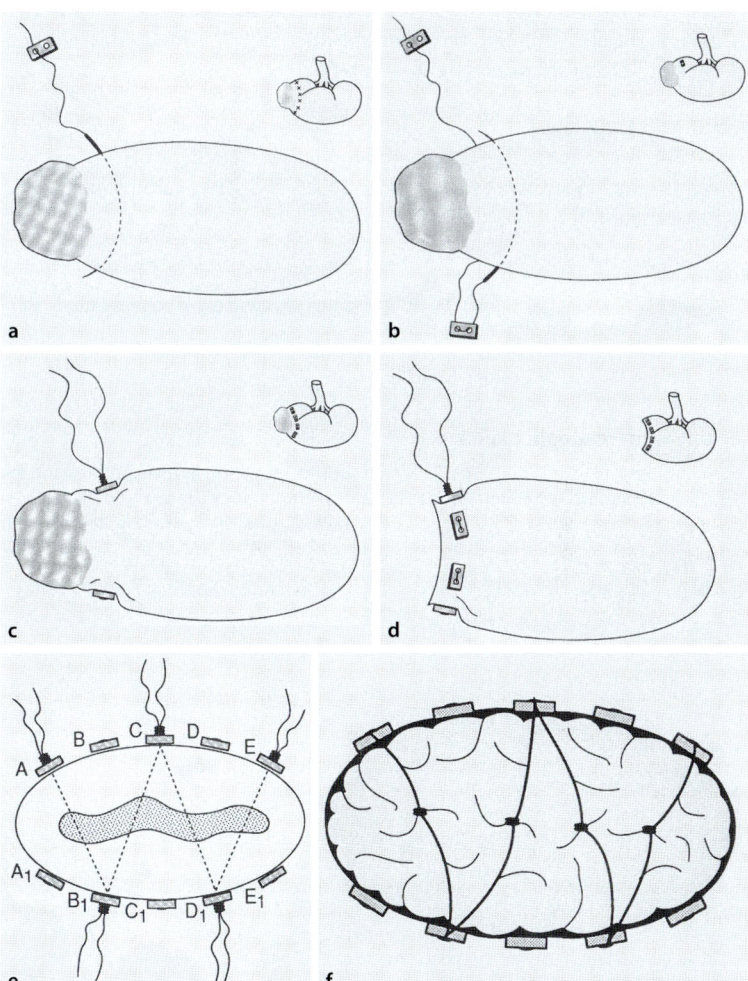

Chromic Suture 9,5 mm Circle Blunt-Point, NE-9, Davis & Geck, Manati, USA) empfohlen. Kleine Teflon®-Plättchen (oder Gefäßfilz, s. o.) aus der Herz-Thorax- und Gefäßchirurgie (9,5 × 4,8 × 1,1 mm, Ethikon, Norderstedt, Deutschland) werden an jeweils zwei Stellen mit einer 18 G-Nadel perforiert und dienen als Unterpolsterung und Widerlager für den Faden bzw. Knoten. (Abb. 5a–f) Ein potentieller Nachteil dieser Methode ist das blinde Stechen der Nähte, welche so unter Umständen mitten durch Ausläufer des Tumors oder durch Anteile des Nierenbecken Kelchsystems verlaufen können.

Weiterführende Tipps

→ Blutung, Urethra; → Endopyelotomie; → Gefäßligatur; → Hämostyptika, intraoperativ; → Resektion, Blase; → Stichkanalblutung, PCNL; → Verband

Literatur

Cariou G, Cossenot O (1996) Technique d'hemostase dans la nephrectomie partielle. Progres en Urologie 6: 605–606

Haddad FS, Flint PA (1991) Coronal haemostatic suture for partial nephrectomy. British Journal of Urology 68: 327

Mejean A, Vogt B, Cazin S, Balian C, Poisson JF, Dufour B (2002) Nephron sparing surgery for renal cell carcinoma using selective renal parenchymal clamping. Journal of Urology 167: 234–235

Mulholland TL, See WA (1998) Pledgeted sutures for parenchymal compression facilitate partial nephrectomy. British Journal of Urology 81: 630–633

Selikowitz SM, Curtis MR (1999) Hemostatic control with flexible compression tape used during partial nephrectomy and organ salvage. Journal of Urology 162: 458–459

Nierenzyste, Sklerosierung

Ziel

Effektive perkutane Nierenzystendrainage und -sklerosierung

Problem

Es gibt zahlreiche Verfahren zur offen operativen Behandlung symptomatischer Nierenzysten. Trotz der sehr guten (Langzeit-) Erfolge sind deren Invasivität und der relativ große operative und anästhesiologische Aufwand nachteilig zu bewerten. Schon frühzeitig wurden daher das minimal invasive Verfahren der Nierenzystenpunktion, teilweise mit zusätzlicher Instillation eines Sklerosans, propagiert. Die reine Punktionsdrainage weist dabei eine mit 30 bis 70 % sehr hohe Rezidivrate auf. Die zusätzliche Injektion von Sklerosantien wie Röntgenkontrastmittel, Glucose- oder Phenollösung, Eigenblut, Varicozid® oder Fibrinkleber kann komplikationträchtig sein und vermag die Erfolgsrate nur geringfügig zu verbessern.

Lösung und Alternativen

Alternativ kann eine einfache, sichere und kostengünstige Nierenzystenpunktionsdrainage nebst Sklerosierung mit 96%iger Alkohollösung durchgeführt werden. Hierbei wird die Nierenzyste in Bauchlage und Lokalanästhesie zunächst sonographisch gesteuert punktiert (Abb. 1) und ein Führungsdraht eingelegt. Danach erfolgt die Einlage eines Dilatationsstiftes, wenn nur eine Sklerosierung geplant ist, oder eines dünnen Nephrostomie-Katheters (Abb. 2), sofern mehrere Sklerosierungsdurchgänge vorgesehen sind. Nachdem die Zystenflüssigkeit abgesaugt und das Volumen gemessen ist, sollte das Punktat zur mikrobiologischen Diagnostik eingesendet und besonders bei komplizierten Zysten ggf. auch zytologisch untersucht werden. Danach erfolgt die Röntgenkontrastmittel-Darstellung der Zyste zum Ausschluss einer Verbindung zum Nierenhohlsystem bzw. eines Extravasates. Anschließend Instillation von 96%iger Alkohollösung für 30 Minuten. Die Instillationsmenge sollte idealerweise 50 % des Zystenvolumens, maximal jedoch 100 ml betragen (Abb. 3). Nach dem Ablassen der Sklerosierungsflüssigkeit wird der Katheter entfernt. Bei geplanter mehrmaliger Sklerosierung

N

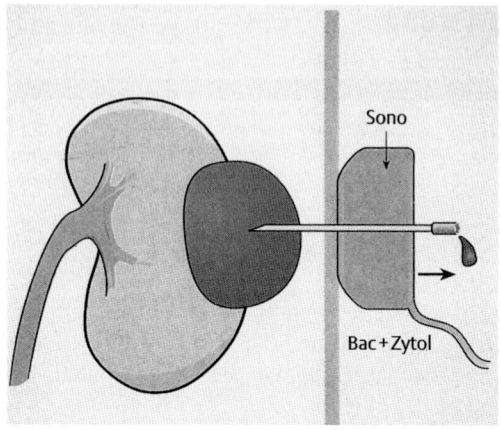

Abb.1. Sonographisch gesteuerte Nierenzystenpunktion und -drainage mit Auffangen der Zystenflüssigkeit zur chemischen (z. B. Teststreifen, vgl. T&T Punktionsflüssigkeit, S. 271), bakteriologischen und ggf. zytologischen Analyse.

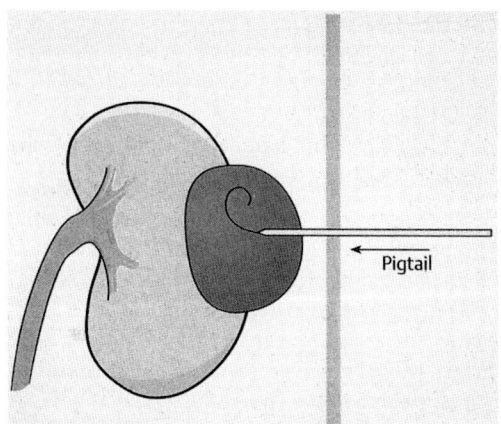

Abb. 2. Perkutane Einlage eines Nephrostomie- oder Pigtail-Katheters unter Röntgen-Durchleuchtungskontrolle in den Zystenhohlraum.

wird der Nephrostomie-Katheter dauerabgeleitet. Die Instillationen werden an den Folgetagen jeweils mit der halben Menge der 96%igen Alkohollösung wiederholt, bis eine Füllung nicht mehr möglich ist und der Katheter entfernt werden kann.

Cave: bei schweren Lebererkrankungen, Alkoholintoleranz, „trockenen" Alkoholikern, einer Verbindung der Zyste zum Nierenbecken-Kelchsystem oder radiologisch dokumentierter Extravasation ist die

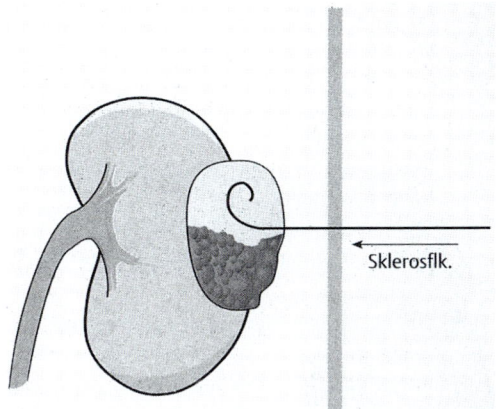

Abb. 3. Instillation einer 96%igen Alkohollösung für 30 Minuten (Kontraindikationen beachten!). Die Instillationsmenge sollte etwa 50 % des Zystenvolumens, jedoch nicht mehr als 100 ml betragen.

Instillation von 96%iger Alkohollösung zur Nierenzystensklerosierung kontraindiziert!

Weitere Optimierungsmöglichkeiten:
- Eine bessere Verteilung des Sklerosans kann durch die mehrfache Umlagerung des Patienten in Seiten-, Rücken- und Bauchlage erreicht werden (Abb. 4).

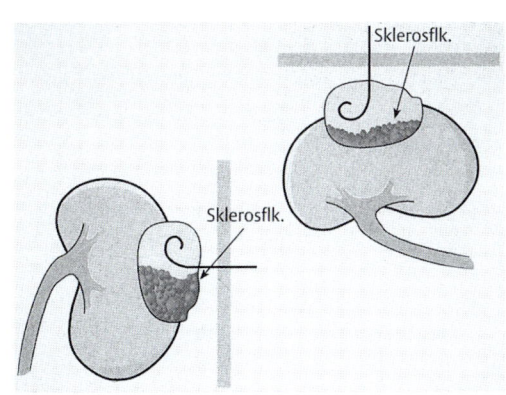

Abb 4. Nach der Instillation kann durch mehrfaches Umlagern des Patienten eine bessere Verteilung des Sklerosans erreicht werden.

N

- Ist eine Verbindung zum Nierenhohlsystem durch die Applikation von Röntgenkontrastmittel in die Zyste nicht sicher auszuschließen, kann über einen in den Harnleiter eingelegten Ureterenkatheter sterile Methylenblau-Lösung in das Nierenbecken gegeben werden. Verfärbt sich die Zystenflüssigkeit bläulich, muss eine Verbindung der Zyste zum Nierenhohlsystem bestehen. Das Sklerosans sollte dann nicht instilliert werden.
- Vor der Entfernung des Punktionskatheters können zur Infektprophylaxe 80 mg Gentamicin (z. B. Refobacin®) in die Zystenhülle injiziert werden.
- Die bei einigen Patienten auftretenden, brennenden Schmerzen nach Instillation der Alkohollösung lassen sich mildern, indem für 15 Minuten vor Gabe des Sklerosans ca. 20 ml einer 2%igen Lidocainlösung in die Zyste instilliert werden.

Weiterführende Tipps

→ Hydrozele testis, Sklerosierung; → Katheter, geschlossene Drainage; → Punktionsflüssigkeit

Literatur

Fontana D, Porpiglia F, Morra I, Destefanis P (1999) Treatment of simple renal cyst by percutaneous drainage with three repeated alcohol injections. Urology 53: 904–907

Hayt DB, Blatt CJ, Robinson SH (1978) Renal cyst pucture: utilization of pediatric guide wire technique and upright radiographic changers. Journal of Urology 120: 530–531

Humke J, Roth S (2000) Minimal invasive, komplikationsarme und dauerhafte Therapie der symptomatischen Nierenzyste. Aktuelle Urologie 31 (5): A168–A170

Obturatoriusreflex, Blockade

Ziel

Vermeidung von Nervus obturatorius-Reflexen bei der transurethralen Elektroresektion

Problem

Bei der transurethralen Elektroresektion (TUR) eines Harnblasentumors mit Lokalisation im Bereich der Uretermündung bzw. der Blasenseitenwand oder auch bei der TUR eines Prostataadenoms kann durch die elektrische Stimulation des Nervus obturatorius eine heftige, ruckartige Adduktionsbewegung des Beines hervorgerufen werden. Durch diese Bewegung kann die ausgefahrene Schlinge des Resektoskopes während der Resektion die Blasenwand akzidentell komplett perforieren.

Lösung und Alternativen

Bei prall gefüllter Harnblase wird die Blasenwand sehr nahe an alle das kleine Becken begrenzenden Strukturen und mithin auch den N. obturatorius gedrängt, was die Wahrscheinlichkeit für das Auslösen des N. obturatorius-Reflexes erhöht. Die Resektion sollte daher mit geringem Spülstrom und der geringst möglichen Menge an Spülflüssigkeit erfolgen. Eine komplette Perforation der Blase ist in der Regel nur bei voll ausgefahrener Schlinge während des Resektionsvorganges zu erwarten. Wenn nun in räumlicher Nähe zum N. obturatorius reseziert wird, empfiehlt es sich, die Schlinge nur so wenig auszufahren, wie es gerade eben für die Resektion notwendig ist. Das Risiko einer kompletten Blasenperforation beim Auslösen des N. obturatorius-Reflexes wird bei kurzem Schlingenüberstand reduziert. Gelegentlich hilft auch die Verwendung von Koagulations- statt Schneidestrom bei der Resektion. Durch absichtlich häufiges, kurz aufeinanderfolgendes Auslösen des Reflexes kann ferner die Refraktärzeit des Nerven verlängert und so für eine kurze Zeit reseziert werden, ohne dass die Beinbewegung ausgelöst wird.

Um die unerwünschten Kontraktionen der Adduktorenmuskulatur zu vermeiden, können im Rahmen einer Allgemeinanästhesie Muskelrela-

0

xantien vom nicht-kompetitiven, depolarisierenden Typ (z. B. Suxamethoniumchlorid: Pantolax® 1 %, Succicuran® 2 %) verabreicht werden. Alternativ kann bei der Regionalanästhesie ggf. zusätzlich eine lokale Blockade des N. obturatorius unmittelbar vor Resektionsbeginn mit einem langwirkenden Lokalanästhetikum (z. B. Bupivacain: Carbosthesin® 0,25 %) durchgeführt werden. Nach Steinschnittlagerung und Antisepsis wird die Injektionsnadel hierzu 2 cm lateral und distal vom Pecten ossis pubis senkrecht eingestochen und langsam vorgeschoben. Anschließend werden nach der Aspirationsprobe rund 20 bis 40 ml des Lokalanästhetikums injiziert (Abb. 1). Nachteil der Blockade ist eine mögliche Blutung aus der A. oder V. obturatoria, welche unmittelbar neben dem Nerven verlaufen. In verzweifelten Fällen kann auch eine transvesikale Blockade des N. obturatorius versucht werden, wobei das Lokalanästhetikum zystoskopisch mit Hilfe einer Endonadel an derjenigen Stelle in die Blasenwand und darüber hinaus injiziert wird, an der zuvor der Reflex auszulösen war.

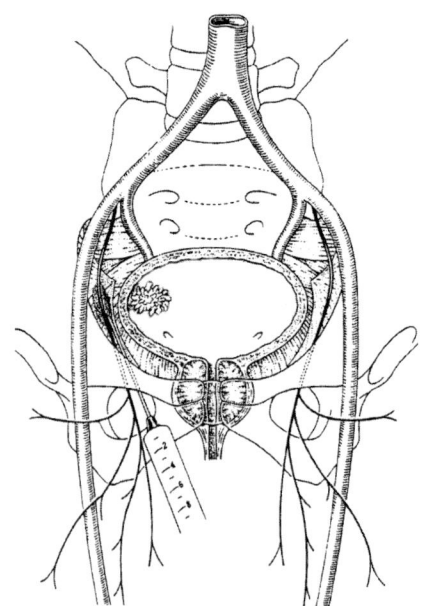

Abb. 1. N. obturatorius-Blockade durch tiefe Infiltration mit 20 bis 40 ml eines langwirkenden Lokalanästhetikum (z. B. Bupivacain 0,25 %) etwa 2 cm lateral und distal vom Pecten ossis pubis.

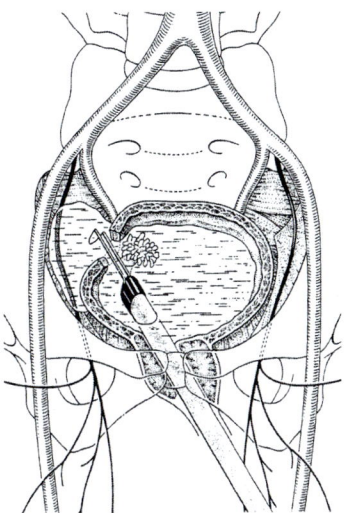

Abb. 2. Hydrodissektion nach GROH.

Wenn bereits eine extraperitoneale Blasenperforation wegen des N. obturatorius-Reflexes aufgetreten ist, kann die Operation als sogenannte *Hydrodissektion* nach Groh fortgesetzt werden (Abb. 2). Die durch die Perforationsöffnung nach paravesikal austretende, nicht leitende Spülflüssigkeit bewirkt dabei, dass die Harnblasenwand von der angrenzenden Beckenwand und mithin dem N. obturatorius abgehoben wird. Außerdem wird die elektrische Leitfähigkeit des perineuralen Bereichs reduziert. Trotz anderslautender Berichte in der Literatur sollte die Gefahr einer Tumorzellaussaat bei diesem Verfahren besonders kritisch gewertet werden.

Weiterführende Tipps

→ Blutung, Urethra; → Erektion, intra-OP; → Lokalanästhesie, Vasektomie; → Schmerzen, Reduktion post-OP; → TUR-Prostata in Sedoanalgesie; → Urethrotomie in Lokalanästhesie

Literatur

Eggersmann Ch, Waldner M, Roth S (2001) Tipps und Tricks zur Vermeidung von Nervus-Obturatorius-Reflexen bei der transurethralen Elektroresektion. Aktuelle Urologie 31 (3): A74–A76

O

Ödem, Penis

Ziel

Abschwellung eines Penisödems durch individuell anatomisch angepasste lokale Kühlung

Problem

Am Penis begünstigen die gute Vaskularisation und lockere Textur des subkutanen Gewebes eine postoperative Ödem- oder Hämatombildung. In diesen Fällen stellen die Hochlagerung und die lokale Kühlung des Gliedes wichtige physikalisch konservative Therapiemaßnahmen dar. Die Form und Gestaltung der meisten handelsüblichen Kühlaggregate wird jedoch den anatomischen Gegebenheiten am Penis nicht gerecht.

Lösung und Alternativen

Durch eine einfache, kostengünstige und der individuellen Anatomie angepasste Kühlvorrichtung wird es möglich, trockene Kälte gleichmäßig auf den Penis zu übertragen und gleichzeitig ein Hochlagern zu bewirken. Hierzu wird ein konventioneller Untersuchungshandschuh locker mit gestoßenem Eis gefüllt und an seinem offenen Ende zugeschnürt. Es ist darauf zu achten, dass das Eis alle Finger des Handschuhs gleichmäßig ausfüllt. Der Handschuh wird dann der Form und Größe des zu behandelnden Penis entsprechend modelliert und mit einer Mullwickel oder Pflasterstreifen auf einem passenden Platzhalter (z. B. Blasenspritze) befestigt. Nach ca. 6 Stunden im Gefrierfach ist das penile „Ice Pack" einsatzbereit und hält in der Regel für 2–3 Stunden. Um Erfrierungen vorzubeugen sollte direkter Hautkontakt vermieden werden (Abb. 1).

Weiterführende Tipps

→ Erektion, artifiziell; → Erektion, Fremdkörper; → Erektion, intra-OP; → Hodenhochlagerung; → Katheterisierung, Präputialödem; → Paraphimose; → Priapismus; → Reißverschluss-Verletzung; → Verband

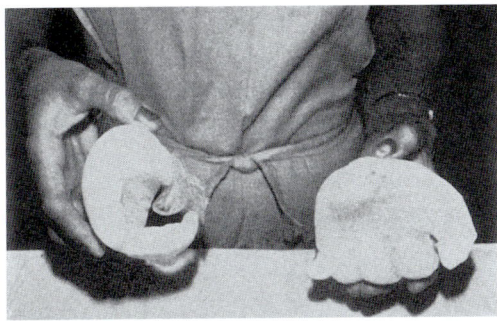

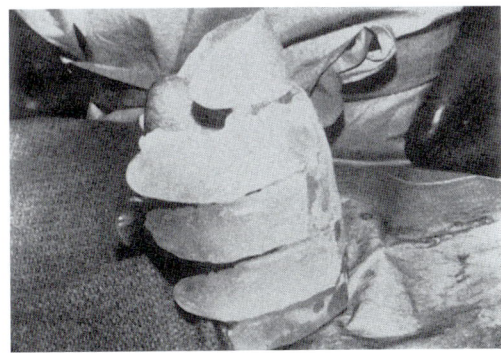

Abb. 1. Lokale Kühlung des Penis durch einen mit gestoßenem Eis gefüllten und individuell modellierten Untersuchungshandschuh („Ice Pack").

Literatur

Das S, Wilson CA (1983) Penile ice pack. Urology 22: 418

0

Opiat-Nebenwirkungen, Behandlung

Ziel

Reduktion von Nebenwirkungen bei der Tumorschmerztherapie mit Opiaten

Problem

Bei Patienten mit fortgeschrittenen Tumorleiden treten häufig Übelkeit und Obstipation als typische Nebenwirkungen einer Schmerztherapie mit stark wirksamen Opioiden auf. Da die analgetische Potenz der Opioide in diesen Tumorstadien in der Regel unverzichtbar geworden ist, bedarf es einer geeigneten medikamentösen Abschwächung bzw. Beseitigung dieser Nebenwirkungen. Hierbei hat sich das Vorgehen nach einem Stufenschema (Tab. 1+2) bewährt.

Lösung und Alternativen

Tabelle 1. Stufenplan für die Behandlung von Opiat-induzierter Übelkeit und Erbrechen (nach Ausschluss und Therapie anderer Ursachen, wie z. B. Hypercalzämie, mechanischem Ileus, Infekt etc.)

Stufe 1	Prokinetischer Ansatz (bei Gastritis, Ulcus, funktioneller Obstruktion, reaktiver Darmparalyse): Metoclopramid (z. B. Paspertin®), Cisaprid (z. B. Propulsin®)
	Area postrema-Wirkung (bei Morphin, Hypercalcämie): Haloperidol (z. B. Haldol®)
	Beeinflussung des Brechzentrums (bei mechanischer Obstruktion, erhöhtem intracraniellem Druck, Reisekrankheit): Dimenhydrinat (z. B. Vomex®)
Stufe 2	Breites Antiemetikum: Levomepromacin (z. B. Neurocil®)
Stufe 3	Zusätzliche Maßnahmen: 5-HT3-Antagonisten (Ondansetron, z. B. Zofran®); Kortikosteroide (Dexamethason, z. B. Fortecortin®); Anticholinergika (Scopolamin, z. B. Buscopan®, Scopoderm®); Benzodiazepine (Diazepam, z. B. Valium®); Akupunktur

Tabelle 2. Stufenplan für die Behandlung von Opiat-induzierter Obstipation

	Tag	Präparat	Dosis	Wirkungsweise
Stufe 1	1	Lactulose (z. B. Bifiteral®)	15–60 ml	Quellmittel
Stufe 2	4	Bisacodyl (z. B. Dulcolax®) Practo-Clyss®	5–10 mg 1 mal	Darmwandreizung
Stufe 3	5	Paraffin (z. B. Agarol®) Liquedipur®	15 ml 5 ml	Gleitmittel
Stufe 4	6	Amidotrizoesäure (z. B. Gastrografin®)	50–250 ml	Jodhaltiges Röntgenkontrastmittel

Quelle

Hildebrandt J, Loick HM: Opiat-Nebenwirkungen, Behandlung. In: Loick HM (Hrsg.): Tipps & Tricks für den Anästhesisten: 110–111 (2000)

Weiterführende Tipps

→ Schmerz, chronisch; → Schmerztherapie, Morphinunverträglichkeit; → Tumorschmerztherapie, medikamentöse

Ostiumschlitzung

Ziel

Schnelle, sichere und einfache Schlitzung eines engen Ureterostiums oder einer Ureterozele

Problem

Bei behandlungsbedürftigen Ureterozelen oder engen Ureterostien mit oder ohne impaktierten Harnleiterkonkrementen erfolgt meistens eine transurethrale Eröffnung mit dem Resektoskop oder einer Hakenelektrode in Regional- oder Allgemeinanästhesie. Dies bedeutet sowohl für den behandelnden Arzt als auch für den Patienten in der Regel viel Umstand für eine kleine operative Maßnahme.

Lösung und Alternativen

Die Ureterozele bzw. das stenotische Harnleiterostium kann auch schnell, sicher und kostengünstig mit der Metall-Seele eines handelsüblichen Ureterkatheters (UK) eröffnet werden. Hierzu wird unter sterilen Bedingungen die Seele im UK um ca. 2 cm zurückgezogen und die Spitze des UK mit dem Skalpell oder einer Schere um ca. 5 mm gekürzt. Dem Patienten wird anschließend eine Neutralelektrode angeklebt.

Zur Schlitzung führt man den UK nun zystoskopisch bis vor das Ostium, schiebt die Seele etwa 4 bis 5 mm über das abgeschnittene Ende des UK hinaus und führt sie dann vorsichtig in das Ureterostium ein. Bewegt man jetzt das Zystoskop von dem zu schlitzenden Ostium weg, so wird es durch den UK mit seiner innenliegenden Seele segelförmig aufgespannt. Auf das äußere Ende der Metall-Seele wird jetzt mit Hilfe eines Diathermiegeräts ein kurzer Schneidestrom appliziert. Das Ostium wird so durch einen glatten Schnitt eröffnet.

Dieses Verfahren erleichtert nicht nur die Entfernung von Steinen aus einer Ureterozele sondern kann auch zur kontrollierten Erweiterung eines sehr engen Ureterostiums im Rahmen einer Ureterorenoskopie eingesetzt werden, wenn eine Bougierung nicht möglich bzw. ausreichend ist. Das geschlitzte Ostium heilt auch ungeschient problemlos ab. Sekundärer Reflux oder Restenosierungen sind nicht beschrieben.

Weiterführende Tipps

→ Biopsie, Nierenbecken; → Endopyelotomie; → Ureterorenoskopie, Passagehindernis; → Pigtail, antegrad

Literatur

Yaxley RP (1985) Use of the metal stylet of a ureteric catheter for ureteric meatotomy. British Journal of Urology 57: 488

Paraphimose

Ziel

Medikamentös unterstützte Reposition einer Paraphimose

Problem

Eine Paraphimose („Spanischer Kragen") kann sehr schmerzhaft sein und ihre Reposition nach den klassischen Methoden meist noch viel mehr. Durch abschwellende Maßnahmen kann das Redressieren des Präputiums erleichtert und eine operative dorsale Spaltung vermieden werden.

Lösung und Alternativen

Zunächst sollte die geschwollene Vorhaut mit einem Lokalanästhetikum (z. B. Xylocain® Gel 2%ig) für einige Minuten vorbehandelt werden. Dann werden mit Hilfe einer Tuberkulinspritze und feiner Nadel 150 I.E. Hyaluronidase (Hylase „Dessau"®) in 1 ml Kochsalzlösung subcutan an einer oder mehreren Stellen in das geschwollene Gewebe injiziert. Wegen der nahezu augenblicklich einsetzenden Wirkung sollte sich nun das Präputium sanft und für den Patienten schmerzlos über die Glans penis reponieren lassen (Abb. 1). Der Einsatz von Hyaluroni-

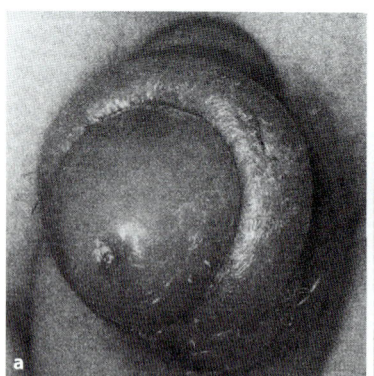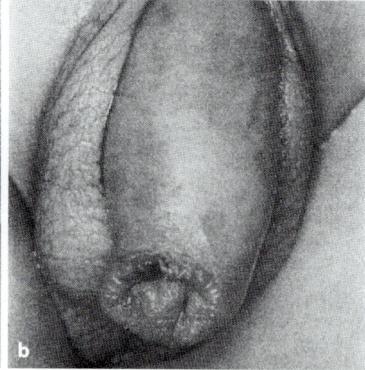

Abb. 1. Paraphimose vor (**a**) und nach (**b**) lokaler Injektion von Hyaluronidase.

P

dase verbietet sich bei Entzündung (Balanitis) oder Tumor (Peniskarzinom), da sie hier der Ausbreitung von Bakterien oder malignen Zellen Vorschub leisten würde.

Eine weitere Möglichkeit zur Ödemreduktion ist das vielfache Punktieren (sog. „Dundee"-Technik) der geschwollenen Vorhaut an verschiedenen Stellen mit einer 25 Gauge-Nadel nach Peniswurzelblockade oder Vorbehandlung mit einem Lokalanästhetikum (siehe oben), wodurch sich das Ödem anschließend manuell leichter exprimieren lässt.

Die Anlage einer schmalen, straff von der Glans penis bis zur Peniswurzel gewickelten elastischen Binde zur Kompression für eine Dauer von 5–7 Minuten hat sich ebenfalls bewährt. Auch hier sollte auf eine lokalanästhetische Vorbehandlung nicht verzichtet werden, welche schließlich bei einem Fehlschlagen der vorstehenden Repositionsversuche die anschließende schmerzlose dorsale Inzision der Vorhaut ermöglicht.

Durch das Einschlagen des Penis in feuchte Mullkompressen (getränkt z. B. mit hyperosmolarer 5,85%iger Kochsalz- oder besser 40 bis 70%iger Glucoselösung) kann auf ebenfalls nicht invasivem Wege versucht werden, das Ödem durch Osmose aus der Vorhaut entweichen zu lassen. Dieses Prinzip liegt auch der simplen Applikation von granuliertem Zucker zugrunde. Der bedeutenden Kostenersparnis steht hier allerdings ein vermehrter Zeitaufwand entgegen, da sich der gewünschte Effekt erst nach mehrstündiger Anwendung (ca. 4 h) einzustellen pflegt.

Weiterführende Tipps

→ Erektion, Fremdkörper; → Erektion, intra-OP; → Katheterisierung, Präputialödem; → Ödem, Penis; → Phimose

Literatur

DeVries CR, Miller AK, Packer MG (1996) Reduction of paraphimosis with hyaluronidase. Urology 48: 464–465

Ganti SU, Sayegh N, Addonizio JC (1985) Simple method for reduction of paraphimosis. Urology 25: 77

Jones SA, Flynn RJ (1996) An unusual (and somewhat piercing) cause of paraphimosis. British Journal of Urology 78: 803–804

Kerwat R, Shandall A, Stephenson B (1998) Reduction of paraphimosis with granulated sugar. British Journal of Urology 82: 755

Raveenthiran V (1996) Reduction of paraphimosis: a technique based on pathophysiology. British Journal of Surgery 83: 1247

Reynard JM, Barua JM (1999) Reduction of paraphimosis the simple way – the Dundee technique. British Journal of Urology International 83: 859–860

Waters TC, Sripathi V (1990) Reduction of Paraphimosis. British Journal of Urology 66: 666

Penis-Haltevorrichtung

Ziel

Suffiziente Halte- und Zugvorrichtung für den Penis

Problem

Eine stabile Streckung des Penis in seiner Längsachse kann auch in verschiedenen *klinischen* Situationen erwünscht sein, wie beispielsweise bei der retrograden Urethrographie, der penilen Doppler-Sonographie, der Injektionsbehandlung von Peyronie'schen Plaques sowie bei Hypospadiekorrekturen oder anderen plastischen Operationen am Penis und der Harnröhre. Hierzu stehen verschiedene mechanische Traktionshilfen zur Verfügung, die jedoch ein teilweise ungünstiges Preis-Leistungsverhältnis aufweisen. Die manuelle Traktion ist insbesondere bei Röntgenuntersuchungen mit einer erhöhten Strahlenbelastung für die Hände des Untersuchers verbunden. Intraoperative Haltenähte bedeuten stets ein vermeidbares Trauma und Hämatomrisiko für die Glans penis.

Lösung und Alternativen

Alternativ kann ein biegsamer atraumatischer Drahtretraktor verwendet werden, welcher bügelförmig die Glans penis im Sulcus coronarius umfasst und in diesem Bereich zur besseren Rutschfestigkeit mit einem Gummischlauch armiert ist. Das halboffene Design vermeidet wahlweise eine Kompression der Urethra an der Penisunterseite oder aber des neurovaskulären Bündels auf dem Dorsum penis. Der Retraktor kann mit zwei Haken an Tüchern oder einem Operationsrahmen selbsthaltend befestigt werden. (Abb. 1)

Das Instrument kann über die Firma Greenwald Surgical Co., Inc., 2688 de Kalb St. Lake, St. Lake Station, Indiana 46405-1519 (USA) bestellt werden. Auch eine eigene Herstellung aus rostfreiem Stahldraht von 2 mm Durchmesser ist leicht möglich.

P

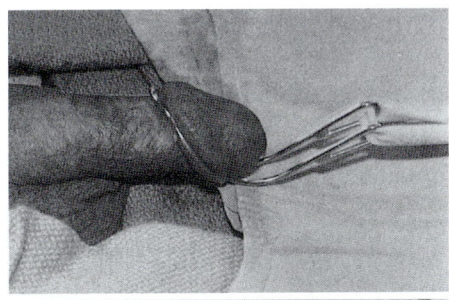

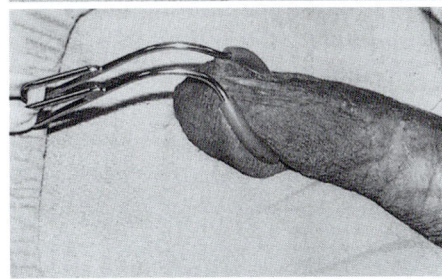

Abb. 1. Biegsamer atraumatischer Drahtretraktor zur suffizienten Streckung des Penis.

Weiterführende Tipps

→ Autofotographie; → Erektion, artifiziell; → Erektion, intra-OP; → Katheter, Zug; → Urethrographie, Doppelkontrast; → Urethrographie, retrograd, männlich

Literatur

Gelbard MK (1989) Penile retractor. Journal of Urology 141: 91

Penislängenmessung, Säugling

Ziel

Exakte Bestimmung der Penislänge beim Säugling

Problem

Die Diagnostik genitaler Fehlbildungen inkl. der Geschlechtszuordnung oder die Beurteilung der altersgemäßen Entwicklung des äußeren Genitale (Mikropenis, -phallus) kann bei Säuglingen eine exakte Bestimmung der Penislänge erfordern. Hierzu bedarf es einer reproduzierbaren und exakten Messmethode. Der üblicherweise praktizierte manuelle Zug an der Glans penis mit Anlegen eines Lineals o. ä. ist wenig standardisiert und durch den Mangel an Größe des zu untersuchenden Objekts erschwert, woraus zwangsläufig Messungenauigkeiten resultieren. Auch anatomische Variationen können das Messergebnis verfälschen, wie beispielsweise die scheinbare Verkürzung des Penis („Buried Penis") bei ausgeprägten präpubischen Fettansammlungen.

Lösung und Alternativen

Bei einer 10 ml Einmalspritze wird der Spritzenstempel entfernt und das stempelferne Ende mitsamt dem Kanülenansatz abgetrennt. Der Spritzenstempel wird sodann von diesem Ende in den Spritzenzylinder wieder eingeführt. Das glatte Spritzenende mit den Flügelchen kann jetzt über den Penis gestülpt und luftdicht auf die den Penis umgebende Haut aufgesetzt werden. Durch Zurückziehen des Stempels lässt sich ein definierter Sog ausüben, der den Penis in leicht eregiertem Zustand in den Spritzenzylinder zieht. Die Penislänge kann nun exakt und reproduzierbar an den geeichten Teilstrichen der Spritze abgelesen werden (Abb. 1).

Weiterführende Tipps

→ Autofotographie; → Erektile Dysfunktion; → Erektion, artifiziell; → Penis-Haltevorrichtung; → Urethrographie, Doppelkontrast

P

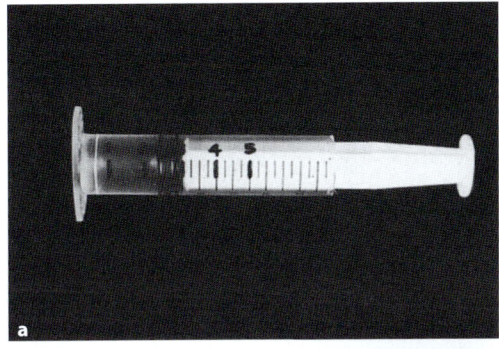

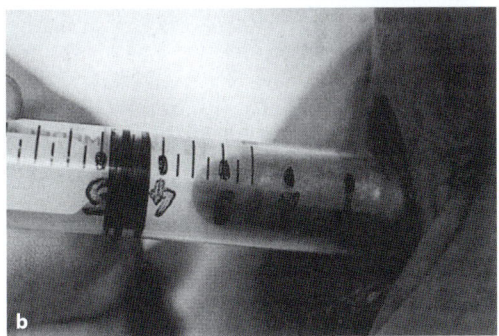

Abb. 1. Modifikation einer 10 ml Einmalspritze (**a**) und deren Einsatz zur exakten und reproduzierbaren Messung der Penislänge (**b**) beim Säugling.

Literatur

Özbey H, Temiz A, Salman T (1999) A simple method for measuring penile length in newborn and infants. British Journal of Urology International 84: 1093–1094

Penisteilamputation

Ziel

Zielgenaue Miktion nach Penisteilamputation

Problem

Während die Miktion nach einer Penisteilamputation bei ausreichender Restlänge des Gliedes in der Regel problemlos möglich ist, können nach einer subtotalen Penektomie eines kleinen Penis oder im Falle einer Retraktion des Restgliedes ungerichtete, den Patienten auch psychisch belastende Miktionsverhältnisse resultieren.

Lösung und Alternativen

Aus einer 50 ml oder 100 ml Blasen- oder Perfusorspritze lässt sich eine preiswerte und effektive Vorrichtung herstellen, die den Harn auffängt, zum Strahl bündelt und dadurch eine zielgenaue Miktion ermöglicht. Hierzu werden nach Entfernen des Stempels der Spritze die Flügel des Spritzenkörpers mit einem Fön erhitzt und entsprechend den individuellen anatomischen Gegebenheiten etwas zurückgebogen. Sie können darüber hinaus mit Streifen einer Honigplatte zur Stomaversorgung verkleidet werden, um die Passgenauigkeit und den Patientenkomfort weiter zu verbessern (Abb. 1). Falls erforderlich, können zur Verlängerung ein herkömmlicher Plastikschlauch oder ein gekürzter Einmalkatheter aufgesteckt werden (Abb. 2). Nach dem Gebrauch reicht ein Ab- bzw. Ausspülen der Vorrichtung unter Leitungswasser zur Reinigung aus.

Ein relativer Nachteil der vorstehenden Zielvorrichtung ist ihre Größe. Als handlichere Alternative ist eine von einem betroffenen Patienten

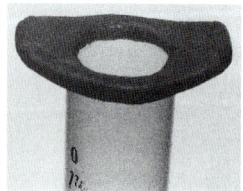

Abb. 1. Vorrichtung „Marke Eigenbau" für eine zielgenaue Miktion nach Penektomie: Blasenspritze nach Entfernen des Stempels mit zurückgebogenen und durch Honigplattenstreifen verkleideten Flügeln.

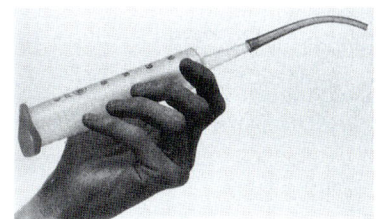

Abb. 2. Die Vorrichtung kann bei Bedarf durch einen herkömmlichen Plastik-schlauch oder einen abgeschnittenen Einmalkatheter verlängert werden.

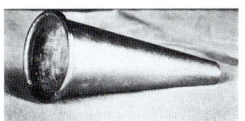

Abb. 3. Selbstgefertiger Trichter aus nicht rostendem Stahl zur Bündelung und Ausrichtung des Harnstrahls nach Penektomie.

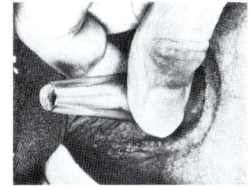

Abb. 4. Der Trichter (Alternative: Ohrtrichter aus der HNO) in Aktion.

selbst hergestellte Vorrichtung beschrieben. Es handelt sich dabei um ein aus nicht rostendem Stahl gefertigtes, konisch zulaufendes Röhr-chen (Abb. 3), welches mit dem weitlumigen Ende auf den Neo-Meatus urethrae externus aufgesetzt und mit dem kleinlumigen Ende in Rich-tung der Toilette gehalten wird (Abb. 4). Im Prinzip entspricht dieses Röhrchen den aus der Hals-, Nasen- und Ohrenheilkunde bekannten Ohrtrichtern, welche somit auch in der beschriebenen Weise zweckent-fremdet werden können.

Weiterführende Tipps

→ Bougierung nach Urethrotomie; → Urethrographie, Mündungsaty-pien

Literatur

Garbutt CL, Gardner A-M, Dudley NE (1991) An appliance to direct urine flow following penile amputation. British Journal of Urology 68: 328–329

O'Malley VP (1985) Amputation of the penis. A useful appliance to assist micturition. British Journal of Urology 57: 361–362

Perineale Prostatektomie, Sitzbeschwerden

P

Ziel

Kostengünstige Linderung von postoperativen Sitzbeschwerden nach perinealer Prostatektomie

Problem

Die Rehabilitation und Nachsorge von Patienten nach perinealer Prostatektomie zeigt, dass nicht selten für Wochen oder gar Monate anhaltende Schmerzen beim Sitzen im Bereich der perinealen OP-Narbe bestehen, welche die Zufriedenheit mit diesem Operationsverfahren nachhaltig beeinträchtigen können.

Lösung und Alternativen

Das abwechselnde Sitzen auf nur einer Gesäßhälfte ist auf Dauer keine akzeptable Lösung. Auch durch ein weiches Kissen lässt sich der Druck auf den perinealen Narbenbereich nicht vollständig eliminieren. Mehr Erleichterung verschafft in dieser Situation ein Sitzring, in dem das Perineum ohne Druckbelastung frei schweben kann. Handelsübliche Sitzringe kosten allerdings rund € 25,–, sind beim Transport sehr sperrig und werden nur für einen begrenzten Zeitraum gebraucht. Alternativ kann deshalb ein Kinderschwimmring den gleichen Zweck erfüllen. Dieser kostet nur ca. € 2,– und lässt sich zudem luftleer problemlos überallhin transportieren.

Quelle

Persönliche Mitteilung, Dirk Weese, Facharzt für Urologie der Urologischen Abteilung der Rehabilitationsklinik Park-Therme (Chefarzt Dr. med. W. Herold), Ernst-Eisenlohr-Straße 6, D-79410 Badenweiler.

Weiterführende Tipps

→ Hodenhochlagerung; → Inkontinenz, Urinal; → Schmerzen, Reduktion post-OP

Perkutane Nephrolitholapaxie

Ziel

Entfernung von Matrix-Steinmaterial durch perkutane Nephrolitholapaxie

Problem

Bei der perkutanen Nephrolitholapaxie (PCNL) können Steinfragmente unterschiedlicher Form und Größe in der Regel erfolgreich mit verschiedenen Sonden, Zangen und Absaugkathetern aus dem Nierenbecken-Kelchsystem ausgeräumt werden. Im Gegensatz dazu ist die Entfernung von Matrix-Steinmaterial oft extrem problematisch und zeitaufwendig, da es sich bei diesem um ein überwiegend weiches, teils bröckeliges, teils schleimiges Substrat von zahnpastaartiger Konsistenz handelt, das den herkömmlichen PCNL-Instrumenten nur wenig Angriffsmöglichkeiten bietet.

Lösung und Alternativen

Nach Eingehen in das Nierenbecken-Kelchsystem über einen unteren oder gelegentlich auch mittleren Kelch erfolgt die Zertrümmerung des Konkrements unter Sicht mit Hilfe einer Ultraschall- oder elektrohydraulischen Sonde. Größere Steinfragmente werden mit Fasszangen und kleine Fragmente oder Steinstaub mit einem Absaugkatheter entfernt.

Durch das Einführen einer herkömmlichen sterilisierten Flaschenbürste passender Größe über den Nephroskopschaft und deren 2 bis 3malige Rotation mit und gegen den Uhrzeigersinn kann selbst zähes Matrix-Steinmaterial mobilisiert, zerkleinert bzw. aufgewickelt und anschließend extrahiert werden (Abb. 1). Das Blutungsrisiko ist geringer als bei der Verwendung von Steinfasszangen. Da sich in den Borsten der Flaschenbürste viele kleine Partikel verfangen, kann neben der Zeitersparnis auch eine vollständigere Steinentfernung resultieren.

Weiterführende Tipps

→ Steinextraktion, PCNL; → Steinreposition, Harnleiter; → Stichkanalblutung, PCNL; → ESWL, Restfragmente

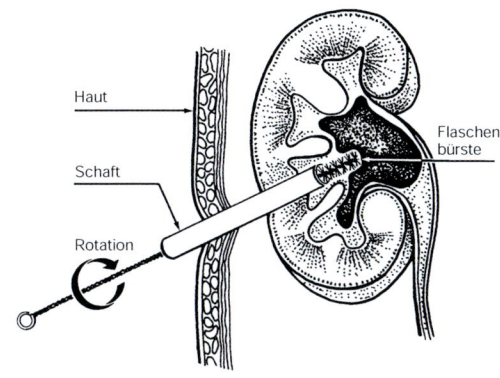

Abb. 1. Verwendung einer herkömmlichen Flaschenbürste zur effektiven, gefahrlosen und zeitsparenden Entfernung von Matrix-Steinmaterial bei der perkutanen Nephrolitholapaxie (PCNL).

Literatur

Anjum MI, Palmer JH (1996) Stone matrix clearance from the pelvicaly-ceal system using a bottle-brush. British Journal of Urology 78: 460–461

Phimose

Ziel

Konservative Therapie der Phimose

Problem

Spätestens wenn eine Phimose durch Balanoposthitiden oder die Symptome einer Harnwegsobstruktion kompliziert wird, besteht eine imperative Operationsindikation zur Zirkumzision. Bei elektiver OP-Indikation, beispielsweise zur Verbesserung der Genitalhygiene, sollte der Eingriff wegen der mit Kastrationsängsten einhergehenden phallischen Phase (4. bis 5. Lebensjahr) bis zum dritten Lebensjahr oder kurz vor der Einschulung durchgeführt werden.

Lösung und Alternativen

Für den aus psychologischen Gründen problematischen Zeitraum zwischen dem vierten und fünften Lebensjahr oder als generelle therapeutische Behandlungsalternative zur elektiven Zirkumzision kann eine konservative Behandlung mit topischer Applikation von Kortikoiden angeboten werden. Dabei wird über einen Zeitraum von 4 Wochen zweimal täglich 0,05 % Betamethason-Creme (z. B. Betnesol-V mite®) dünn auf die verengte Vorhaut aufgetragen. Ab der zweiten Woche können vorsichtige Versuche unternommen werden, die nun weichere und sich weitende Vorhaut zu retrahieren. Da für rund 95 % der behandelten Jungen im Alter von mehr als drei Jahren anhaltende Therapieerfolge ohne lokale oder systemische Nebenwirkungen berichtet wurden, kann die topische Kortikoidapplikation als einfache, sichere und schmerzlose Methode empfohlen werden.

Alternativ hat auch die Verwendung einer nicht steroidalen, entzündungshemmenden Salbe (Diclofenac-Natrium 75 mg in 15 g Salbengrundlage) bei 75 % der damit behandelten Jungen zu einem Therapieerfolg führen können. Dabei wurde nach jeder Salbenapplikation jeweils ein Retraktionsversuch der verengten Vorhaut durchgeführt.

Weiterführende Tipps

→ Ödem, Penis; → Paraphimose

Literatur

Atilla MK, Dündaröz R, Odabas Ö, Öztürk H, Akin R, Gökçay E (1997) A nonsurgical approach to the treatment of phimosis: local nonsteroidal anti-inflammatory ointment application. Journal of Urology 158: 196–197

Golubovic Z, Milanovic D, Vukadinovic V, Rakic I, Perovic S (1996) The conservative treatment of phimosis in boys. British Journal of Urology 78: 786–788

P

Phlebographie

Ziel

Lokalisation eines ektopen Hodens

Problem

Bei einseitig leerem Skrotalfach und regelrechtem endokrinologi-
schen Status ist in etwa 17 % aller Fälle der palpatorische Nachweis
des an typischer Stelle fehlenden Hodens nicht möglich. Die Sonographie, die Kernspintomographie und Computertomographie sind
als nicht invasive Verfahren zur Hodensuche bzw. Lokalisationsdiagnostik etabliert. Falls hierdurch ein ektoper Hoden nicht aufgefun-
den werden kann, sollten vor der operativen Exploration die Möglichkeiten der bildgebenden Untersuchungen insbesondere dann
ausgeschöpft werden, wenn laparoskopische Operationsmöglichkei-
ten nicht zur Verfügung stehen.

Lösung und Alternativen

Die Vena testikularis-Phlebographie in der transkutan-transfemoralen
Technik nach SELDINGER korreliert bei technischer Durchführbarkeit
immer mit dem intraoperativen Befund und hat sich als zuverlässige
Lokalisationsmethode ektoper Hoden bewährt. Beim phlebographi-
schen Nachweis einer V. testikularis darf eine Hodenagenesie ausgeschlossen werden.

Weiterführende Tipps

→ Ausscheidungsurographie, Kontrastintensivierung; → Aussschei-
dungsurographie, Harnleiterobstruktion

Literatur

Knecht K, Derschum W, Bürger RA (1984) Phlebographische Lokalisation ektoper,
nicht palpabler Hoden. Urologe (B) 24: 10–12
Weiss RM, Glickman MG, Lytton B (1977) Venographic localization of the non-
palpable undescended testis in children. Journal of Urology 117: 513–515

Pigtail, antegrad

P

Ziel

Erleichterung der Passage des Ureterostiums bei der intraoperativen antegraden Harnleiterschienung

Problem

Eine intraoperative antegrade Harnleiterschienung kann beispielsweise bei Rezidiv-Pyeloplastiken und komplizierten Pyelolithotomien sowie Nierenbecken-Plastiken erforderlich sein. Hierzu können zur Flanke ausgeleitete Gil Vernet-Katheter aus Silikon verwendet werden, oder aber Pigtail-Katheter, welche später auf endoskopischem Wege wieder entfernt werden müssen. Wenn die Schienen bis ins Blasenlumen vorgeschoben werden sollen, kann die Region des ureterovesikalen Übergangs bzw. das Ureterostium insbesondere für weiche Katheter ein unüberwindbares Passagehindernis darstellen.

Lösung und Alternativen

Die antegrade Schieneneinlage kann durch die Verwendung eines hydrophilen Führungsdrahtes (Terumo®, Terumo, Japan; Glidewire®, Microvasive/Boston Scientific, USA) erleichtert werden. Der Draht wird zunächst zusammen mit einem zentral offenen Ureterkatheter (UK) als Führung in die Harnblase eingelegt. Die Aspiration von Urin über den UK bestätigt dessen sicher intravesikale Lage, was allerdings ein vorheriges Abklemmen des transurethralen Blasenverweilkatheters voraussetzt. Nach Entfernung des UK ermöglicht der Führungsdraht als Leitschiene dem Gil Vernet- oder Pigtail-Katheter nun eine problemlose Passage des uretero-vesikalen Übergangs auf seinem Weg in die Harnblase.

Eine preisgünstigere Alternative stellt die Verwendung einer handelsüblichen Magensonde für Kinder dar. Sie wird an der Spitze mit dem Skalpell vom letzten Seitenloch der Sonde aus längs eingeschnitten. Diese Kerbe endet etwa einen Millimeter vor der Sondenspitze (Abb. 1) und dient als Austrittsöffnung für das weiche Ende eines in das Sondenlumen eingelegten flexiblen Führungsdrahtes (Abb. 2). Durch diese Anordnung kann eine Distorsion der atraumatischen Sondenspitze beim

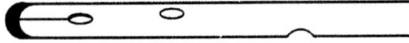

Abb. 1. Ausgehend von der letzten seitlichen Perforation einer Magensonde für Kinder wird deren Spitze mit den Skalpell schlitzförmig eröffnet.

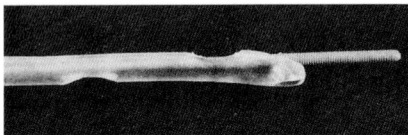

Abb. 2. Dieser Schlitz wird als Austrittsöffnung für das weiche Ende eines in das Sondenlumen eingelegten Führungsdrahtes verwendet.

Vorschieben vermieden werden. Das Abfließen von Urin über die seitlichen Perforationen der Magensonde zeigt deren korrekte Lage in der Blase an.

Weiterführende Tipps

→ Biopsie Nierenbecken; → Bougierung, Harnröhrenstrikur; → Katheterismus, Via falsa; → Pigtail, intraoperativ; → Ureterendoprothese, Länge

Literatur

Devasia A, Cherian OJ (1996) New methods for open stenting. British Journal of Urology 78: 298

Pigtail, Dislokation

Ziel

Entfernung bzw. Repositionierung von nierenwärts dislozierten Doppel-J-Ureterendoprothesen

Problem

Bei Doppel-J-Ureterendoprothesen (Pigtail-Katheter) werden steuerbare von nicht steuerbaren Systemen unterschieden. Als *steuerbar* gelten einteilige Pigtail-Katheter, deren vesikales Ende nach Plazierung im oberen Harntrakt unmittelbar vor dem Meatus urethrae externus gekürzt und mit Hilfe einer Pean-Klemme transurethral in die Harnblase bei weiblichen Patienten zurückgestoßen bzw. versenkt wird. Ferner gibt es zweiteilige steuerbare Systeme, bei denen der Pigtail-Katheter und der sogenannte „Pusher" während der Implantation über einem innenliegenden Mandrin fest aneinander gekoppelt sind. Erst nach Entfernung des Mandrins und gezieltem Entkoppeln kann das vesikale Ende mit dem Pusher in der Harnblase abgeworfen werden.

Im Gegensatz dazu besteht bei *nicht steuerbaren* zweiteiligen Systemen keine feste Verbindung zwischen dem Pigtail und dem Pusher. Durch Unachtsamkeit bei der Implantation, bei zu kurz gewähltem Pigtail oder durch Migration kann es gelegentlich zu einem ungewollten Versenken des vesikalen Pigtail-Endes im Harnleiter kommen.

Lösung und Alternativen

Die Extraktion oder Reposition der verlorenen Schiene kann durch Ureterorenoskopie, ggf. auf perkutanem Wege oder schlimmstenfalls offen operativ durch Ureterotomie erfolgen. Auch mit einem Dormia-Körbchen oder einer kleinen Fasszange kann das caudale Pigtail-Ende unter endoskopischer und/oder Röntgen Durchleuchtungskontrolle gefasst und seine Lage korrigiert werden. Es besteht jedoch die Gefahr, mit diesen Instrumenten unbemerkt Ureterwandanteile einzuklemmen und den Harnleiter erheblich zu traumatisieren oder gar abzureißen.

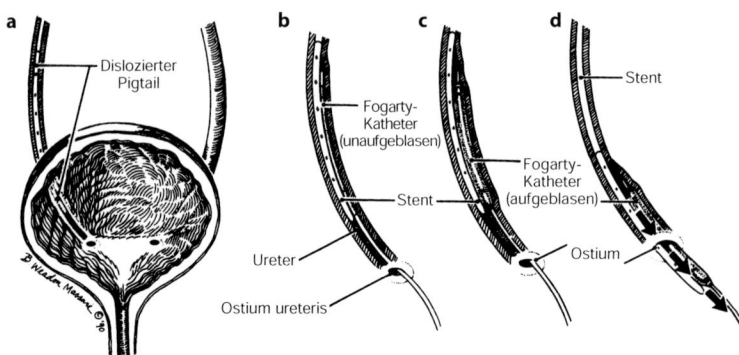

Abb. 1 a–d. Technik zum Bergen eines nierenwärts in den Harnleiter dislozierten Pigtail-Katheters (**a**) mit Hilfe eines Führungsdrahtes wird ein Ballon-Dilatationskatheter neben dem caudalen Pigtail-Ende im Harnleiter plaziert (**b**). Nach Blocken des Ballons (**c**) kann der Dilatator vorsichtig zusammen mit dem caudalen Pigtail-Ende in die Harnblase gezogen werden (**d**).

Alternativ kann eine Extraktion oder Reposition auch mit einem Ballondilatationskatheter (Fogarty-Katheter) auf minimal invasivem Wege und ohne Narkose gelingen. Über den Arbeitskanal des Zystoskops wird hierzu ein gleitbeschichteter Führungsdraht (z. B. Terumo®, Terumo, Japan; Glidewire®, Microvasive / Boston Scientific, USA) in den Harnleiter und an dem caudalen Pigtail-Ende vorbei geführt. Dieser Führungsdraht dient dann als Leitschiene zum Einführen eines zentral offenen Ballondilatationskatheters (4 Charr.), welcher üblicherweise bei der Angiographie und der Koronardilatation zum Einsatz kommt. Der Dilatationskatheter wird anschließend geblockt und langsam zurückgezogen. Im Idealfall wandert der auf diese Weise gegen die Harnleiterwand gepresste Pigtail mit dem Dilatator bis in das Blasenlumen, wo er mit einer Fasszange extrahiert bzw. repositioniert werden kann (Abb. 1). Bei Verwendung einer großlumigen, zentral geöffneten 9 Charr. Doppel-J-Ureterendoprothese kann mit etwas Glück unter Umständen sogar das Pigtail-Lumen sondiert werden, was die Extraktion nach dem Blocken des Spezialkatheters erleichtert.

Prinzipiell kann auch ein zentral geschlossener Fogarty-Katheter der Stärke 3 Charr. ohne Führungsdraht verwendet werden. Wegen des kleinen Ballonvolumens von kaum mehr als 0,2 ml sollte dieser zur besseren Visualisierung vorzugsweise mit Kontrastmittel geblockt werden.

P

Weiterführende Tipps

→ Drainage; → Erektion, Fremdkörper; → Fremdkörper in Blase/Urethra; → Katheter, Entfernung, nicht entblockbar; → Pigtail, Entfernung; → Pigtail, Entfernung, Frau; → Pigtail, Harnableitung; → Pigtail, intraoperativ; → Steinreposition, Harnleiter; → Ureterendoprothese, Länge; → Ureterorenoskopie, Blasendrainage

Literatur

Bagley DH, Huffman JL (1991) Ureteroscopic retrieval of proximally located ureteral stents. Urology 37: 446–448

Chin JL, Denstedt JD (1992) Retrieval of proximally migrated ureteral stents. Journal of Urology 148: 1205–1206

Katske FA, Celis P (1991) Technique for removal of migrated double-J ureteral stent. Urology 37: 579

Menezes P, Gujral S, Elves A, Timoney A (1998) Ureteroscopic retrieval of proximally displaced ureteric stents using triradiate grasping forceps. British Journal of Urology 81: 758–759

Niendorf DC, Kahmi B (1975) Retrieval of indwelling ureteral stent utilizing fogarty catheter. Urology 6: 622

Pigtail, Entfernung, Frau

Ziel

Pigtailentfernung ohne Endoskopie bei Frauen

Problem

Die endoskopische Entfernung versenkter Ureterendoprothesen (Doppel-J- bzw. Pigtail-Katheter) bei Frauen ist in aller Regel unproblematisch und ein Eingriff von oftmals nur wenigen Sekunden Dauer. Im Vergleich dazu erfordert die Aufbereitung des hierzu erforderlichen Instrumentars ein Vielfaches an Arbeitszeit und Kosten.

Lösung und Alternativen

Der aus nichtrostendem Metalldraht gefertigte „Pigtail-Fänger" mit einer hakenförmig eingerollten Spitze (Abb. 1) ermöglicht ebenfalls die problem- und schmerzlose Entfernung von Pigtail-Kathetern bei Frauen ohne Endoskopie. Auch die Steinschnitt-Lagerung ist nicht erforderlich: es reicht eine einfache Rückenlage der Patientin mit auf der Seite des Pigtails in der Hüfte abduziertem Bein. Das Instrument wird zunächst unter aseptischen Kautelen und Verwendung eines anästhesierenden Gleitgels in die Harnblase eingeführt, leicht zur Seite des Pig-

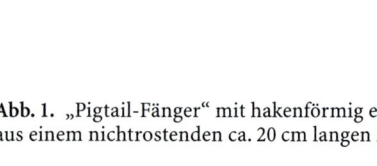

Abb. 1. „Pigtail-Fänger" mit hakenförmig eingerollter Spitze aus einem nichtrostenden ca. 20 cm langen Metalldraht

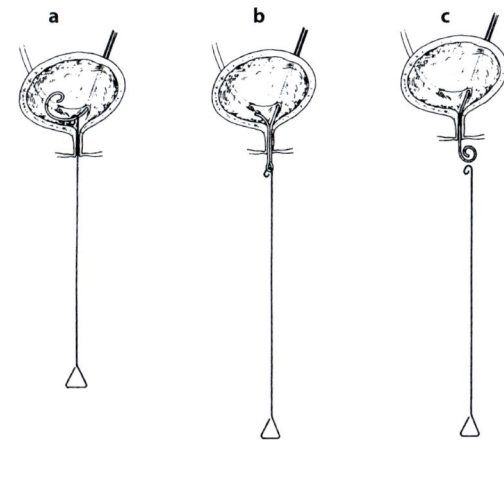

P

Abb. 2. Das vesikale Pigtail-Ende wird am Blasenboden von der eingerollten Spitze gefasst (**a**) und durch sanften Zug nach außen befördert (**c**), wo es zur Entfernung der gesamten Ureterendo- prothese vor dem Meatus gegriffen werden kann (**c**).

tails gedreht und mit seiner Spitze nach dorsal abgesenkt. Dann wird es unter sanftem Druck gegen den Blasenboden nach außen gezogen, wo das mit der eingerollten Spitze eingefangene vesikale Pigtail-Ende ge- fasst und der Katheter extrahiert werden kann (Abb. 2). Sollte der Pig- tail nicht schon beim ersten Mal eingefangen worden sein, kann das Manöver mit um 180° Grad gedrehter Spitze wiederholt werden, um diesmal im Bereich der Blasenvorderwand nach dem vesikalen Pigtail- Ende zu „angeln". Das Verfahren ist sicher und einfach zu erlernen.

Weiterführende Tipps

→ Fremdkörper in Blase/Urethra; → Katheter, Entfernung, atrauma- tisch; → Katheter, Entfernung, nicht entblockbar; → Pigtail, Entfer- nung; → Ureterendoprothese, Länge

Literatur

Alvarez-Vijande R (1993) A simple method for the removal of indwelling ureteral stents in women. Journal of Urology 150: 149
Dah-Syong Y, Tai-Hou Y, Cheng-Ping M (1995) Snail-headed catheter retriever: a simple way to remove catheters from female patients. Journal of Urology 154: 167–168

Pigtail, Entfernung, Mann

Ziel

Vereinfachte Extraktion einer Doppel-J-Ureterendoprothese bei männlichen Patienten

Problem

Die Einlage einer Doppel-J-Ureterendoprothese (Pigtail-Katheter) wird häufig im Rahmen der Behandlung von Nieren- und Harnleitersteinen und nach ureterorenoskopischen Eingriffen durchgeführt. Während später eine ambulante urethrozystoskopische Pigtail-Entfernung bei Frauen unproblematisch und nahezu schmerzlos möglich ist, trifft dies aus anatomischen Gründen für männliche Patienten leider viel seltener zu.

Lösung und Alternativen

Die primäre Implantation spezieller Pigtail-Katheter mit einem integrierten Extraktionsfaden (z. B. Uro-Soft®, Vario-Stent®, Angiomed; Vortex®, Porges) erlaubt deren Entfernung ohne Endoskopie. Der lange Faden liegt außerhalb des Meatus urethrae externus, wo er jedoch als geknoteter Fremdkörper insbesondere bei längerer Liegezeit zu Irritationen der Glans penis führen oder als Leitschiene für aszendierende Harnwegsinfektionen dienen kann. Außerdem ist das Risiko für eine akzidentelle Dislokation des Pigtail-Katheters erhöht.

Alternativ bietet es sich daher an, den Extraktionsfaden so weit zu kürzen, dass er in der penilen Harnröhre endet. Dort kann er später im Rahmen einer Urethroskopie mit einer Fasszange gegriffen und der Pigtail extrahiert werden. Durch die Kürzung des Fadens werden Irritationen und das Dislokationsrisiko minimiert. Mit einer Harninkontinenz ist nicht zu rechnen. Bei der Pigtail-Entfernung kann somit eine endoskopische Passage des Sphinkter externus und der prostatischen Harnröhre vermieden werden, die ja das wesentliche Schmerzmoment der Urethrozystoskopie beim Mann ausmacht. (Abb. 1)

Bei der endoskopischen Pigtail-Entfernung ist die Vorbehandlung der männlichen Harnröhre mit einem anästhesierenden Gleitgel (z. B. Instillagel®) selbstverständlich. Nach Instillation sollte mit Hilfe einer Pe-

P

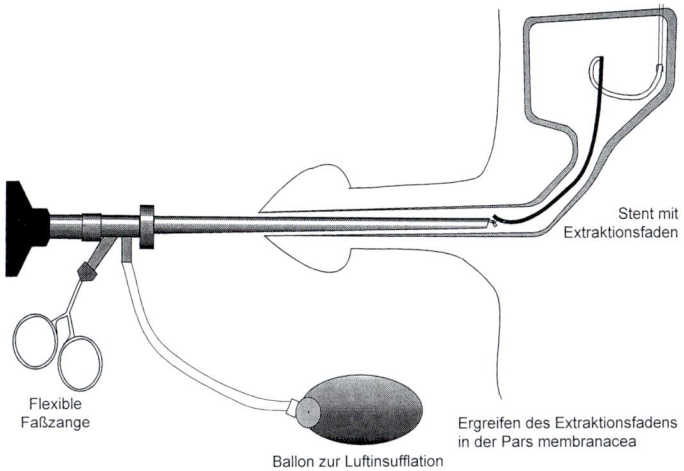

Stent mit Extraktionsfaden

Flexible Faßzange

Ballon zur Luftinsufflation

Ergreifen des Extraktionsfadens in der Pars membranacea

Abb. 1. Entfernung einer Doppel-J-Ureterendoprothese mit endständigem Extraktionsfaden durch eine wasserlose Urethroskopie mit starrem Instrument.

nisklemme eine ausreichende Verweildauer des Gels in der Harnröhre für ca. 5 Minuten sichergestellt werden (Abb. 2). Der Einsatz eines flexiblen Zystoskops wird wegen seiner Biegsamkeit und des geringeren Außendurchmessers oftmals besser toleriert, als ein kaliberstärkeres starres Instrument.

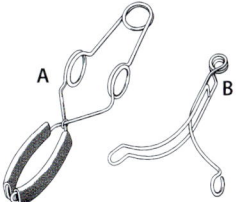

A   **B**

Abb. 2. Penisklemmen nach (**A**) Strauß und (**B**) Stockmann.

Weiterführende Tipps

→ Drainage; → Fremdkörper in Blase/Urethra; → Katheter, Entfernung, atraumatisch; → Katheter, Entfernung, nicht entblockbar; → Pigtail, Dislokation; → Pigtail, Entfernung, Frau; → Ureterendoprothese, Länge

Literatur

Naitoh J, Patel A, Fuchs GJ (1997) A simplified method of ureteral stent removal using waterless rigid urethroscopy. Journal of Urology 158: 2225–2226

Pigtail, Harnableitung

P

Ziel

Harnleiterschienung nach intestinalen Harnableitungsoperationen

Problem

Nach supravesikalen Harnableitungsoperationen mit Anlage eines Ileum-Conduit, eines kontinenten Nabel-Pouches, einer orthotopen Neoblase oder eines Sigma-Rektum-Pouches können sekundäre, urodynamisch relevante Stenosen im Bereich der Harnleiteranastomosen auftreten. Harnleiterkonkremente kommen ebenfalls als mögliche Ursache einer symptomatischen Harntransportstörung in Betracht. Eine retrograde Schienung des stenosierten Harnleiters ist in diesen Fällen oft nicht möglich, da das Neoostium auch nach intravenöser Methylenblau- und Diuretikagabe nicht einsehbar ist oder mit dem herkömmlichen starren oder flexiblen endoskopischen Instrumentar nicht erreicht werden kann. Eine perkutane Nephrostomie sorgt dann zwar für schnelle und zuverlässige Entlastung des oberen Harntrakts und die Sicherung der Nierenfunktion, mindert jedoch als lediglich symptomorientierte Maßnahme auf Dauer die Lebensqualität des Patienten.

Lösung und Alternativen

Um dennoch eine versenkte Ureterendoprothese (Pigtail- bzw. Doppel-J-Katheter) plazieren zu können, wird das gestaute Nierenbecken-Kelchsystem zunächst in Lokalanästhesie unter sonographischer Kontrolle punktiert und ein 6 Charr. Ureterkatheter (UK) in das Nierenbecken eingelegt. Über diesen kann dann ein Führungsdraht mit flexibler Spitze (z. B. Terumo®, Terumo, Japan; Glidewire®, Microvasive/Boston Scientific, USA) unter Röntgen-Durchleuchtungskontrolle antegrad durch den Harnleiter bis in das intestinale Harnreservoir vorgeschoben werden. Mit Hilfe eines Zystoskops wird nun der Draht gefasst und durch den jeweiligen Ausgang der Harnableitung nach außen gezogen. Anschließend kann über den durchgezogenen Führungsdraht ein zentral offener Pigtail-Katheter mit Hilfe eines Pushers retrograd eingebracht und unter Röntgen-Durchleuchtungskontrolle positioniert wer-

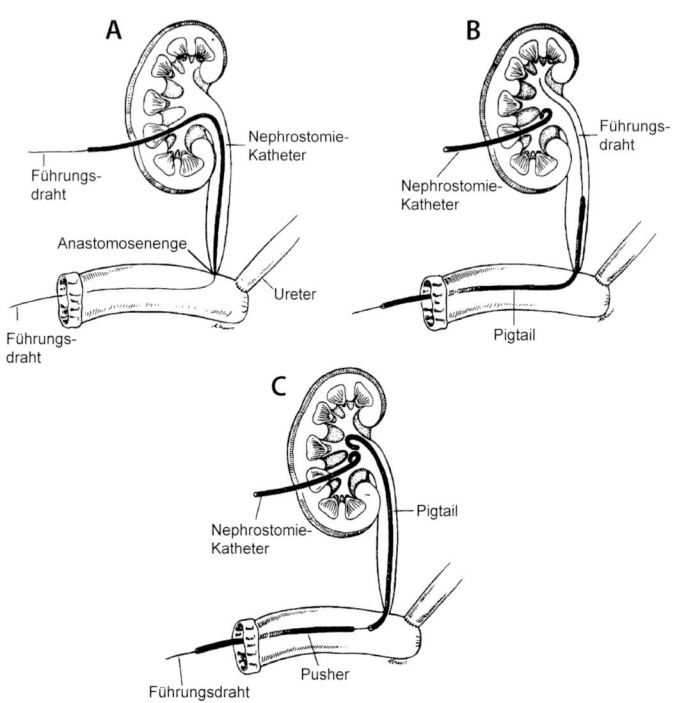

Abb. 1 A–C. Zur Einlage einer versenkten Ureterendoprothese bei Harnleiter-Anastomosenengen nach intestinaler Harnableitung wird zuerst perkutan ein flexibler Führungsdraht eingebracht und antegrad nach außen durchgezogen. Der Draht fungiert dann als Leitschiene für die retrograde Positionierung des Pigtail-Katheters.

den. Die Nephrostomie wird je nach Behandlungskonzept belassen oder entfernt (Abb. 1).

Bei okkludierenden Harnleiterkonkrementen nach intestinaler Harnableitung kann im Prinzip analog verfahren werden, wobei der Führungsdraht nicht nur zur Pigtail-Einlage sondern auch als Leitschiene für ein Dormia-Körbchen bzw. eine ureterorenoskopische Steinextraktion genutzt werden kann. Vor diesen invasiven Maßnahmen sollte jedoch zunächst eine in situ-Extrakorporale Stoßwellenlithotripsie (ESWL) versucht werden.

Weiterführende Tipps

→ Ausscheidungsurographie, Harnleiterobstruktion; → Ausscheidungsurographie, Kontrastintensivierung; → Bougierung, Harnröhrenstriktur; → Ureterorenoskopie, Passagehindernis; → Harnbypass, extrakorporal; → Führungsdraht, Einfädeln; → Pigtail, antegrad; → Pigtail, intraoperativ; → Ureterendoprothese, Länge

Literatur

Fowler JE Jr, Raife MJ, Sennott R (1980) A method for placement of a ureteral stent following supravesical intestinal diversion. Journal of Urology 124: 547–549

Smith AD, Lange PH, Reinke DB, Miller RP (1978) Extraction of ureteral calculi from patients with ileal loops: a new technique. Journal of Urology 120: 623–625

Pigtail, intraoperativ

Ziel

Intraoperative Harnleiterschienung mit einem Pigtail-Katheter

Problem

Akzidentelle Harnleiterverletzungen können 10 bis 30 % aller radikalen Hysterektomien (Wertheim-Meigs), bis zu 3,7 % aller abdominoperinealen Rektumresektionen und rund 0,1 % aller Kaiserschnitt-Entbindungen komplizieren. Diese Harnleiterverletzungen werden in nur 20 bis 30 % der Fälle intraoperativ erkannt. Der Urologe wird dann häufig zur Primärversorgung des durchtrennten Ureters hinzugezogen, welche in der Regel in einer Reanastomosierung und Harnleiterschienung besteht. Da die *offene retrograde Schienung* eine zusätzliche Eröffnung der Harnblase und Ausleitung der Schiene zur Haut sowie eine längerfristige Dauerableitung der Harnblase erfordert und für die *endoskopische retrograde Harnleiterschienung* eine Zystoskopie mit Röntgen-Durchleuchtung erforderlich ist, sind beide Verfahren mit organisatorischem und zeitlichem Mehraufwand belastet.

Lösung und Alternativen

Durch die intraoperative Einlage einer versenkten Doppel-J-Ureterendoprothese (Pigtail-Katheter) vom Ort der Harnleiterverletzung aus können eine separate Inzision der Harnblase oder Haut und eine Zystoskopie zur retrograden Harnleiterschienung vermieden werden. Hierzu wird ein zentral geöffneter, gefensterter Pigtail-Katheter geeigneter Stärke und Länge (z. B. 7 Charr., 28 cm) mit einem vorzugsweise an beiden Enden flexiblen Führungsdraht verwendet. Der Draht wird zunächst über eine seitliche Perforation im Bereich der Kathetermitte in das renale Pigtail-Ende eingefädelt und mit diesem in das Nierenbecken-Kelchsystem vorgeschoben. Dann kann der Draht in eine Schlaufe gelegt und von der Kathetermitte aus in das vesikale Pigtail-Ende und mit diesem antegrad in die Harnblase vorgeschoben werden (Abb. 1).
Die korrekte Lage des Pigtail-Katheters kann intraoperativ durch Röntgen-Durchleuchtung (C-Bogen) kontrolliert werden. Es ist jedoch be-

P

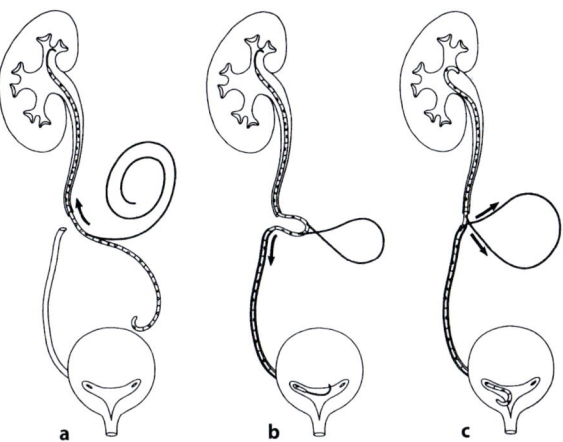

Abb. 1. Intraoperative Einlage einer versenkten Doppel-J-Ureterendoprothese (Pigtail-Katheter): ein flexibler Führungsdraht wird über seitliche Perforationen im Bereich der Kathetermitte unter Bildung einer Schlaufe in das renale (**a**) und vesikale (**b**) Pigtail-Ende eingelegt und mit diesen in das Nierenbecken Kelchsystem bzw. die Harnblase (**c**) vorgeführt.

deutend einfacher, die Harnblase zuvor über den in aller Regel bereits liegenden transurethralen Verweilkatheter mit verdünnter Methylenblau-Lösung aufzufüllen. Der Rückfluss blauer Flüssigkeit über die Ureterotomie kann dann als Indikator für die sicher intravesikale Lage des unteren Pigtail-Endes gewertet werden.

Abschließend wird der Führungsdraht durch Zug an der Schlaufe entfernt und die Harnleiteranastomose in üblicher Weise genäht.

Weiterführende Tipps

→ Führungsdraht, Einfädeln; → Katheterismus, Via falsa; → Pigtail, antegrad; → Pigtail, Harnableitung; → Ureterendoprothese, Länge

Literatur

Barone JG, Vates TS, Vasselli AJ (1993) A simple technique for intraoperatively stenting a transsected ureter. Journal of Urology 149: 535–536

Priapismus

Ziel

Rationelle Diagnostik und Therapie des Priapismus

Problem

Eine unerwünschte, spontan nicht rückläufige Dauererektion (Priapismus) kann sowohl als Symptom einer systemischen Erkrankungen als auch bei der Schwellkörperautoinjektionstherapie (SKAT) im Rahmen der fachurologischen Diagnostik und Therapie der erektilen Dysfunktion (ED) auftreten. Der Ursachenvielfalt des Priapismus stehen zahlreiche konservative, medikamentöse und operative Behandlungsverfahren gegenüber. Je nach Art, Ausprägung und Dauer des Priapismus sollte eine differenzierte und abgestufte Therapie zum Einsatz kommen (Abb. 1).

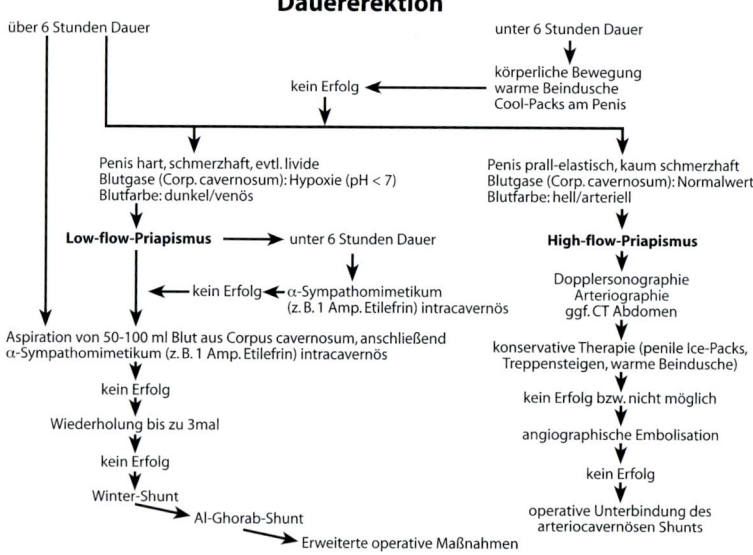

Abb. 1. Rationelle Diagnostik und Therapie des Priapismus.

Lösung und Alternativen

Der venookklusive bzw. *Low-Flow-Priapismus* ist durch einen inadäquaten venösen Abstrom des Blutes aus den Schwellkörpern bei normalem arteriellem Zufluss charakterisiert. Die zur Zeit häufigste Ursache ist die intrakavernöse Injektion vasoaktiver Substanzen im Rahmen der SKAT-Therapie.

Dagegen ist der sogenannte *High-Flow-Priapismus* durch einen pathologisch erhöhten arteriellen Einstrom ohne Behinderung des venösen Abstroms gekennzeichnet. Diese Form des Priapismus wird vorwiegend durch arterio-kavernöse Shunts hervorgerufen, welche durch perineale und penile Traumen, invasiv wachsende Tumore und Verletzungen bei angiographischen Untersuchungen entstehen können.

Diagnostik

Der Low-Flow-Priapismus führt zu einer sehr schmerzhaften Verhärtung der Corpora cavernosa und geht häufig mit einer lividen Verfärbung der Glans penis einher. Der High-Flow-Priapismus ist dagegen durch ein kaum schmerzhaftes, prall-elastisches und nicht verfärbtes Glied charakterisiert.

Sollten das klinische Erscheinungsbild und die Anamnese (SKAT?, hämatologische oder neurologische Grunderkrankung?, Trauma?) zur Differentialdiagnose nicht ausreichen, liefert die *Blutgasanalyse* (BGA) des kavernösen Blutes eine recht zuverlässige Unterscheidungshilfe. Während beim Low-Flow-Priapismus der pH-Wert deutlich unter 7 liegt, der Sauerstoff-Partialdruck pO_2 unter 10 mmHg erniedrigt und der Kohlendioxid-Partialdruck pCO_2 auf Werte über 45 mmHg erhöht ist, finden sich beim High-Flow-Priapismus normale Blutgaswerte. Sofern keine Blutgasanalyse durchgeführt werden kann, gibt oft allein schon die Farbe des aus dem Schwellkörper aspirierten Blutes Auskunft über die Art des Priapismus. So ist das Blut beim Low-Flow-Priapismus durch die venöse Stase sauerstoffarm und daher sehr dunkel, während beim High-Flow-Priapismus hellrotes, sauerstoffgesättigt-frisches Blut aspiriert werden kann.

Therapie

Alle Aspirationen oder Injektionen werden durch eine Punktion des Schwellkörpers von lateral im mittleren Penisschaftdrittel durchgeführt (Abb. 2). Eine akzidentelle Punktion subkutaner Blutgefäße, des ventral gelegenen Corpus spongiosum und der Harnröhre sowie des Gefäß

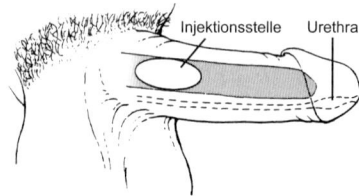
Injektionsstelle   Urethra

Abb. 2. Punktionsstelle des Schwellkörpers zur gefahrlosen Injektion und/oder Aspiration.

Nervenbündels auf der Dorsalseite des Penis kann hierdurch vermieden werden.

Low-Flow-Priapismus

Bei einem Low-Flow-Priapismus bis zu 6 Stunden Dauer wird die intrakavernöse Injektion eines alpha-Sympathomimetikums (siehe unten) mittels einer Insulinnadel (26 Gauge-Kanüle) empfohlen.

Bei fehlendem Ansprechen oder einer Priapismusdauer länger als 6 Stunden sollte der Schwellkörper mit einer 19 bis 21 Gauge-Butterflykanüle punktiert und 50 bis 100 ml oder zumindest soviel Blut abgezogen werden, bis das aspirierte Blut heller wird und/oder normale Blutgaswerte gemessen werden können. Danach erfolgt die erneute Gabe des alpha-Sympathomimetikums. Dieses Vorgehen kann bis zu dreimal wiederholt werden, sofern keine dauerhafte Detumeszenz erzielt wurde. Bei Erfolg wird ein auswickelnder Mullverband am Penis unter Aussparung des Meatus urethrae externus angelegt. Im Falle eines kurzfristig auftretenden Rezidivs erfolgt die Einlage eines transurethralen Dauerkatheters, mit dessen Hilfe der Penis zur Drosselung des arteriellen Zustroms auf die Bauchdecke umgeschlagen und dort mit Pflasterstreifen fixiert werden kann. Erst wenn eine Wiederholung der vorstehenden Maßnahmen keinen dauerhaften Erfolg bringt, sollte auf Shuntoperationen übergegangen werden.

High-Flow-Priapismus

Der High-Flow-Priapismus, der wegen der geringen Beschwerden nicht selten schon seit Tagen bis zur Diagnosestellung besteht, wird zunächst konservativ behandelt. In der Literatur werden für diese Priapismusform Spontanremissionen auch nach mehrwöchiger Dauer beschrieben. In Einzelfällen wurden High-Flow-Priapismen über Monate bis Jahre beobachtet, ohne zu einer erektilen Dysfunktion zu führen.

P

Die konservative Therapie beinhaltet neben warmen Beinduschen eine lokale Kompression und Kühlung des Penis mit Kühlaggregaten. Auch die Injektion eines alpha-Sympathomimetikums (siehe unten) kann versucht werden. Sollten diese Maßnahmen nicht zum Erfolg führen und der Patient sich durch die Erektion in seinem Befinden beeinträchtigt fühlen, kann nach sorgfältiger dopplersonographischer, arteriographischer und ggf. computertomographischer Lokalisationsdiagnostik eine selektive *Embolisation* versucht werden zur Okklusion der die arterio-kavernöse Fistel bildenden Gefäße (meist handelt es sich um die A. bulbourethralis oder die A. perinealis). Wegen der Gefahr einer irreversiblen Unterbrechung des arteriellen Zustroms mit einer daraus resultierenden dauerhaften ED sollte die Embolisation vorzugsweise mit resorbierbaren Materialien bzw. Substanzen durchgeführt werden. Eine explizite und ausführlichste Aufklärung des Patienten ist unverzichtbar. Bei Erfolglosigkeit der Embolisation kann als nächstinvasivere Therapiemaßnahme ein extrakavernöser oder transkavernöser operativer Fistelverschluss angestrebt werden.

Alpha-Sympathomimetika

Das zur intrakavernösen Injektion beim Priapismus bevorzugt einzusetzende alpha-Sympathomimetikum ist *Etilefrin* (Effortil®), welches vorwiegend alpha- und nur wenig beta-adrenerge Wirkungen hat und in jedem Notfallkoffer oder jeder Notfallaufnahme zur Verfügung steht. Unerwünschte Kreislaufreaktionen sind selten. Möglicherweise auftretende Blutdruckspitzen können mit einem im übrigen ebenfalls erektionsmindernden Kalziumantagonisten (z. B. Adalat® 10 mg sublingual) coupiert werden. Pro Injektion wird jeweils eine Ampulle (10 mg) unverdünnt appliziert. Die Gesamtdosis sollte 30 mg Etilefrin möglichst nicht überschreiten.

Mit Phenylephrin steht prinzipiell ein ähnlich wirksames alpha-Sympathomimetikum zur Verfügung, das für die Humanmedizin allerdings nur in Form von Augentropfen zur Verfügung steht und deshalb nicht intrakavernös injiziert werden darf. Andere in der Literatur beschriebene Medikamente wie Epinephrin (Suprarenin®) oder Metaraminol (Araminum®) sollten auf Grund ihrer zum Teil schwerwiegenden Nebenwirkungen heute nicht mehr routinemäßig eingesetzt werden.

Weiterführende Tipps

→ Autofotographie; → Erektion, artifiziell; → Erektion, intra-OP;
→ Katheter, Zug; → Ödem, Penis

Literatur

Baumgärtel M, Böhle A, Zweaan M, Jocham D (1997) High-flow Priapismus nach stumpfem perinealem Trauma. Aktuelle Urologie 28: 52–55

Boyle ET, Oesterling JE (1990) Priapism: simple method to prevent retumescence following initial decompression. Journal of Urology 143: 933–935

Dann T, Renner P, Knipper A, Muschter R, Kutscher KR (1989) Etilefrin (Effortil) zur Behandlung der prolongierten Erektion nach intrakavernöser Injektion vasoaktiver Substanzen. Urologe (B) 29: 334–335

Djamilian MH, Stein J, Fröhlich T, Stief CG, Thon WF (1997) Intrakavernöse Phenylephrininjektion bei pharmakologisch induzierter prolongierter Erektion. Urologe (B) 37: 45–47

Hakim LS, Kulaksizoglu H, Mulligan R, Greenfield A, Goldstein I (1996) Evolving concepts in the diagnosis and treatment of arterial high flow priapism. Journal of Urology 155: 541–548

Ilkay AK, Levine LA (1995) Conservative management of high-flow priapism. Urology 46: 419–424

Molina L, Bejany D, Lynne CM, Politano VA (1989) Diluted epinephrine solution for the treatment of priapism. Journal of Urology 141: 1127–1128

Muruve N, Hosking DH (1996) Intracorporeal phenylephrine in the treatment of priapism. Journal of Urology 155: 141–143

Potempa D, Jünemann KP, Schuller A, Löbelenz M, Rassweiler J, Alken P (1991) Die Therapie der prolongierten Erektion. Aktuelle Urologie 22: 45–48

Shapiro RH, Berger RE (1997) Post-traumatic priapism treated with selective cavernosal artery ligation. Urology 49: 638–643

Stief CG, Gilbert P, Wetterauer U, Bähren W, Thon W, Altwein JE (1986) Metaraminol – ein Antidot bei SKAT-bedingter prolongierter Erektion. Urologe (A) 25: 164–165

Waldner M, Pühse G, Hertle L (1998) Rationelle Diagnostik und Therapie des Priapismus. Urologe (B) 38: 23–26

Punktionsflüssigkeit

P

Ziel

Differentialdiagnostischer Schnelltest zur Unterscheidung zwischen Urin und anderen Punktions- oder Drainageflüssigkeiten

Problem

Durch bildgebende Untersuchungen kann der Ursprung einer liquiden Raumforderung nicht immer eindeutig geklärt werden. So lässt sich bei einer Doppelniere deren hydronephrotische obere Anlage bisweilen schwer von einer Nierenzyste oder Pankreaszyste abgrenzen.

Lösung und Alternativen

Die Verwendung von Teststreifen (z. B. Combur® 9; Boehringer, Mannheim) erlaubt – wenn nötig noch während des Punktionsvorganges – mit großer Treffsicherheit (Spezifität >95 %) die Unterscheidung zwischen Urin und Nierenzystenflüssigkeit. Eine Glucosekonzentration über 50 mg %, Proteinkonzentration über 100 mg % und ein pH-Wert ≥8 lässt auf eine Nierenzyste schließen. Bei nicht eindeutigem Teststreifenergebnis (diabetische Glucosurie, nephrotisches Syndrom) kann die konventionelle nasschemische Bestimmung von Kreatinin oder Harnsäure oder Harnstoff den Ursprung der liquiden Raumforderung klären: ein Kreatinin >40 mg % oder Harnsäure >10 mg % oder Harnstoff >50 mg % sichert das Vorliegen einer Hydronephrose. Die Abgrenzung der Pankreaszyste von Nierenzysten kann durch die Bestimmung der Amylase im Punktat erfolgen.

Das vorstehende Verfahren ist auch zur Unterscheidung zwischen Urin und Lymphe bzw. anderen serösen Flüssigkeiten in (Wund-) Drainagen geeignet.

Weiterführende Tipps

→ Fistelnachweis, qualitativ; → Urin, dunkler

Literatur

Semjonow A, Harren J, Rathert P, Hertle L (1994) Diagnostik liquider Raumforderungen in Punktionsflüssigkeiten. Urologe (B) 34: 358–359

Pyelographie, retrograd

Ziel

Luftblasenfreie Kontrastmittelapplikation bei der retrograden Pyelographie

Problem

Bei der retrograden Pyelographie wird der Ureterkatheter (UK) erst zur Entlüftung mit physiologischer Kochsalzlösung oder Röntgenkontrastmittel durchgespült, bevor er in das Harnleiterostium inseriert wird. Unter Röntgen-Durchleuchtung kann dann durch kontinuierliche gefühlvolle Kontrastmittelapplikation der gesamte obere Harntrakt dargestellt werden. Die verschiedenen Phasen vor, während und nach der Kontrastmittelgabe werden radiologisch dokumentiert. Das luftdichte Ankoppeln der kontrastmittelgefüllten Spritze an den UK kann bei dieser Untersuchung ein technisches Problem darstellen und dazu führen, dass Kontrastmittelaussparungen durch Luftbläschen als tumoröse Raumforderungen fehlgedeutet werden.

Lösung und Alternativen

Als Adapter zwischen der Spritze und dem UK kann eine passend ausgewählte Venenpunktionsnadel bzw. Verweilkanüle verwendet werden. Nadeln sind bei Insertion in das UK-Lumen allerdings mit einem erhöhten Perforationsrisiko behaftet. Alternativ stehen kommerzielle Konnektoren (Abb. 1+2, Fa. Porges/PfM) zur Verfügung, die auch zur Verbindung zwischen dem UK und einem geschlossenen Harndrainagesystem bei ausgeleiteten Ableitungen eingesetzt werden können. In jedem Falle ist zu empfehlen, vor dem Ankoppeln eines Adapters oder der Spritze abzuwarten, bis zurückfließender Urin aus dem UK abgetropft ist. Auch eine Aspiration von Luftbläschen mit der Kontrastmittel gefüllten Spritze ist möglich, welche bei der anschließenden Kontrastmittelinjektion dann allerdings mit dem Stempel deckenwärts gehalten werden muss.

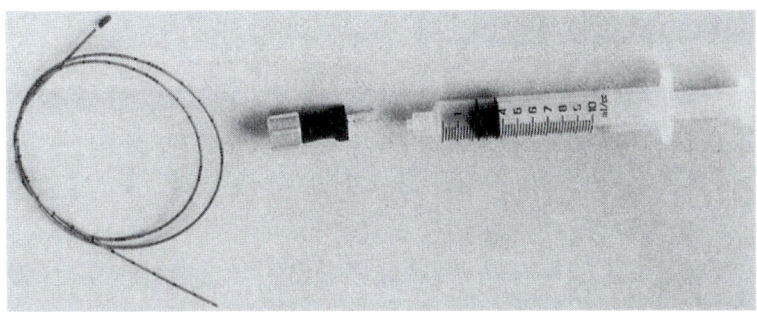

Abb. 1. *Schraubkonnektor* für Ureterkatheter (Porges) mit Luer-Spritzenaufsatz. Der noch aufgerollte UK kann in das spritzenferne Konnektorende eingefädelt und mit einer Feststellschraube fixiert werden. Bei zu festem Anziehen der Schraube kann es leicht zur Okklusion des UK-Lumens kommen.

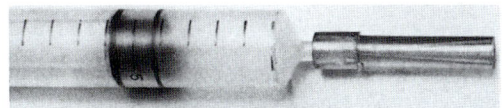

Abb. 2. *Steckkonnektor* mit Luer-Spritzenaufsatz (Porges). Hier wird der UK in dem sich konisch verjüngenden Konnektor festgesteckt. Eine Okklusion des Katheterlumens ist ausgeschlossen. Allerdings ist die Verbindung zum UK im Vergleich zum Schraubkonnektor weniger fest und kann sich leichter akzidentell lösen.

Weiterführende Tipps

→ Ausscheidungsurographie, Harnleiterobstruktion; → Ausscheidungsurographie, Kontrastintensivierung; → Endoskopie, Halterung; → Katheter, geschlossene Drainage; → Mikrohämaturie; → Steinreposition, Harnleiter

Literatur

Hertel E (1982) Verbindungsstück zur Kontrastmittelapplikation bei der retrograden Pyelographie. Urologe (B) 22: 25

Radschutz

Ziel

Gewährleistung von mehr Personal- und Gerätesicherheit beim Rangieren mobiler Hightech-Geräte

Problem

In urologischen Operationssälen, Ambulanzen und Praxen befinden sich häufig sehr empfindliche und teure bewegliche Hightech-Geräte wie TUR-Türme, C-Bögen, Operationsmikroskope oder Ultraschallgeräte. Beim Rangieren dieser Geräte rumpelt man nicht selten mit den Rädern über deren Stromkabel oder stolpert über sie, was der Betriebssicherheit abträglich ist und den sehr empfindlichen Geräten auf die Dauer nicht gut bekommt. Dabei können beispielsweise Schallköpfe aus ihrer Halterung springen und zu Boden stürzen oder Kabelbruch entstehen, was kostspielige Reparaturen zur Folge hat.

Lösung und Alternativen

Dieses Problem kann vermieden werden, indem ein effektiver und kostengünstiger Radschutz eingesetzt wird. Dieser wird aus einem geeigneten, nicht zu leichten Plastik- oder Metallrohr hergestellt, welches der Höhe bzw. dem Durchmesser und der Zahl der Räder entsprechend zerteilt und um die einzelnen Räder herum gelegt wird (Abb. 1). Beim Rangieren der Gerätschaft schiebt der Radschutz das Stromkabel automatisch vor sich her, sodass es von dem Rad nicht mehr überrollt werden kann (Abb. 2).

Quelle

Siebert CH: Radschutz, OP-Sicherheit. In: Siebert CH, Heinz B (Hrsg.): Tipps & Tricks für den Traumatologen: 209–210 (2000)

Weiterführende Tipps

→ Endoskopie, Halterung; → Instrumente, OP, Halterung; → Sonographie, transrektal

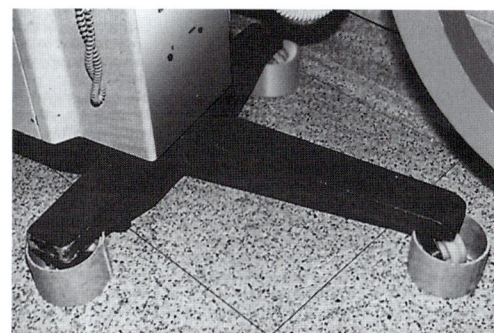

Abb. 1. Ringe aus zerteiltem Metallrohr als Radschutz an einem C-Bogen.

R

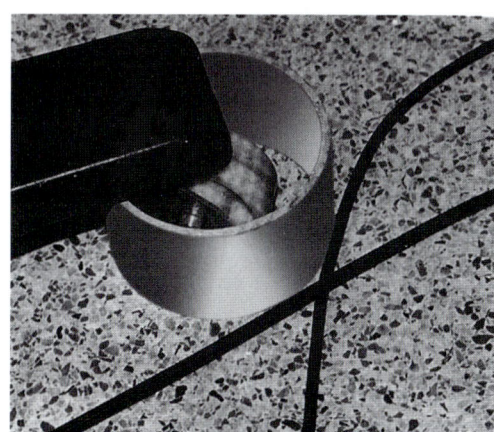

Abb. 2. Der Radschutz schiebt das Kabel vor sich her, so dass es nicht mehr überrollt werden kann.

Literatur

Rang M: Wheelguards: A safety measure in the operating room. J Bone Joint Surg 73: 77 (1991)

Reißverschluss-Verletzung

Ziel

Lösen eines die Genitalhaut einklemmenden Reißverschlusses

Problem

Gelegentlich werden Patienten/-innen in der Notaufnahme vorstellig, deren Präputium oder seltener die Labia majores zwischen dem Gleiter und den Zähnen eines Reißverschlusses eingeklemmt sind.

Lösung und Alternativen

Die Genitalhaut wird meistens beim *Öffnen* des Reißverschlusses eingeklemmt, da die Bewegung hierbei nach unten und auf den Körper gerichtet ist. Meist haben erfolglose eigentätige Manipulationen bereits zu einer Ödembildung und gesteigerten Schmerzempfindlichkeit geführt. Weitere Lösungsversuche durch Ziehen am Reißverschlussgleiter sind in der Regel zwecklos. Vor weiteren Maßnahmen sollte neben einer Abklärung des Tetanus-Schutzes in jedem Falle für eine suffiziente Lokalanästhesie des betroffenen Hautareals mit Xylocain®-Gel 2 %, einer Xylocain®-getränkten Mullkompresse oder am besten durch eine Peniswurzelblockade gesorgt werden. Wenn sich die Genitalhaut dann durch gerichteten Zug nicht aus der Einklemmung befreien lässt, kann prinzipiell eine Zirkumzision durchgeführt werden, die jedoch wegen der lokalen Ödembildung, der fehlenden psychologischen Vorbereitung und möglichen kulturellen oder individuellen Tabus problematisch sein kann.

Die Bauart des Reißverschlussgleiters erlaubt glücklicherweise eine schnellere und weniger aufwendige Problemlösung. Durch eine spitze Knochenschere bzw. einen kleinen, spitz zulaufenden Seitenschneider kann der Mittelsteg des Gleiters durchtrennt werden, so dass die Vorder- und Rückseite des Gleiters auseinanderfallen (Abb. 1). Damit öffnet sich der Reißverschluss und die eingeklemmte Genitalhaut wird freigegeben.

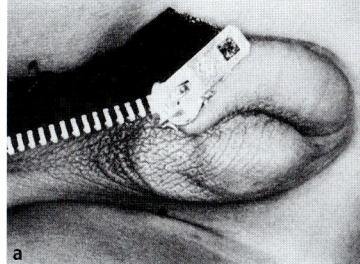 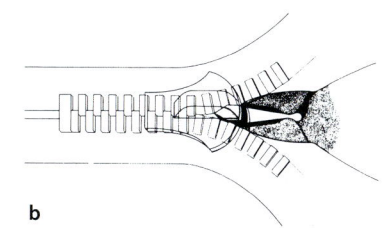

Abb. 1. Zur einfachen Entfernung eines die Genitalhaut einklemmenden Reißverschlusses (**a**) wird der Mittelsteg des Gleiters mit einer geeigneten Kneifzange durchtrennt (**b**).

Weiterführende Tipps

→ Erektion, Fremdkörper; → Erektion, intra-OP; → Ödem, Penis;
→ Paraphimose

Literatur

Ezell WW, Smith EI, McCarthy RT (1969) Mechanical traumatic injury to genitalia in children. Journal of Urology 102: 788
Flowerdew R, Fishman IJ, Churchill BM (1977) Management of penile zipper injury. Journal of Urology 117: 671

Rektumläsion

Ziel

Intraoperatives Erkennen einer Rektumverletzung

Problem

Eine Rektumläsion kann bei 2 bis 4 % aller Patienten im Rahmen einer radikalen Zystektomie oder Prostatektomie auftreten. Sie kann eine signifikante Morbidität und Mortalität zur Folge haben, besonders wenn sie nicht sofort erkannt und entsprechend versorgt wird. Während ausgedehntere Verletzungen meist augenfällig sind, können kleinere Läsionen intraoperativ unbemerkt bleiben und zu späterer Abszedierung, Sepsis und zum Tode führen.

Lösung und Alternativen

Auch kleinste Undichtigkeiten der Rektumvorderwandwand lassen sich durch einen Luftinsufflationstest einfach und zuverlässig nachweisen. Hierzu wird nach Entfernung der Harnblase und/oder der Prostata das kleine Becken mit körperwarmer isotonischer Kochsalzlösung aufgefüllt. Mit Hilfe eines schon während der Lagerung eingelegten Darmrohres (18 bis 26 Charr.) werden dann vom OP-Springer mit einer Blasenspritze zwischen 50 und 200 ml Luft stoßweise in das Rektum insuffliert (sog. „Blow Job"), während der Operateur den rektosigmoidalen Übergang manuell komprimiert. Eine Rektumläsion liegt vor, wenn Luftbläschen in der Kochsalzlösung aufsteigen.

Derselbe Test kann auch dazu verwendet werden, die Dichtigkeit des Rektums nach Übernähung der Läsion (ggf. unter Verwendung eines Peritoneal-Patches) zu überprüfen.

Weiterführende Tipps

→ Fistelnachweis, qualitativ; → Fistelnachweis, Zystoskopie; → Fistelnachweis, Pneumaturie

Literatur

Pisters LL, Wajsman Z (1992) A simple test for the detection of intraoperative rectal injury in major urological pelvic surgery. J. Urol. 148: 354

Resektion, Abdominoplastik

Ziel

Kombination einer Bauchdeckenplastik mit Schnittoperationen am unteren Harntrakt

R

Problem

Bauchdeckenplastiken in Kombination mit abdominalchirurgischen Eingriffen werden selten durchgeführt. Besonders Patientinnen in ihrer 4.–5. Lebensdekade mit adipösen und/oder „schwachen" Bauchdecken nach Schwangerschaften oder mit Narben nach Voroperationen wünschen sich im Rahmen operativer Eingriffe am unteren Harntrakt jedoch oftmals eine gleichzeitige plastische Bauchdeckenkorrektur.

Lösung und Alternativen

Urologische Schnittoperationen mit Zugang über einen Pfannenstielschnitt können gut mit einer plastischen Bauchdeckenkorrektur kombiniert werden.

Die überschießenden Hautfalten werden zunächst mit zwei kräftigen Haltenähten deckenwärts gezogen und die Schnittlinien markiert: ein erster bogenförmiger Schnitt verläuft zwischen der Spina iliaca anterior superior am Oberrand des Mons pubis. Eine zweite quere Inzision wird etwa in der Mitte zwischen Mons pubis und Bauchnabel angesetzt und erreicht auf beiden Seiten annähernd die Oberkanten der Darmbeinschaufeln. Die beiden Schnittlinien werden durch ein Dreieck miteinander verbunden, dessen Spitze auf die Mittellinie weist (Abb. 1). Nachdem die überschüssige Haut und das Unterhaut Fettgewebe bis auf die Bauchdeckenfaszie reseziert und der Wundrand mit feuchten Tüchern abgedeckt ist, kann der urologische Teil der Operation durchgeführt werden. Die Haut wird nach der Einlage von Drainagen dann in der abgebildeten Weise verschlossen (Abb. 2+3). Eine perioperative antibiotische Abdeckung mit breitem Spektrum wird empfohlen. Sofern die subkutanen Resektionsränder zur Adaptierung der Haut nur geringfügig unterminiert und mobilisiert werden müssen, kann postoperativ auf Druckverbände oder Sandsackauflagen verzichtet werden. Die Einlage

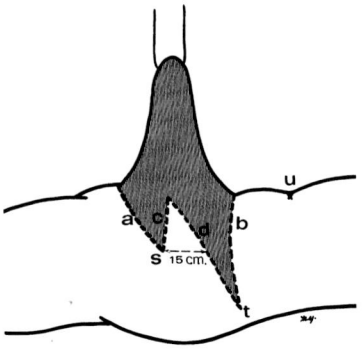

Abb. 1. Inzisionslinien: (**a**) bogenförmiger Schnitt zwischen der Spina iliaca anterior superior am Oberrand des Mons pubis; (**b**) quere Inzision in der Mitte zwischen Mons pubis und Bauchnabel, endet annähernd bei den Oberkanten beider Darmbeinschaufeln; (**c**)+(**d**) dreieckige Verbindung der Schnittlinien (**a**) und (**b**); s = Spina iliaca anterior superior; t = Oberkante der Darmbeinschaufel; u = Umbilicus; das schraffierte Areal kennzeichnet die zu resezierende Haut und das zugehörige Unterhaut-Fettgewebe.

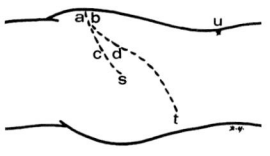

Abb. 2. Hautverschluss durch resorbierbare Intrakutannaht entlang der Inzisionslinien.

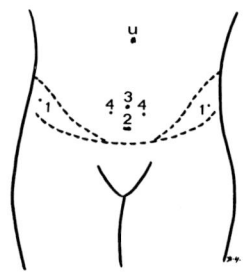

Abb. 3. Mögliche Drainagepunkte nach Abdominoplastik: (1) subkutane Redon-Drainagen; (2) Robinson- oder Easy Flow-Drainage im Cavum retzii; (3) suprapubischer Blasenverweilkatheter; (4) ausgeleitete Harnleiterschienen.

einer Redon-Drainage wird empfohlen, ebenso wie die Verwendung einer intrakutan resorbierbaren Hautnaht. Ferner sollte eine prä- und postoperative Fotodokumentation im Stehen erfolgen.

Weiterführende Tipps

→ Intrakutannaht, versenkte resorbierbare; → Nierenteilresektion; → Resektion, Blase; → Wunddrainage; → Wundverschluss, dynamisch

Literatur

Yachia D (1991) Abdominoplasty combined with lower urinary tract surgery. Urology 37: 266–267

R

Resektion, Blase

Ziel

Blasenteilresektion ohne Blaseneröffnung

Problem

Bei einer Blasenteilresektion zur Divertikelabtragung oder in seltenen Fällen auch zur offenen Resektion von Blasentumoren kann einem Verfahren der Vorzug gegeben werden, durch das eine Eröffnung der Harnblase mit Austritt von Blaseninhalt oder die Aussaat von Tumorzellen vermieden wird.

Lösung und Alternativen

Hierzu können Satinsky-, Cooley-, Pean- oder auch bezogene Doyenbzw. Darmklemmen eingesetzt werden (Abb. 1). Bei entleerter Harnblase wird der zu resezierende Blasenwandbezirk von einer Klemme geeigneter Form und Größe ausgeklemmt. Darunter wird eine zweite gleichartige Klemme mit einem möglichst etwas größeren Radius gesetzt. Die ausgeklemmte Blasenwand kann anschließend zwischen den beiden Klemmen abgesetzt werden (Abb. 2). Der Resektionsrand wird dann mit dem Elektrokauter verschorft und mit einer fortlaufenden Naht verschlossen. Nach dem Entfernen der Klemme wird diese erste Naht unter einer zweiten Nahtreihe versenkt (Abb. 3).

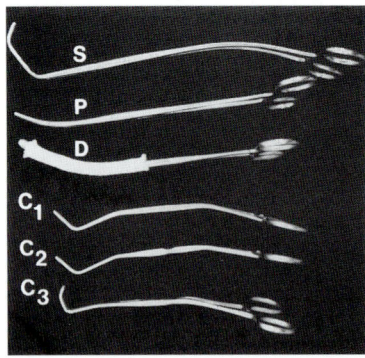

Abb 1. Satinsky- (S), Pean- (P), Doyen- (D) und Cooley-Klemmen (C1–3).

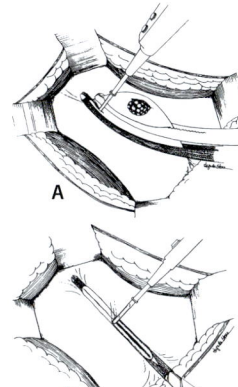

Abb. 2. Resektion des tumortragenden Blasenwand-
bezirks ohne Eröffnung der Harnblase zwischen zwei
Klemmen (**A**) und Koagulation der Schnittränder (**B**)
mit dem elektrischen Messer.

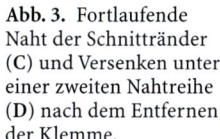

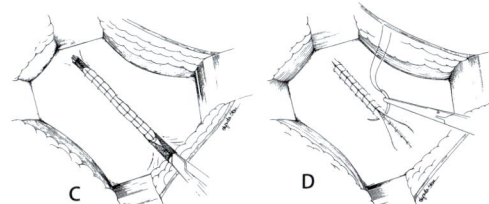

Abb. 3. Fortlaufende
Naht der Schnittränder
(**C**) und Versenken unter
einer zweiten Nahtreihe
(**D**) nach dem Entfernen
der Klemme.

Weiterführende Tipps

→ Nierenteilresektion; → Resektion, Abdominoplastik

Literatur

Haddad FS (1991) Partial cystectomy for bladder cancer - a new technique. Urology 38: 458

Schluckauf

Ziel

Behandlung eines Patienten mit hartnäckigem Schluckauf

Problem

Stunden- bis tagelang anhaltender Schluckauf (Singultus) kann zur physischen und psychischen Tortur für den Betroffenen und seine Umgebung werden.

Lösung und Alternativen

Beim Schluckauf handelt es sich um ein glucksendes, inspiratorisches Geräusch, welches durch ruckartige Kontraktionen des Zwerchfells hervorgerufen und durch den Verschluss der Stimmritze plötzlich unterbrochen wird. Nach Launois und Lewis *(siehe Literatur)* kommen hierfür mehr als 100 Ursachen in Betracht. Selten ist der Schluckauf Folge einer mit urologischen Grundleiden assoziierten lokalen Zwerchfellreizung (z. B. bei thorakalen, abdominellen oder retroperitonealen Entzündungen, Operationen und Tumoren bzw. Metastasen), einer zentralnervösen Erkrankung (z. B. Enzephalitis, Schädelhirntrauma, Metastasen) oder einer Polichemotherapie.

In den meisten Fällen bleibt die Ursache des Schluckauf unbekannt. Folglich gibt es kein kausales Patentrezept für die Therapie. Um aber der Quälerei ein Ende zu bereiten, lohnt es sich, eine ganze Reihe von Therapieempfehlungen zu befolgen, da der Erfolg letztlich alle Mittel und Versuche rechtfertigt.

Manuelle Methoden

Handgriff nach Naegeli: Man trete hinter den Patienten und umgreife die seitlichen Halspartien wie folgt: Daumen hinter das Ohr, Zeigefinger an die Mandibula, mit den Spitzen des 3. und 4. Fingers sucht man sich das Zungenbein. Hat man es ertastet, hake man die beiden Fingerspitzen darunter ein. In dieser Haltung übe man mit den Unterarmen einen konstanten Zug nach kranial aus und zähle dabei bis 60. Als Folge der Zugwirkung auf den N. phrenicus kann der Singultus im Idealfall binnen einer Minute sistieren.

Handgriff nach Ritschl: 1–2 Minuten währender Druck mit den Fingerspitzen auf die Nn. phrenici an der Stelle, wo diese dem sehnigen unteren Anteil des M. scalenus aufliegen.

Physiothermische Medthoden
- Grob zerkleinerte Eiswürfel schlucken lassen.
- Aufträufeln von Äther auf das Epigastrium.
- Rasches Zerkauen und Verschlucken eines essiggetränkten, eisgekühlten Würfelzuckerstückchens.
- CO_2-Rückatmung aus einer Plastiktüte unter ärztlicher Aufsicht.
- Galvanische oder faradische Reizung der Nn. phrenici.

Medikamentöse Methoden
- Methylphrenidat (z. B. Ritalin®)
- Baclofen (z. B. Lioresal®), ggf. in Kombination mit Carbamazepin (z. B. Tegretal®)
- Metoclopramid (z. B. Gastrosil®, Paspertin®)
- Chlorpromazin (z. B. Propaphenin®)

Die drei letztgenannten Medikamente werden von Federspil und Zenk favorisiert *(siehe Literatur)*

Körperliche Übungen
Bei vielen der nachstehenden Empfehlungen scheint das Zuhalten der Ohren, etwa mit den Fingerspitzen in den Gehörgängen, der entscheidende Faktor zu sein (mögliche Reizung des R. auricularis N. vagi):

- Bei fest verstopften äußeren Gehörgängen einige Schlucke Eiswasser trinken.
- Daumen in die Ohren bohren, mit beiden Zeigefingern die Nase zuhalten und den Speichel schlucken.
- Mit den Fingern in den Ohren Kaubewegungen ausführen.
- Ohren zuhalten und sich löffelweise Wasser zu schlucken geben lassen.
- Je einen Finger in die Ohren stecken, mit den restlichen Fingern ein Glas Wasser zum Mund führen und ohne zu atmen austrinken.
- Wasser in die Ohren laufen lassen, Ohren zuhalten und sich ein Glas Wasser einflößen lassen. **(Cave: zuvor Ausschluss unentdeckter Gehörgangsfremdkörper, welche per se einen chronischen Singultus unterhalten können!)**

Andere Übungen

- Kitzeln der Rachenhinterwand.
- Hartes Reiben des harten und weichen Gaumens.
- Forciertes Ziehen an der Zunge.
- Im Kopfstand den Speichel schlucken.
- Flach auf den Rücken legen, die Knie so fest wie möglich umfassen und anziehen.
- Soweit es geht vornüber beugen und ein Glas Wasser trinken.

Chinesische Akupressur

- Mit der linken Daumenkuppe das obere, mit der rechten das untere Brustbein kräftig massieren.
- Abdrücken beider Aa. radiales.
- Bei Kindern beide Handgelenke massieren.

Phrenicotomie

Ultima ratio ist nach probatorischer Leitungsblockade des N. phrenicus dessen chirurgische Durchtrennung mit dem Risiko einer Dyspnoe als Folge der ein- oder doppelseitigen Zwerchfelllähmung.

Quelle

Singultus. In: Schmäl F, Nieschalk M, Nessel E, Stoll W (Hrsg.): Tipps & Tricks für den Hals-, Nasen- und Ohrenarzt: 197–199 (2001)

Weiterführende Tipps

→ Erektion, intra-OP; → Hitzewallungen; → Ödem, Penis; → Priapismus; → Opiat-Nebenwirkungen

Literatur

Federspil PA, Zenk J: Singultus. HNO 10: 867–875 (1999)
Krebs E: Zitat nach Naegli T vom Hörensagen (1894)
Launois S, Bizek JL, Whitelaw WA, Cabane J, Derenne JP: Hiccup in adults: an overview. Eur. Respir. J. 6: 563–575 (1993)
Lewis JH: Hiccups: cause and cures. J. Clin. Gastroenterol. 7: 539–552 (1985)
Pelet J: Hartnäckiger Schluckauf. Hosp. Trib. 6: 3 (1979)
Ritschl F: In: Schellong F (Hrsg.) Taschenbuch der Therapie. JA Barth Verlag, Leipzig (1944)
Uhlmann T: Über den Schluckauf. Transit Verlag, Berlin (1993)

Schmerz, chronisch

Ziel

Optimierung der medikamentösen Schmerztherapie von Patienten mit chronischen Tumorschmerzen durch trizyklische Antidepressiva

S

Problem

Trizyklische Antidepressiva sind bei vielen chronischen und insbesondere neuropathischen (Tumor-) Schmerzzuständen wirksam. Im Gegensatz zu Patienten mit Depressionen, die von Anfang an hohe Dosen von Antidepressiva gut tolerieren, brechen Patienten mit chronischen Schmerzen die Therapie oft wegen initialer Nebenwirkungen ab.

Lösung und Alternativen

Beginn der Therapie mit sehr niedrigen Dosen, z. B. mit Trimipramin 5–10 Tropfen (1 Tr. = 1 mg) oder 1/2 Tablette (25 mg), bzw. Amitriptylin 10 mg. Für 6 Tage werden 10 mg abends gegeben, dann 2 × 10 mg, schließlich 25 mg in retardierter Form. Die Tagesdosis wird üblicherweise auf bis zu 50 mg gesteigert, bei zusätzlich bestehender Depression oder unzureichender Wirkung auf 100 (maximal 150) mg. Die Einnahme erfolgt nur abends.

Bei Schlafstörungen bzw. zur Vermeidung derselben ist Trimipramin besser geeignet, da hier der Schlaf-Wachrhythmus am wenigsten gestört wird. Die Kombination mit einem aktivierenden Antidepressivum, wie z. B. Fluoxitin (20 mg) in Form einer morgendlichen Gabe ist möglich.

Quelle

Hildbrandt J: Antidepressiva. In: Loick HM (Hrsg.): Tipps & Tricks für den Anästhesisten: 8 (2000)

Weiterführende Tipps

→ Schmerztherapie und Suchterkrankung; → Tumorschmerztherapie, medikamentöse; → Opiat-Nebenwirkungen, Behandlung

Literatur

Max MB: Antidepressants as analgesics. In: Fields HL and Liebeskind JC (eds.): Pharmacological approaches to the treatment of chronic pain: new concepts and critical issues. IASP Press, Seattle: 229–246 (1994)

Schmerzen, Reduktion post-OP

Ziel

Schmerzreduktion nach Operationen am äußeren Genitale

Problem

S

Eine effektive postoperative Analgesie ist fester Bestandteil jeder operativen Behandlung. Dies gilt auch für Operationen in sehr empfindlichen Körperregionen wie Penis, Leiste, Samenstrang oder Hoden und insbesondere bei Kindern. Eine lokale, nebenwirkungsarme Schmerzkontrolle ist dabei der systemischen Analgetikagabe vorzuziehen.

Lösung und Alternativen

Zur nachhaltigen Schmerzreduktion in der frühen postoperativen Phase nach Eingriffen am Penis kann eine *Peniswurzelblockade* (siehe auch Abb. 1 von T&T Erektion, intra-OP, S. 78) durchgeführt werden. Nach Operationen an Leiste, Samenstrang und Hoden hat sich eine *intraoperative Wundspülung* oder eine *Samenstrang-Blockade* mit einem geeigneten Lokalanästhetikum bewährt.

In allen Fällen wird die Verwendung von Bupivacain (5–10 ml Carbosthesin® 0,5 %) empfohlen, welches sich als lange wirksames lipophiles Lokalanästhetikum vom Amid-Typ durch eine relative Wirkdauer von rund 8 Stunden auszeichnet. Durch den Zusatz von Adrenalin in einer Konzentration von 1:200 000 (5 µg/ml) kann die systemische Absorption vermindert und die lokale Blockade verbessert werden. Außerdem lässt sich hierdurch die Maximaldosis für Bupivacain von 175 mg auf 225 mg steigern. Die ohnehin lange Wirkdauer wird dadurch jedoch kaum beeinflusst. Durch die vasokonstriktorische Wirkung des Adrenalins kann es allerdings zu einer unerwünschten Verminderung der Perfusion im Wundgebiet kommen, so dass die alleinige Gabe von Bupivacain einfacher und preiswerter ist.

Weiterführende Tipps

→ Erektion, Fremdkörper; → Erektion, intra-OP; → Hodentorsion, Pexie; → Lokalanästhesie, Vasektomie; → Paraphimose; → TUR-Prostata in Sedoanalgesie; → Urethrotomie in Lokalanästhesie

Literatur

Burden RJ, O'Kelly SW, Sutton D, Cumming J (1997) Spermatic-cord block improves analgesia for day-case testicular surgery. British Journal of Urology 80: 472–475

Saunders PRI, Hendry WF (1998) Bupivacaine instillation for the relief of pain from testicular biopsy. British Journal of Urology 82: 911

Shenfeld O, Eldar I, Lotan G, Avigad I, Doldwasser B (1995) Intraoperative irrigation with bupivacaine for analgesia after orchiopexy and herniorrhaphy in children. Journal of Urology 153: 185–187

Sommerkamp H, Hakenberg O (1993) Lokalanästhesie in der Urologie. Thieme Verlag (Stuttgart, New York)

Schmerztherapie und Suchterkrankung

Ziel

Pharmakotherapie Opioid-pflichtiger Schmerzen unter Berücksichtigung von Toleranz-, Abhängigkeits- und Missbrauchsphänomenen.

Problem

Eine Suchterkrankung als Komorbidität bei Schmerzpatienten ist zwar selten (3 bis 19 %), gilt aber als prognostisch ungünstiger Faktor für eine erfolgreiche Schmerzbehandlung. Bei unerklärlichem Mehrbedarf an Opioiden in der Langzeitbehandlung stärkster Schmerzzustände ist es oft schwierig, zwischen einem Mehrbedarf durch die fortschreitende Grunderkrankung, einer Toleranzentwicklung sowie einem potentiellen Suchtverhalten zu differenzieren. Diese Unsicherheit sollte jedoch keinesfalls zu einer möglicherweise ungerechtfertigten Unterversorgung entsprechender Patienten mit opioidpflichtigen Schmerzen führen.

Lösung und Alternativen

Eine *Toleranz* entwickelt sich bei jeder längerfristigen Opioidtherapie. Sie bedingt eine Dosissteigerung zum Erhalt des analgetischen Effekts. Eine adäquate Opioidtherapie bei opioidpflichtigen Schmerzen erzeugt kein Suchtverhalten. Eher kann sich bei Unterdosierung und daher ständiger Nachforderung an Schmerzmitteln eine „Pseudoabhängigkeit" zeigen.

Eine *pharmakologische Abhängigkeit* ist durch eine entsprechende Entzugssymptomatik bei plötzlichem Abbruch der Einnahme gekennzeichnet und nicht gleichzusetzen mit der *psychischen Abhängigkeit* eines Drogenabhängigen. Im Falle von Komorbiditäten wie drogenbedingter HIV-Erkrankung und psychiatrischen oder neurotischen Störungen muss in der Schmerztherapie ggf. eine *stoffgebundene Suchterkrankung* mit berücksichtigt werden. Bei letztgenannter ist dann häufig ein Mehrfachgebrauch unterschiedlicher Substanzen (z. B. mit Alkohol und Sedativa) anzutreffen. Ein Suchtverhalten ist als Kontrollverlust in der Handhabung der Substanz und durch fortgesetzten Missbrauch trotz Kenntnis schädigender Folgeerscheinungen charakterisiert.

Unter Beachtung der vorstehenden Aspekte ist in der Regel eine zuverlässige Trennung der Toleranz von Sucht- bzw. Missbrauchsphänomenen möglich. Eine weitere Unterscheidungsmöglichkeit stellt ein Opioidwechsel dar. Zeigt die Umstellung eines rasch in der Wirksamkeit anschlagenden, aber nur kurz wirksamen Opioids mit allerdings deutlichen psychotropen Effekten (z. B. Pethidin, Pentazocin, Tilidin+ Naloxon) auf ein Retardpräparat bei äquianalgetischer Dosierung oder sogar bei höherer analgetischer Potenz, aber geringerer psychotroper Wirkung (z. B. Morphinsulfat-Retard) eine deutlich schlechtere Analgesie, so ist im weiteren eher ein Suchtverhalten abzuklären als von einer Toleranzentwicklung auszugehen. Die analgetische Wirkung sollte in diesem Zusammenhang möglichst durch standardisierte Schmerzskalen (z. B. die Visuelle Analogskala, VAS) objektiviert werden.

Quelle

Gralow I: Schmerztherapie und Suchterkrankung. In: Loick HM (Hrsg.): Tipps & Tricks für den Anästhesisten: 145–147 (2000)

Weiterführende Tipps

→ Opiat-Nebenwirkungen, Behandlung; → Schmerz, chronisch; → Schmerztherapie, Morphinunverträglichkeit; → Tumorschmerztherapie, medikamentöse

Literatur

Bruera E, Lawlor P. Cancer pain management (1997). Acta Anaesthesiol Scand. 41: 146–153

Fishbain DA, Rosomoff HL, Rosomoff RS (1992) Drug abuse, dependence and addiction in chronic pain patients. Clin J Pain 8: 77–-85

Passik SD, Portenoy RK: Substance abuse issues. In: Ashburn MA, Rice LJ (eds.): The management of pain. 1st edn., Churchill Livingstone, New York London Tokyo: 51–61 (1998)

Schmerztherapie, Morphinunverträglichkeit

Ziel

Medikamentöse Alternativen Opioid-pflichtiger Tumorschmerzen bei Morphinunverträglichkeit

S

Problem

Bei der Langzeittherapie von Tumorschmerzen kann es, wenn auch selten, bei hohen Dosen von Morphin zu intolerablen Nebenwirkungen im Sinne einer Morphinunverträglichkeit wie kognitiver Beeinträchtigung, Verwirrtheit, Haluzinationen, Alpträumen oder Myoklonien kommen.

Lösung und Alternativen

Ein Opioidwechsel auf Levo-Methadon kann bei deutlich besserer Verträglichkeit zu einer guten Analgesie führen. Auch bei neuropathischen Schmerzen ist die Wirksamkeit von L-Methadon belegt. Limitierend für den Einsatz von Methadon sind hingegen die hohen individuellen Schwankungen in der Pharmakokinetik. Die klinische Wirksamkeit von 6 bis 8 Stunden liegt deutlich unter der Eliminationshalbwertszeit von durchschnittlich 30 Stunden. Daher ist insbesondere bei älteren Patienten oder eingeschränkten Organfunktionen mit einem höheren Kumulationsrisiko zu rechnen. Alternativen bei erforderlichem Opioidwechsel stellen Hydromorphon oder Oxycodon dar.

Empfehlungen für die Umstellung: Als Einstiegsdosis des neuen Opioids wird 50 % der äquianalgetischen Morphindosis empfohlen. Bei L-Methadon sollte mit 5 bis 10 % der bisherigen oralen Morphin Tagesdosis begonnen werden. Entsprechend dem Bedarf wird dann nach Verträglichkeit die Dosis titriert.

Quelle

Gralow I: Morphin, Alternativen bei Unverträglichkeit. In: Loick HM (Hrsg.): Tipps & Tricks für den Anästhesisten: 98–99 (2000)

Weiterführende Tipps

→ Schmerz, chronisch; → Opiat-Nebenwirkungen, Behandlung; → Tumorschmerztherapie, medikamentöse

Literatur

Bruera E et al. (1996) Opioid Rotation in Patients with Cancer Pain. A Retrospective Comparison of Dose Ratios between Methadone, Hydromorphone and morphine. Cancer 78: 852–857

De Stoutz ND, Bruera E, Suarez-Almazor M. Opioid rotation for toxicity reduction in terminal cancer patients. J Pain Symptom Manage. 1995;10:378-384

Levy MH (1996) Pharmacologic Treatment of Cancer Pain. New England Journal of Medicine 335: 1124–1132

Lindena G, Arnau H, Liefhold J (1998) Hydromorphon - pharmakologische Eigenschaften und therapeutische Wirksamkeit unter Berücksichtigung einer oralen Zubereitung mit verlängerter Wirkdauer. Schmerz 12: 195–204

Mercadante S (1998) Pathophysiology and Treatment of Opioid-Related Myoclonus in Cancer Patients. Pain 74: 5–9

Sonographie, Gel

Ziel

Linderung von Missempfindungen bei diagnostischen und therapeutischen Maßnahmen durch Anwärmen der Untersuchungs- bzw. Behandlungsmedien

S

Problem

Kalte Instrumente können bei unangenehmen oder gar schmerzhaften diagnostischen und therapeutischen Maßnahmen die ohnehin bestehenden Missempfindungen nachhaltig und unnötig steigern und so die Kooperationsbereitschaft insbesondere von Kindern beeinträchtigen. Hieraus können sogar verfälschte Untersuchungsergebnisse resultieren, wie beispielsweise die Fehldiagnose einer Detrusorinstabilität bei Verwendung nicht vorgewärmter Infusionsflüssigkeit im Rahmen einer urodynamischen Messung.

Lösung und Alternativen

Was wie eine Binsenweisheit klingt, hat deswegen leider noch lange nicht Einzug in allen Kliniken oder Praxen gehalten. Das Anwärmen von Untersuchungsmedien lindert in vielen Fällen Missempfindungen und Schmerzen, was durch eine Reduktion der muskulären Abwehrspannung und durch eine Erhöhung der Kooperationsbereitschaft des Patienten letztlich dem Untersuchungsergebnis zugute kommt. Die Temperatur sollte dabei deutlich über der Raumtemperatur und etwas unter der Körpertemperatur liegen, also z. B. bei 30 °C.

Dies gilt beispielsweise für das *Anwärmen von Kontaktgel für die Sonographie*, das mit Hilfe eines handelsüblichen *Milchfläschchenwärmers* effektiv und preisgünstig möglich ist. Insbesondere Säuglinge und Kleinkinder werden so durch eine Ultraschalluntersuchung nicht irritiert. Auch *vorgewärmte Spekula* für vaginale Einstellungen wird jede Patientin angenehmer empfinden.

Bei der Neueinlage oder beim Wechsel eines transurethralen Ballonkatheters können das *vorherige Anwärmen des Katheters und/oder des anästhesierenden Gleitgels* (z. B. Instillagel®, Xylocain®-Gel) die schmerzstillende Wirkung noch verstärken. Hierzu können neben dem bereits erwähnten Milchfläschchenwärmer auch ein *Brutschrank für Urinkulturen* oder ein *Waschbecken mit handwarmem Wasser* dienen, wobei der Katheter bzw. das Gleitgel bis zur vollständigen Erwärmung selbstverständlich in ihrer sterilen Verpackung belassen werden müssen.

Weiterführende Tipps

→ Ejakulat; → Katheter, Entfernung, atraumatisch; → Katheterismus, atraumatisch; → Ödem, Penis; → TUR-Prostata in Lokalanästhesie; → Urethrotomie in Lokalanästhesie; → Vaginaltamponade; → Wunddrainage

Sonographie, transrektal

Ziel

Simulator zu Übungszwecken für die transrektale Sonographie der Prostata

S

Problem

Die transrektale Sonographie der Prostata hat sich als wertvolles diagnostisches Hilfsmittel bewährt und ist unverzichtbar bei der sonographisch gesteuerten Sextantenbiopsie der Prostata. Für den Untersucher besteht die größte Schwierigkeit in der räumlichen Zuordnung von Befunden und Biopsiearealen aus der jeweils zweidimensionalen Bildinformation der Quer- bzw. Längsschnitte durch das Organ. Der Zusammenhang zwischen den Monitorbildern und der organischen Wirklichkeit ist einfacher zu verstehen und die Technik leichter zu erlernen, wenn der 7 bis 7,5 MHz Schallkopf zu Übungszwecken unter Sicht in einem Wasserbad gegen ein der Prostata ähnliches Objekt bewegt wird und die Lage der Punktionsnadel auf dem Bildschirm dabei leicht mit der Position am Objekt verglichen werden kann.

Lösung und Alternativen

Zu diesem Zwecke kann mit einfachen Mitteln (Abb. 1) ein Simulator für die transrektale Sonographie der Prostata hergestellt werden. Hierzu wird ein Pappeimer oder -karton mit einem wasserdichten Plastikbeutel ausgeschlagen. Durch ein seitliches Loch im Eimer und einen Schlitz im Plastikbeutel kann die mit einem Kondom überzogene Ultraschallsonde eingeführt werden, wobei der Schlitz im Beutel gegen das Kondom mit Isolierband oder durch einen Gummiring abgedichtet werden muss. Alternativ kann die Sonde auch ohne seitliches Loch von schräg oben in den Eimer geführt werden, was insbesondere für stabförmige transrektale Ultraschallsonden und bei Stanzbiopsieübungen praktikabler ist. Nach Auffüllen mit Wasser wird dann ein geblockter Verweilkatheter mit einem Gewicht am Grund des Eimers verankert (Abb. 2). Sonographisch lässt sich nun der Ballonblock als Prostata und der von dem Ballon umgebene Katheteranteil als prostatische Harnröh-

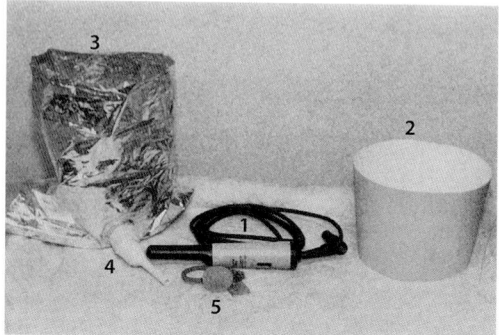

Abb. 1. Materialien zur Herstellung eines Simulators für die transrektale Sonographie der Prostata: transrektale Ultraschallsonde (1), Pappeimer oder -karton (2), wasserdichter Plastikbeutel (3), Kondom (4), blockbarer Verweilkatheter (5) mit Gewicht.

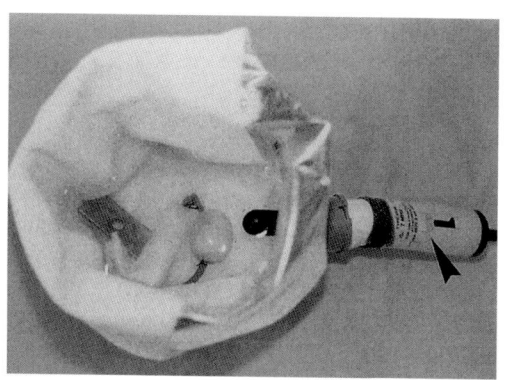

Abb. 2. Arrangement der Einzelbestandteile zum fertigen Simulator für die transrektale Sonographie oder sonographisch gesteuerten Biopsie der Prostata.

re darstellen (Abb. 3). Für Biopsieübungen empfiehlt sich die Verwendung eines geeigneten Festkörpers, wie beispielsweise einer gekochten Kartoffel. Mit Hilfe eines suprapubischen Punktionssystems lässt sich die Kartoffel leicht mit einem Verweilkatheter versehen und so ein sonomorphologisches Surrogat für die prostatische Harnröhre erzeugen.

Weiterführende Tipps

→ Biopsie Prostata, transrektal; → Biopsie, Punktion; → Vaso-Vasostomie

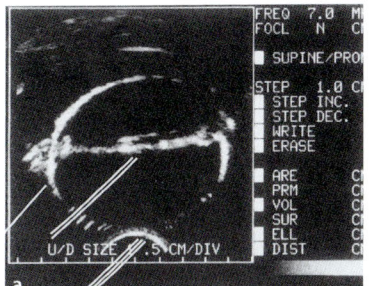 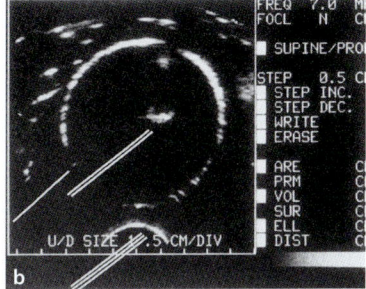

Abb. 3. Die longitudinale (**a**) und transversale (**b**) Schnittebene zeigt die Außenkontur des geblockten Ballons (= Prostata) mit dem Katheter in der Mitte (= prostatische Harnröhre).

Literatur

Cos LR (1991) Simulator for transrectal ultrasound of prostate. Urology 37: 12

Steinextraktion, PCNL

Ziel

Vereinfachte Extraktion größerer Steinfragmente im Rahmen der perkutanen Nephrolitholapaxie (PCNL)

Problem

Trotz einer zunehmenden Verbreitung der extrakorporalen Stoß-wellenlithotripsie (ESWL) hat die perkutane Nephrolitholapaxie (PCNL) weiterhin einen hohen Stellenwert für die Therapie von ausgedehnten Nierenbecken- oder Ausgusskonkrementen. Die mit Hilfe einer Ultraschallsonde oder elektrohydraulisch zertrümmerten Steine bzw. deren Fragmente werden üblicherweise über den Nephroskopschaft ausgespült und abgesaugt oder mit einer Fasszange geborgen. Größere Fragmente können sich dabei leicht im Nephroskopschaft verkanten. Andererseits wird die Extraktion möglichst großer Fragmente angestrebt, um die Operationszeit zu verkürzen.

Lösung und Alternativen

In diesen Fällen empfiehlt sich die Verwendung eines Amplatz-Dilatationssystems zur Anlage des Nephrostomiekanals. Nach Sicherung des Zugangs zum Nierenbecken Kelchsystem und Lokalisation des Konkrements wird der Führungsstab wieder in das Amplatz-System eingeführt und die Schleuse entfernt. Diese kann nun mit einem Skalpell oder einer Schere auf ganzer Länge gespalten und reinseriert werden. Die gespaltene Amplatz-Schleuse besitzt nun die nötige Flexibilität für die Passage von Steinfragmenten, die den Durchmesser des Nephroskops geringfügig überschreiten (Abb. 1).

Dieses Verfahren ist prinzipiell auch für die perkutane Litholapaxie von Harnblasen- oder Pouch-Konkrementen geeignet. Es senkt das Risiko für ein Verkanten der Fasszange mit dem Konkrement im Schaft des Instruments und reduziert die Zeit und Mühsal, grenzwertig große und frei flottierende Steinfragmente wieder einzufangen und weiter zu zerkleinern.

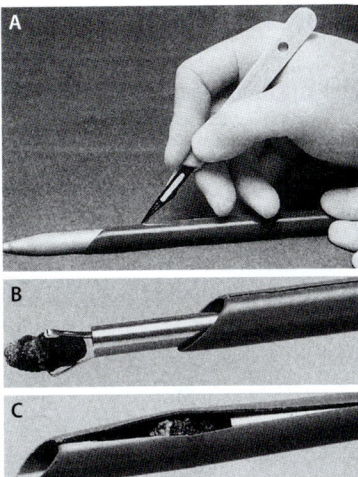

Abb. 1 A–C. Durch die Längsspaltung der Amplatz-Schleuse lassen sich auch grenzwertig große Steinfragmente mit einer Fasszange extrahieren, ohne im Nepohroskopschaft zu verkanten oder weiter zerkleinert werden zu müssen.

S

Weiterführende Tipps

→ Perkutane Nephrolitholapaxie; → Blutung, Spülkatheter; → Bougierung Harnröhrenstriktur; → Katheter, Einführhilfe; → Stichkanalblutung, PCNL

Literatur

Mulholland CK, Kernohan RM (1994) Splitting the Amplatz sleath to facilitate percutaneous stone extraction. British Journal of Urology 74: 375–376

Steinreposition, Harnleiter

Ziel

Reposition von proximalen Harnleiterkonkrementen in das Nieren-becken-Kelchsystem

Problem

Proximale Harnleitersteine erfordern oftmals eine Reposition ins Nierenbecken-Kelchsystem (NBKS), um dort im Rahmen der Extrakorporalen Stoßwellenlithotripsie (ESWL) besser geortet und zertrümmert werden zu können.

Lösung und Alternativen

Harnleiterschiene

Mit Hilfe einer zentral geöffneten und durch einen innenliegenden Mandrin verstärkten Harnleiterschiene kann es gelingen, Steine mit glatter Oberfläche unter Röntgen-Durchleuchtungskontrolle in das NBKS zu reponieren. Die Injektion eines sterilen anästhesierenden Gleitgels (Instillagel®, Xylocain®-Gel 2%) durch die Schiene zu Beginn kann die Gleitfähigkeit des Konkrements verbessern und zu einer Schmerzreduktion führen. Die Mischung des Gleitgels mit Röntgen Kontrastmittel im Verhältnis 1:1 erleichtert nicht nur die Injektion des Gels, sondern ermöglicht auch die simultane retrograde Darstellung und Röntgendokumentation. Sowohl für die Reposition als auch für die Gleitgel-Injektion ist die Auswahl einer Harnleiterschiene möglichst nicht unter 6 Charr. von Vorteil. Bei größeren, inkarzerierten Steinen kann das Manöver durch die stoßweise Injektion von wenigen Millilitern isotonischer Kochsalzlösung synchron zum stoßweisen Vorschieben der Schiene unterstützt werden. Eine Antibiotika-Prophylaxe ist obligatorisch.

Pigtail

Sofern bei großen Nierenbecken-Ventilsteinen bzw. proximalen Harnleitersteinen die Implantation einer versenkten Doppel-J Ureterendoprothese (Pigtail-Katheter) vorgesehen ist, sollte die Reposition primär mit dem Pigtail-Katheter versucht werden. In diesen Fällen sind ausschließlich steuerbare Pigtail-Katheter zu verwenden. Sie sollten zentral geöffnet sein, damit bei einem erfolglosen Repositionversuch zumindest ein gleitbeschichteter Führungsdraht und mit diesem möglichst der Pigtail am Stein vorbei in das NBKS geführt werden kann.

Okklusionskatheter, Angiographie-Katheter
Auch mit Hilfe eines zentral geöffneten Harnleiter-Okklusionskatheters bzw. eines Angiographie-Katheters kann die Steinreposition gelingen. Nachdem ein gleitbeschichteter Führungsdraht (z. B. Terumo®) am Stein vorbei im NBKS plaziert ist, wird hierzu der Katheter bis zum Steinkontakt auf dem Draht vorgeschoben und dort geblockt. Der sich weitende Ballon kann über die segmentale Dilatation des Harnleiters eine Freigabe des Konkrements in diesem Bereich bewirken. Das Konkrement kann dann durch ein Vorschieben des geblockten Katheters auf dem Führungsdraht in das NBKS reponiert werden. Es bedarf hier eines gewissen Fingerspitzengefühls des Instrumentierenden, damit der Füllungsgrad des Ballons die Reposition ermöglicht, ohne dabei selbst im Harnleiter stecken zu bleiben. Auch dieses Verfahren wird durch die vorherige Injektion eines anästhesierenden Gleitgels erleichtert. Prinzipiell kann mit dieser Technik auch die antegrade Steinpassage beschleunigt oder im Idealfall ein Konkrementabgang herbeigeführt werden. Sie lässt sich auch antegrad über eine perkutane Nephrostomie anwenden. Ein Nachteil ist der hohe Preis derartiger Spezialkatheter.

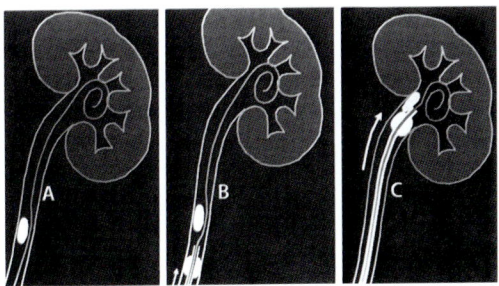

Abb. 1. Nach Einlage eines Gleitdrahts (**A**) in das Nierenbecken-Kelchsystem wird ein Angiographie-Ballonkatheter bis zum Stein geführt und dort geblockt (**B**). Durch Vorschieben des Ballonkatheters auf dem Draht kann der Stein in das Nierenbecken-Kelchsystem reponiert werden (**C**).

Weiterführende Tipps

→ Ausscheidungsurographie, Harnleiterobstruktion; → Endoskopie, Halterung; → Ureterorenoskopie, Passagehindernis; → ESWL, Harnleiterstein; → Führungsdraht, Einfädeln; → Ureterendoprothese, Länge

Literatur

Steinbock GS, Bezirdjian LB (1989) Technique for retrograde ureteral stone displacement. Urology 33 (Suppl. Urotech): 13–14

Stichkanalblutung, PCNL

Ziel

Stillen von Blutungen aus dem Stichkanal bei der perkutanen Nephrolitholapaxie (PCNL)

Problem

S

Bei der perkutanen Nephrolitholapaxie (PCNL) können anhaltende Blutungen aus dem Stichkanal in bis zu 12 % der Fälle zu einem hämodynamisch wirksamen Blutverlust führen. Insbesondere bei Blutungen aus der Rumpfmuskulatur und dem Nierenparenchym reichen Umstechungen der Punktionsstelle oftmals nicht aus, um die Blutung sistieren zu lassen.

Lösung und Alternativen

Ein stärkeres Blocken des Ballons oder milde Traktion am Nephrostomiekatheter haben zwar oft einen günstigen Einfluss auf die Blutung. Andererseits können diese Maßnahmen jedoch die Drainageleistung des Katheters kompromittieren und das Dislokationsrisiko auch bei bestehender Nahtfixation erhöhen.

Alternativ kann der herkömmliche Nephrostomiekatheter über einen Führungsdraht gegen einen speziellen Tamponadekatheter ausgetauscht werden (Haemostatic Malecot Tamponade Catheter; Fa. Cook Urological Inc.) (Abb. 1). Neben dem üblichen Ballon an der Katheterspitze zur Fixation im Nierenbecken-Kelchsystem ist dieser Spezialkatheter auf nahezu seiner gesamten Länge von einem röhrenförmigen Ballon umgeben, der je nach Bedarf aufgeblockt werden kann. Damit

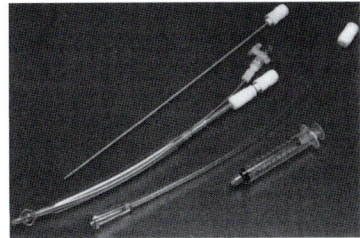

Abb. 1. Spezialkatheter-Set zum Stillen von PCNL-Stichkanalblutungen, bestehend aus einem Führungsstab, dem Malecot-Tamponadekatheter, einem Verlängerungsschlauch für geschlossene Harndrainagesysteme und einer Blockerspritze.

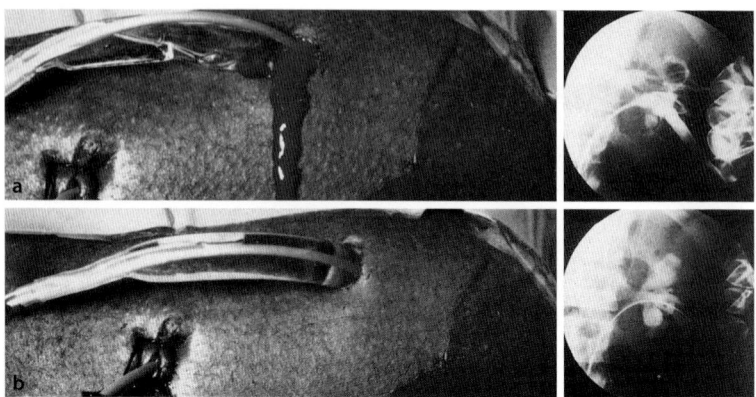

Abb 2 a,b. Tamponadekatheter *in situ*: Geblockt kann der Außendurchmesser des Katheters von 14 Charr. auf bis zu 38 Charr. angehoben werden, bis durch die mechanische Kompression des umgebenden Gewebes eine ausreichende Blutstillung erzielt ist.

kann der Außendurchmesser des Katheters von ursprünglich 14 Charr. in ungeblocktem Zustand auf bis zu 38 Charr. in voll geblocktem Zustand angehoben werden. Die Blutstillung kommt durch mechanische Kompression des umgebenden Gewebes zustande, ohne die Drainageleistung zu beeinträchtigen oder eine Dislokation des Katheters zu begünstigen (Abb. 2).

Weiterführende Tipps

→ Blutung, Laparoskopie; → Blutung, Vena cava; → Blutung, Urethra; → Blutung, vaginale; → Blutung, Spülkatheter; → Blutung, Blasentamponade; → Katheter, Ballonblock; → Steinextraktion, PCNL; → Perkutane Nephrolitholapaxie (PCNL)

Literatur

Laor E, Palmer LS, Maldonado JR, Tolia BM, Karwa G, Reid RE (1994) Haemostatic Malecot tamponade catheter for bleeding nephrolithotomy tracts. British Journal of Urology 74: 247–249

Thromboseprophylaxe, intraoperativ

Ziel

Vermeidung einer intraoperativen Thrombosierung der Becken-Beinstrombahn bei großen urologischen Operationen

Problem

Bei längeren Eingriffen wie beispielsweise großen uro-onkologischen Operationen ist der Patient in der Regel vollständig relaxiert und die Gefäßperipherie durch eine peridurale Anästhesie zusätzlich weitgestellt. Die Stase venösen Bluts in der unteren Extremität kann durch intraabdominelle Manipulationen wie z. B. Hakenzug oder das Abstopfen von Darmanteilen verstärkt werden, so dass intraoperativ unbemerkt eine tiefe Becken-Beinvenenthrombose entstehen kann. Die klassischen Antithrombosestrümpfe weisen insbesondere nach Mehrfachgebrauch nur selten die erforderliche optimale Passform und Kompressionswirkung auf, so dass der venöse Blutstrom oft eher behindert als verbessert wird. Individuell angepasste Antithrombosestrümpfe bzw. Kompressionsstrümpfe nach Maß sind aufwändig in der Herstellung und haben sich vor allem aus Kostengründen in der perioperativen Thromboseprophylaxe nicht durchgesetzt.

Lösung und Alternativen

Der intraoperativen Entstehung einer tiefen Becken-Beinvenenthrombose kann durch die maschinelle intermittierende pneumatische Kompression der unteren Extremität entgegengewirkt werden. Ein entsprechendes Gerät (z. B. Hydropress® 120; Fa. MJS Healthcare (UK), Vertrieb durch Fa. FMT (Bamberg); Preis ca. € 1.200,–) sorgt dabei für die alternierende Kompression von zwei unterschenkellangen Druckmanschetten, wodurch die Funktion der Muskelpumpe der Waden imitiert und der venöse Rückfluss aus der unteren Extremität verbessert wird. Die Druckmanschetten sind wiederverwendbar. Eine prospektive Studie konnte nachweisen, dass die Effektivität des Verfahrens bei der Verwendung von Unterschenkelmanschetten oder das gesamte Bein umschließenden Manschetten gleich hoch ist (Abb. 1).

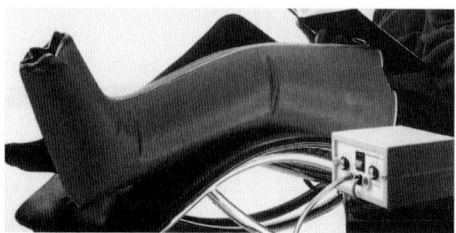

Abb. 1. Wiederverwendbare ein- oder mehrkammerige Beinmanschette, welche durch eine intermittierende pneumatische Kompression die Muskelpumpe der Waden imitieren und so zu einer intraoperativen Thromboseprophylaxe beitragen kann.

Weiterführende Tipps

→ Hämostyptika, intraoperativ; → Makrohämaturie, Harnblase

Literatur

Recker A, Ubrig B, Roth S (2000) Thromboseprophylaxe bei großen urologischen Eingriffen. Akt. Urol. 31 (5): 404–405

Thrombus, intraoperativ

Ziel

Intraoperative Darstellung der Ausdehnung eines venösen Thrombus- bzw. Tumorthrombus

Problem

Beim Nierenzellkarzinom mit einem Tumorthrombus in der Vena renalis oder der Vena cava inferior ist die *intraoperative* Evaluierung der Ausdehnung des Thrombus von entscheidender Bedeutung für das gezielte Platzieren der Gefäßklemme oder des Tourniquets, durch die eine Thrombembolie verhindert werden sollen. Die exakte und möglichst berührungsfreie Lokalisation des oberen Thrombusendes kann durch eine präoperativ unklare radiologische Bildgebung oder bei intraoperativ suspektem Tastbefund erschwert sein. Mit der intensiven Palpation und vermehrten Manipulation am Gefäß steigt dann das Risiko für eine iatrogene und potentiell lebensbedrohende Tumorthrombembolie.

Lösung und Alternativen

Durch die intraoperative Sonographie mit einem steril eingepackten 5 oder 7,5 MHz-Schallkopf lässt sich das obere Ende eines (Tumor-)Thrombus zuverlässig und nahezu berührungsfrei ermitteln. Hierzu wird der Operationssitus zur Erzeugung einer Wasservorlaufstrecke mit körperwarmer isotonischer Kochsalzlösung aufgefüllt, bis das von dem Thrombus ausgefüllte Gefäß vollständig von Flüssigkeit umgeben ist. Nachdem die Ausdehnung des Thrombus festgelegt ist, kann die Gefäßklemme gezielt im Sinne einer „No-Touch-Technik" platziert werden.

Weiterführende Tipps

→ Blutstillung, Vena cava

Literatur

Piechota HJ, Wörtler K, van Ahlen H, Roth S, Soeparwata R, Hertle L (1997) Rationelle Diagnostik und operative Therapie des Nierenzellkarzinoms mit Tumorthrombus in der V. cava. Urologe (A) 36: 54–63

Roth S, Semjonow A, van Ahlen H, Oberpenning F, Piechota HJ, Hertle L (1995) Surgical management of renal cell cancer with extension into the vena cava: usefulness of intra-operative sonography. European Urology 28: 310–313

Tumorschmerztherapie, medikamentöse

Ziel

Schnelle und optimale Schmerzmitteleinstellung bei ambulanten Patienten mit Tumorschmerzen

Problem

Starke Schmerzen bei Patienten mit fortgeschrittenen Tumorerkrankungen erfordern eine rasche und effiziente Schmerzmedikation. In der Regel kann hierbei auf stark wirksame Opioide nicht verzichtet werden, welche jedoch besonders zu Therapiebeginn zahlreiche Nebenwirkungen hervorrufen können. Bei der ambulanten Behandlung ist eine kontinuierliche Kontrolle mit entsprechender Modifikation der Therapie nicht immer möglich.

Lösung und Alternativen

Deshalb hat sich das folgende einfache und sichere Schema zur medikamentösen Tumorschmerztherapie in der Praxis bewährt:

Standardisierte Medikation zu Behandlungsbeginn:
Morphin retardiert oral; 2–3 mal täglich
Morphin nicht retardiert oral; als Bedarfsmedikation, Karenzzeit 30 min., meist 10–20 mg, auch bis zu 60 mg
Lactulose Sirup (z. B. Bifiteral®); 3 × 20 ml

Bei Obstipation:
Natriumpicosulfat (z. B. Dulcolax® oder Laxoberal®); 10–15 Trpf. (entspr. 5–7,5 mg) bis zu 3 mal täglich als Bedarfsmedikation, wenn nach 2–3 Tagen kein Stuhlgang

Bei Übelkeit/Erbrechen:
Haloperidol (z. B. Haldol®); 2x5 Trpf. (entspr. 0,5 mg) als Bedarfsmedikation bei Übelkeit jeglicher Ursache
Dimenhydrinat (z. B. Vomex A®) retardiert oral bis zu 150 mg, bei Erbrechen rektal in gleicher Dosierung; als zusätzliche Bedarfsmedikation bei Übelkeit oder Erbrechen

Bei neuropathischen Schmerzen:
Akut: Dexamethason (z. B. Fortecortin®) 3×8 mg für 48 h, dann innerhalb von maximal 5 Tagen ausschleichen
Chronisch: Amitriptylin, einschleichend dosieren

Bei Unruhe und Angst:
Lorazepam 1–2 mg (z. B. Tavor-Expedit®), Resorption über die Mundschleimhaut

Quelle

Hildebrandt J: Tumorschmerztherapie, medikamentöse. In: Loick HM (Hrsg.): Tipps & Tricks für den Anästhesisten: 170–171 (2000)

Weiterführende Tipps

→ Schmerz, chronisch; → Opiat-Nebenwirkungen, Behandlung; → Schmerztherapie, Morphinunverträglichkeit; → Schmerztherapie und Suchterkrankung

TUR-Prostata in Sedoanalgesie

Ziel

Transurethrale Elektroresektion eines Prostataadenoms in Sedierung und Lokalanästhesie

Problem

Eine transurethrale Elektroresektion eines Prostataadenoms zur Sanierung obstruktiver Miktionsbeschwerden kann insbesondere bei älteren Patienten oftmals dann nicht durchgeführt werden, wenn gravierende Begleiterkrankungen ein dem elektiven Eingriff nicht angemessenes Narkoserisiko für die Allgemein- oder Regionalanästhesie bedingen, entsprechend einem American Society of Anesthesiologists (ASA-) Score Grad III bis IV. In diesen Fällen sind in der Regel bereits eine Vielzahl konservativer oder weniger invasiver Behandlungsalternativen versucht worden, wie die medikamentöse Therapie mit Phytopharmaka, alpha-adrenergen Blockern, LHRH-Agonisten, Antiandrogenen, Bromokriptin oder 5-alpha-Reduktase-Inhibitoren, ferner physikalische Behandlungsverfahren wie die Kryotherapie und Mikrowellen Hyperthermie, oder die Einlage eines Stents in die prostatische Harnröhre und die Ballondilatation, oder aber die suprapubische Katheterdrainage der Harnblase. Bei diesen Alternativen handelt es sich jedoch in der Regel nur um zweitbeste oder letztlich unzureichende Lösungen gemessen am „Goldstandard" der transurethralen Resektion.

Lösung und Alternativen

Die transurethrale Elektroresektion eines Prostataadenoms (TUR-P) ist eine Operation, die durchaus auch in Lokalanästhesie durchgeführt werden kann. Hierzu erfolgt nach einer dem Alter und der Fitness des Patienten angepassten intramuskulären Prämedikation mit Midazolam (Dormicum®) die zweimalige Instillation von jeweils 20 Gramm eines sterilen anästhesierenden Gleitgels (z. B. Xylocain®-Gel 2%ig, Instilla-gel®) im Abstand von ca. 15 Minuten in die Harnröhre. Die Verwendung einer Penisklemme gewährleistet ein ausreichendes Einwirken des anästhesierenden Gels. Vor der Steinschnittlagerung für die Operation wird Midazolam dann solange in 1 mg Schritten intravenös appliziert, bis der gewünschte Sedierungsgrad erreicht ist (meist nach 3–10 mg Dormicum® i. v.).

Mit Hilfe einer Endo-Nadel erfolgt anschließend die Injektion von 1%iger Lidocain®-Lösung im Bereich des Trigonum vesicae jeweils lateral und medial beider Harnleiterostien. Zur Infiltration des Blasenhalses und der Prostata wird ein Gemisch bestehend aus 5 ml Lidocain® 1%ig und 5 ml Lidocain® mit Adrenalinzusatz (1:200 000) verwendet. Durch die Adrenalin-induzierte Vasokonstriktion soll die lokale Blutungsneigung reduziert werden. Die Injektionen in den Blasenhals erfolgen bei 5, 7, 2 und 10 Uhr, in die Prostata bei 3 und 9 Uhr im mittleren Drittel beider Seitenlappen sowie im Bereich der Apex prostatae unmittelbar neben dem Colliculus seminalis (Abb. 1).

Für eine effektive Lokalanästhesie müssen die prostatischen Lidocain®-Injektionen *außerhalb* der Prostatakapsel gesetzt werden. Durch die Verwendung der speziellen BIRCH-MILLER-Elektrotest-Injektionsnadel (GU Manufacturing, London, Großbritannien) kann die lokalanästhetische Wirkung noch vor dem Beginn der Resektion überprüft werden. Diese Nadel ist bis auf ihre Spitze durch eine Teflonschicht isoliert. Sie kann an ein Diathermie Gerät angeschlossen werden, was die Appli-

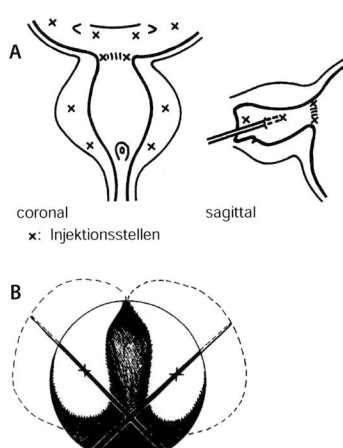

coronal   sagittal
x: Injektionsstellen

Abb. 1 A,B. Injektionen (X) zur Lokalanästhesie für die transurethrale Elektroresektion eines Prostataadenoms erfolgen im Bereich des Trigonum jeweils lateral und medial beider Ostien, am Blasenhals bei 5, 7, 2 und 10 Uhr und in der prostatischen Harnröhre bei 3 und 9 Uhr in der Mitte beider Seitenlappen sowie im Bereich der Apex neben dem Colliculus seminalis (**A**). Die prostatischen Lidocain®-Depots werden nur dann analgetisch wirksam, wenn sie sicher *außerhalb* der Prostatakapsel gesetzt werden (**B**).

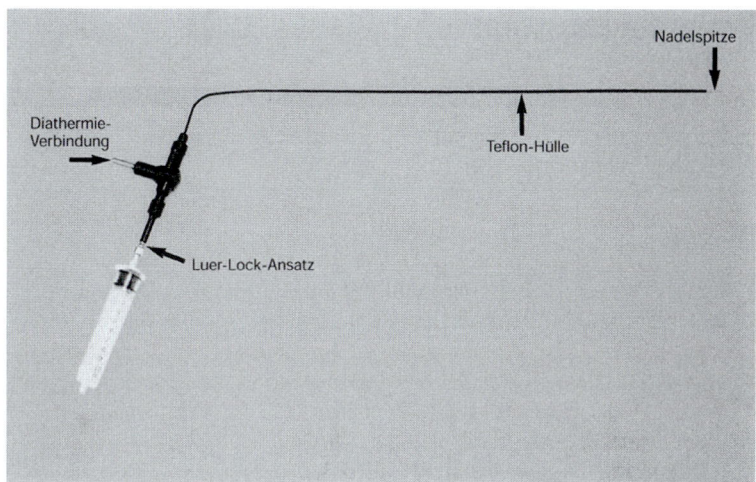

Abb. 2. Die Teflon-beschichtete BIRCH-MILLER-Spezialnadel ermöglicht neben der endoskopischen Injektion des Anästhetikums eine Überprüfung der lokalanästhetischen Wirkung durch Elektro-probe-stimulation.

kation von Testströmen mit steigender Amplitude auf das zu resezierende Gewebe ermöglicht (Abb. 2).

Die TUR-P in Sedoanalgesie wird für Prostatae mit einem Gewicht bis zu 40 Gramm empfohlen und kann natürlich auch bei weniger morbiden Patienten eingesetzt werden. Die Sedierung mit Midazolam sollte zum Ende des Eingriffs mit einer intravenösen Bolusinjektion Flumazenil (Anexate®) 0,5 mg wieder aufgehoben werden.

Weiterführende Tipps

→ Biopsie Prostata, transrektal; → Katheter, Manipulation; → Katheter, Zug; → Schmerz, Reduktion post-OP; → Urethrotomie in Lokalanästhesie

Literatur

Birch BR, Gelister JS, Parker CJ, Chave H, Miller RA (1991) Transurethral resection of prostate under sedation and local anesthesia (Sedoanalgesia). Urology 38: 113–118

Birch BR, Miller RA (1991) Birch-Miller electrotest needle: aid to local anesthetic endoscopic surgery. Urology 38: 64–65

Ureterabgangsstenose

Ziel

Intraoperative korrekte Beurteilung der Länge des engen Segments bei Ureterabgangsstenose

Problem

Bei der Operation urodynamisch wirksamer Ureterabgangsstenosen kann die Beurteilung der Länge der zu beseitigenden Stenose erschwert sein, wenn die typischen Zeichen wie eine sanduhrförmige Taillierung oder eine palpatorische Induration des Nierenbeckenabgangs bzw. des proximalen Harnleiters fehlen. Elektronenmikroskopische Untersuchungen haben zudem gezeigt, dass der zugrundeliegende pathologische Prozess durchaus über die makroskopisch erkennbaren Grenzen hinaus reichen kann. Eine zu sparsame Resektion des erkrankten Harnleitersegments kann deshalb den Operationserfolg gefährden.

Lösung und Alternativen

Ein einfacher klinischer Test ermöglicht es dem Operateur, intraoperativ die Länge des obstruktiven Harnleitersegments zuverlässig zu bestimmen. Nach Darstellung des Nierenbeckens und des proximalen Harnleiters wird dieser etwas unterhalb der vermuteten Stenose mit einem Tourniquet angeschlungen. Nach Insertion dünner Butterfly-Kanülen werden dann das Nierenbecken und das Harnleitersegment sowohl diesseits als auch jenseits der Stenose mit isotonischer Kochsalzlösung aufgefüllt. Das verengte Segment weitet sich bei diesem Manöver nicht auf und lässt sich daher in seiner Ausdehnung exakt ausmessen (Abb. 1). Eine zu kurz- oder langstreckige Resektion kann so zuverlässig vermieden werden.

Literatur

Hanna MK (1984) Intraoperative definition of ureteropelvic junction obstruction. Urology 23: 541–542

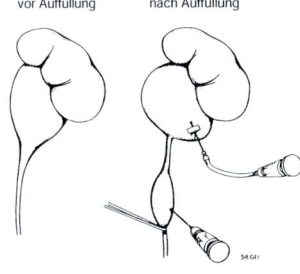

Abb. 1. Intraoperativer Test zur exakten Bestimmung der Länge des engen Segments bei Ureterabgangsstenose, indem nach Anlage eines Tourniquets sowohl das Nierenbecken als auch das Harnleitersegment distal der Stenose mit Kochsalzlösung aufgefüllt werden.

Weiterführende Tipps

→ Ausscheidungsurographie, Harnleiterobstruktion; → Endopyeloto-mie; → Harnbypass, extrakorporal; → Nierenfunktionsclearance; → Pigtail, antegrad; → Pigtail, intraoperativ

Ureterendoprothese, Länge

Ziel

Bestimmung der optimalen Länge von Ureterendoprothesen

Problem

Während eine zu lang gewählte Ureterendoprothese (Pigtail-/Doppel-J-Katheter) vermehrt zu irritativen Blasenbeschwerden führen kann, besteht bei zu kurzen Pigtails die Gefahr der Migration oder ungewollten Retraktion des vesikalen Pigtail-Endes in den Harnleiter. Aus diesem Grunde sollte bereits vor der Implantation die ideale Länge der Ureterendoprothese nicht nur grob abgeschätzt, sondern vorzugsweise durch eine Messung bestimmt werden.

Lösung und Alternativen

Die optimale Pigtail-Länge kann mit Hilfe einer konventionellen Ausscheidungsurographie (AUG) mit einem standardisierten Film-Fokus-Abstand von 100 cm ermittelt werden. Dies bereitet in der Regel keinen zusätzlichen Aufwand, da diese Untersuchung ohnehin vor jeder elektiven Pigtail-Einlage vorliegen bzw. angefertigt werden sollte. Es wird zunächst auf einem geeigneten Abflussbild die Ureterlänge als Abstand zwischen dem Nierenbeckenabgang und dem Harnleiterostium in Zentimetern ausgemessen (Abb. 1). Anschließend kann die optimale Pigtail-Länge aus Tabelle 1 abgelesen werden und muss nicht länger geschätzt oder von individuellen Erfahrungswerten abhängig gemacht werden. Klinische Untersuchungen konnten zeigen, dass hierdurch nicht nur irritative Blasenbeschwerden und das Dislokationsrisiko, sondern auch der Umfang des bereitzuhaltenden Pigtail-Sortiments (20, 22 und 24 cm waren in allen Fällen ausreichend) erheblich reduziert werden konnten.

Weiterführende Tipps

→ Ausscheidungsurographie, Harnleiterobstruktion; → Ausscheidungsurographie, Kontrastintensivierung; → Endoskopie, Halterung; → Führungsdraht, Einfädeln; → Pigtail, antegrad; → Pigtail, Dislokation; → Pigtail, Harnableitung; → Pigtail, intraoperativ

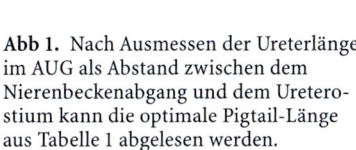

Abb 1. Nach Ausmessen der Ureterlänge im AUG als Abstand zwischen dem Nierenbeckenabgang und dem Ureterostium kann die optimale Pigtail-Länge aus Tabelle 1 abgelesen werden.

Tabelle 1: Korrelation der Harnleiterlänge im Ausscheidungsurogramm (AUG, standardisierter Film-Fokus-Abstand: 100 cm) mit der optimalen Pigtail-Länge (r = 0,68; p = 0,002).

Ureterlänge im IVP	<27 cm	27–29 cm	29–31 cm	31–33 cm	>33 cm
Optimale Pigtail-Länge	20 cm	22 cm	24 cm	26 cm	28 cm

Literatur

Wills MI, Gilbert HW, Chadwick DJ, Harrison SCW (1991) Which ureteric stent length? British Journal of Urology 68: 440

Ureterorenoskopie, Blasendrainage

Ziel

Kontinuierliche Drainage der Harnblase während der Ureterorenoskopie

Problem

Die technische Durchführung einer Ureterorenoskopie kann unter anderem dadurch verlängert oder erschwert werden, dass sich die Harnblase während des Eingriffs mit Urin bzw. Spülflüssigkeit füllt. Aus diesem Grund ist eine kontinuierliche Drainage der Harnblase bei ureterorenoskopischen Eingriffen erwünscht.

Lösung und Alternativen

Dazu kann das Ureterorenoskop wiederholt in die Blase zurückgezogen werden, um deren Entleerung über den Ablaufkanal des Endoskops zu ermöglichen, was in Anbetracht des dünnen Kanals allerdings ein sehr zeitraubendes Manöver ist. Prinzipiell kann das Ureterorenoskop auch durch den Schaft eines herkömmlichen Zystoskops eingeführt werden, wobei der Kalibersprung zwischen den beiden Instrumenten genügend Raum für ablaufende Flüssigkeit lässt. Außerdem kann die Drainage der Harnblase durch einen suprapubischen Blasenverweilkatheter sichergestellt werden, welcher den ureterorenoskopischen Eingriff vergleichsweise am wenigsten behindert.

Als sehr einfache und effektive Methode wird ferner die Einlage einer 8 Charr. Kinder-Magensonde in die Harnblase vor dem Einführen des Ureterorenoskops empfohlen. Die Sonde vermeidet den Mehraufwand der Einlage eines suprapubischen Katheters, dient dem Ureterorenoskop als Leitschiene durch die Urethra, sorgt für kontinuierlichen Abfluss von Urin und Spülflüssigkeit aus der Harnblase und schränkt den Aktionsradius des Ureterorenoskops nicht ein. Im Vergleich zu einem Einmalkatheter entsprechenden Kalibers hat die Magensonde den Vorteil, dass sie weiter in die Harnblase vorgeschoben werden kann und sich deshalb durch die Bewegungen des Ureterorenoskops nicht so leicht aus dieser herausarbeitet.

Weiterführende Tipps

→ Endoskopie, flexibel; → Endoskopie, Halterung; → Ureterorenoskopie, Passagehindernis; → Katheter, Einführhilfe

Literatur

Gnanaraj J, Devasia A, Gnanaraj L, Gopalakrishnan G, Kehre NS (1996) Bladder drainage during ureterorenoscopy: a new method. British Journal of Urology 78: 299

Ureterorenoskopie, Passagehindernis

Ziel

Überwindung von Passagehindernissen bei der Ureterorenoskopie

Problem

Technische Schwierigkeiten bei der Ureterorenoskopie können anatomie- oder gerätebedingt sein. Die Untersuchung kann durch ein nicht entrierbares Ostium, einen geschlängelten Harnleiterverlauf sowie intrinsische oder extrinsische Obstruktion erschwert sein.

Lösung und Alternativen

Ballon-Dilatation, Bougierung oder Schlitzung des Ostiums
Da die meisten starren oder flexiblen Ureterorenoskope eine Stärke zwischen 8,5 und 11,5 Charr. besitzen, bedarf es oftmals einer Aufweitung insbesondere klein angelegter oder narbig verengter Ureterostien. Hierzu können neben einer Ballon-Dilatation durch 4 Charr. Angiographie-Katheter (Fogarty-Katheter) auch kommerzielle Spezial-Bougies und Ureterkatheter (UK) (8 Charr.) verwendet werden. Die innere Schienung mit einem Doppel-J-Katheter für 3 bis 4 Tage erleichtert durch die konsekutive Weitstellung des Ostiums und des Harnleiters ebenfalls das Einführen und die Passage des Ureterorenoskops.

Gleitdraht und Ureterkatheter als Führungs- und Entrierungshilfe
Bei geschlängeltem Harnleiterverlauf oder subpelvinem Siphon („Kinking") kann versucht werden, den Harnleiter mit Hilfe eines flexiblen hydrophilen Gleitdrahtes (z. B. Glidewire®, Terumo®) und durch einen über diesen nachfolgend vorgeschobenen zentral offenen 5 Charr. UK zu strecken. Es muss dabei beachtet werden, dass der UK nicht mit dem Ureterorenoskop zusammen vorgeschoben wird, da dies zu einer akzidentellen Perforation der Nierenkelche führen könnte.
Nach der retrograden Uretersondierung kann der belassene Gleitdraht transurethral ausgeleitet und an der Beinabdeckung mit einer Klemme befestigt werden. Die anschließende Passage des Ureterorenoskops erfolgt entlang dem Gleitdraht bzw. dem UK, der damit die Funktion ei-

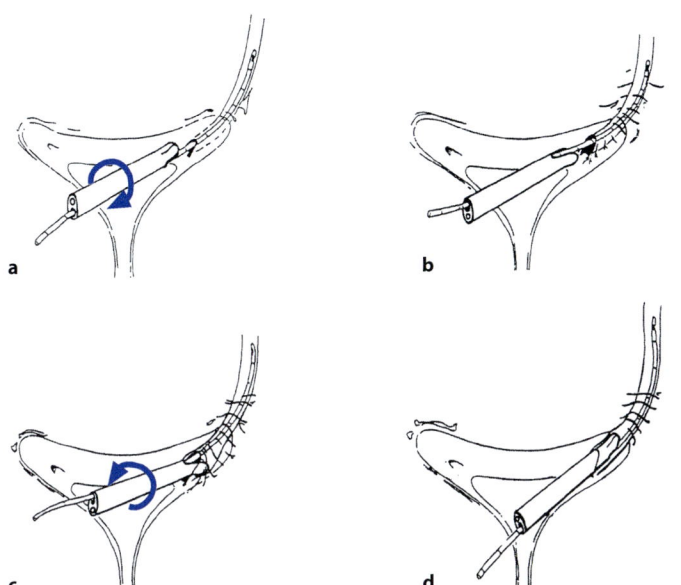

Abb. 1. Nach Einführen des Ureterkatheters (**a**) wird das Ureterorenoskop um 180 Grad gedreht (**b**). Unter Nutzung des Katheters zum „Aufhebeln" kann das Ostium nun entriert (**c**) und das Instrument weiter vorgeschoben werden (**d**).

ner Führung bzw. Orientierungshilfe übernimmt. Am Ostium wird der Draht bzw. UK dann mit dem Instrument „unterfahren" (Abb. 1). Das Ostiumdach kann hierdurch angehoben bzw. aufgehebelt werden, was das Entrieren mit dem Ureterorenoskop erleichtert.

Stößt man bei der Ureterorenoskopie auf eine intrinsische oder extrinsische Harnleiterenge, die mit sanftem Druck nicht überwunden werden kann, sollte die Passage nicht mit Gewalt erzwungen und der Eingriff abgebrochen werden.

Weiterführende Tipps

→ Ausscheidungsurographie, Harnleiterobstruktion; → Biopsie, Nierenbecken; → Bougierung, Harnröhrenstriktur; → Führungsdraht, Einfädeln; → Katheterismus, Via falsa; → Ostiumschlitzung; → Ureterorenoskopie, Blasendrainage

Literatur

Hauschild H, Hubmann R (1993) Endourologische Anwendung von Angiographieführungsdrähten (Terumo®). Urologe (B) 33: 97–100

Hofmann R, Stoller ML, Wolf JS, Tanagho EA (1992) Langzeituntersuchungen nach Ureteroskopie ohne Ostiumdilatation. Urologie Poster 01.92: 18

Schmeller N, Schüller J, Knipper A (1990) Ureteroscopy without dilation of the ureteral orifice. Urologie Poster 03.90: 217

Valencic M (1984) Entwicklung der Ureterorenoskopie. Urologe (B) 24: 27–31

Urethrographie, Doppelballon

Ziel

Vermeidung einer Stauchung oder Distorsion der weiblichen Harnröhre bei der Doppelballon-Urethrographie

Problem

Bei Verwendung eines Doppelballon-Spezialkatheters mit *vorgegebe-
nem* Ballonabstand können durch die unphysiologische Stauchung
oder Distorsion der Harnröhre die Bildgebung und Befundinterpre-
tation beeinträchtigt werden.

U

Lösung und Alternativen

„Gegenzug"-Urethrographie nach Steinhardt
Bei diesem Verfahren erfolgt die Kontrastmittelapplikation über die mit
einer Gummiolive versehene Spezialkanüle nach BRODNEY, welche üblicherweise für die retrograde Urethrographie des Mannes verwendet
wird (siehe auch T&T Urethrographie, retrograd, männlich, S. 329,
Abb. 1). Sie wird fest auf den Meatus urethrae externus aufgesetzt. Um
einer unerwünschten Stauchung der Harnröhre entgegenzuwirken, wird
nach vorheriger Schleimhautdesinfektion und Infiltration mit einem
Lokalanästhetikum (z. B. Xylocain® 2%ig) meatusnahe Scheidenvorderwand mit einer ALLIS-Klemme gegriffen und während der Kontrastmittelapplikation Gegenzug ausgeübt („Gegenzug"-Urethrographie).
Die Stauchung und Distorsion der Harnröhre im Rahmen deren retro-
grader Röntgen-Kontrastdarstellung kann weniger invasiv auch durch
die Verwendung eines geeigneten Spezialkatheters vermieden werden
(siehe auch T&T Urethrographie, retrograd, weiblich, S. 334, Abb. 3).

Weiterführende Tipps

→ Blutung, Urethra; → Infektion, Venera, HPV; → Urethrographie, retrograd, männlich; → Urethrographie, retrograd, weiblich; → Urethro-
graphie/-skopie, weiblich

Literatur

Steinhardt GF, Landes RR (1982) Countertraction retrograde urethrography in
    women: an improved diagnostic technique. J Urol 128: 936–937

Urethrographie, Doppelkontrast

Ziel

Doppelkontrast-Urethrographie der männlichen Harnröhre

Problem

Diskrete tumorbedingte Urothelveränderungen, feine Schleimhaut-unregelmäßigkeiten oder ein nicht schattengebendes Harnröhren-konkrement können bei der Kontrastmittel-Prallfüllung der konventionellen ante- oder retrograden Urethrographie durch zu starke Kontrastierung oder Überlagerungsphänomene dem diagnostischen Nachweis entgehen.

Lösung und Alternativen

Doppelkontrast-Urethrographie

Die Doppelkontrast-Urethrographie wird nach dem Prinzip der dynamischen retrograden Urethrographie durchgeführt (vgl. T&T Urethrographie, retrograd, männlich, S. 329). Dabei erfolgt zunächst die gefühlvolle manuelle Applikation von 5 bis 10 ml eines Kontrastmittel-Luftgemisches im Verhältnis 1:1 unter Durchleuchtung. Durch Nachdrücken von 10 ml Luft kann ein zarter Kontrastmittelbeschlag der gesamten Harnröhre erzielt werden, der auch feinste Strukturen zur Darstellung bringt. Das Einsparen von Kontrastmittel ist ein weiterer Vorteil dieser Untersuchungstechnik.

Durch die Verwendung eines speziellen Einmal-Kontrastmittelinjektors kann die technische Durchführung erleichtert werden. Dabei wird durch Erzeugung eines Unterdrucks der Penis in einen abgeschlossenen Zylinder eingesogen, fest fixiert und gleichzeitig eine ausreichende Abdichtung des Meatus erzielt. Die Fixation des Penis durch den Unterdruck ermöglicht dessen freie Beweglichkeit in jede gewünschte Position. Zudem wird die Harnröhre in keinem Bereich eingeengt oder durch röntgendichte Instrumente verdeckt (Abb. 1). Das System ist auch bei der Infusionsurethrographie einsetzbar. Leider führt die Firma Norta/Beiersdorf (Hamburg) dieses Produkt derzeit nicht mehr in ihrem Sortiment, so dass bei der Doppelkontrast-Untersuchungstechnik wieder die konventionellen Applikationsmöglichkeiten für Rönt-

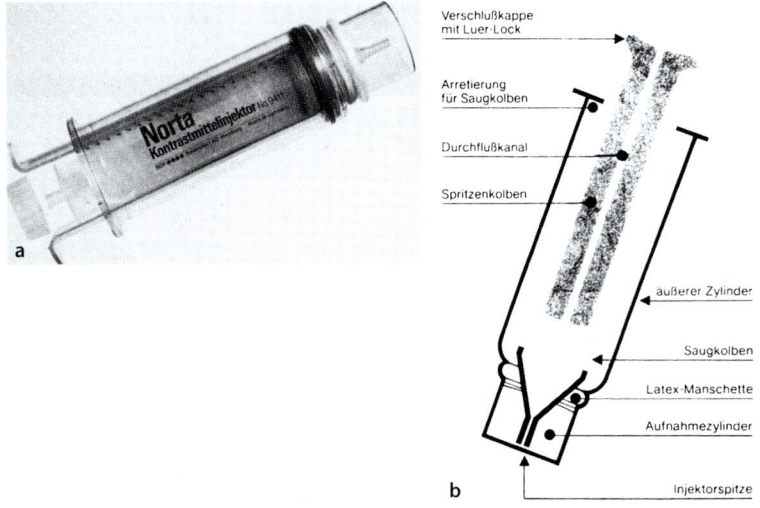

Abb. 1 a,b. Einmal-Röntgenkontrastmittelinjektor und Darstellung des technischen Prinzips der retrograden Doppelkontrast-Urethrographie der männlichen Harnröhre.

genkontrastmittel und Luft eingesetzt werden müssen (siehe hierzu T&T Urethrographie, retrograd, männlich, S. 329).

Weiterführende Tipps

→ Endoskopie, flexibel; → Penis-Haltevorrichtung; → Urethrographie, Mündungsatypien; → Urethrographie, retrograd, männlich; → Urethrographie, retrograd, weiblich; → Urethrographie/-skopie, weiblich; → Harnröhrenstein, eingeklemmt

Literatur

Hartmann M, Hübner E (1984) Ein neuartiges Einmalsystem zur retrograden Urethrographie. Urologe (B) 24: 317–320

Urethrographie, Mündungsatypien

Ziel

Retrograde Harnröhrendarstellung bei Meatusstenose und urethralen Mündungsatypien

Problem

Bei höhergradigen Meatusstenosen, Hypo- und Epispadien sowie anderen urethralen Mündungsatypien wie auch Harnröhrenfisteln kann die Durchführung einer retrograden Urethrographie erschwert sein, da sich die entsprechenden Katheter und Sonden zur Applikation des Röntgenkontrastmittels nicht in die kleine Harnröhrenöffnung bzw. den Fistelporus einführen lassen.

Lösung und Alternativen

Verwendung einer Venenpunktions-Verweilkanüle

Eine Venenpunktions-Verweilkanüle, vorzugsweise mit stufenlosem Übergang der Kanüle zum Spritzenansatzkonus (z. B. 20 oder 22 G, Fa. Medicut), wird nach Entfernen der Nadel auf eine Länge von 1 bis 2 cm gekürzt. Nach Aufsetzen der kontrastmittelgefüllten Spritze und Durchspülen zur Entlüftung kann der enge Meatus sondiert und erforderlichenfalls durch leichtes Anpressen abgedichtet werden. Die weichen und elastischen Materialeigenschaften der Kanüle begünstigen ein atraumatisches Vorgehen. Dieses Verfahren kann auch zur Infusions- und Doppelkontrast-Urethrographie eingesetzt werden.

Weiterführende Tipps

→ Bougierung, Harnröhrenstriktur; → Katheterisierung, Präputial-ödem; → Katheterismus, Via falsa; → Urethrographie, Doppelkontrast; → Urethrographie, retrograd, männlich; → Urethrographie, retrograd, weiblich; → Urethrographie/-skopie, weiblich

Literatur

Redman JF, Bissada NK (1975) Retrograde urethrography in boys. Urology 6: 236–237

Urethrographie, retrograd, männlich

Ziel

Retrograde Harnröhrendarstellung beim Mann und Knaben

Problem

Folgende methodische Probleme und technische Nachteile können zu unbefriedigenden Untersuchungsergebnissen bei der retrograden Röntgenkontrastdarstellung der männlichen Harnröhre führen:

1. Fehlende Kontrastierung der prostatischen Harnröhre, kein Kontrastmittelübertritt in die Harnblase.
2. Überspritzen mit ungewollter Darstellung periurethraler Anhangsdrüsen und dabei meist ebenfalls fehlendem Kontrastmittelübertritt in die Harnblase.
3. Schwierige Kontrastmittelapplikation und Gliedstreckung bei kleinem Penis.
4. Strahlenbelastung für den Untersucher.

Lösungen und Alternativen

1.–4. Verzicht auf die statische Aufnahmetechnik; Einsatz der dynamischen retrograden Urethrographie oder der Infusionsurethrographie; entspannte Untersuchungsatmosphäre; Lokalanästhesie.

Bei der sogenannten *statischen retrograden Urethrographie* wird nach der retrograden Applikation des Röntgenkontrastmittels und Setzen einer Penisklemme eine Röntgenaufnahme in Lauensteinlage angefertigt. Die diagnostische Aussagekraft dieser Technik ist begrenzt, da selten eine Kontrastierung der prostatischen Harnröhre mit Kontrastmittelübertritt in die Harnblase zustande kommt und deshalb bulbäre Stenosen leicht mit dem externen Sphinkter verwechselt werden können. In diesen Fällen ist meist zusätzlich eine antegrade Harnröhrendarstellung mittels Miktionszysturethrographie erforderlich.

Bei der *dynamischen retrograden Urethrographie* unter Röntgendurchleuchtung erfolgt die langsame und kontinuierliche Kontrastmittelapplikation manuell mit Hilfe eines Urethrographiebestecks nach BRODNEY (Abb. 1+2) (Modifikationen nach STILLE (Abb. 3) oder KNUTSON (Abb. 4), Fa. Martin, Tuttlingen). Dieses ist charakterisiert durch einen auf oder in den Meatus urethrae einzubringenden Adapter

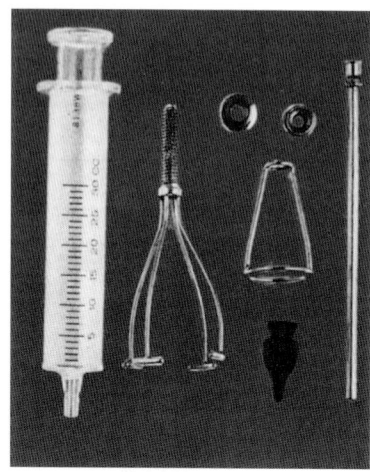

Abb 1. Einzelkomponenten des Urethrographiebestecks nach BRODNEY.

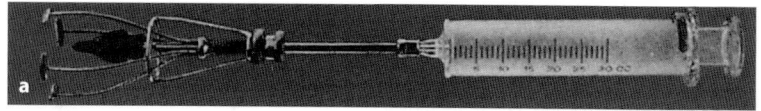

Abb. 2. (a) Urethrographiebesteck nach BRODNEY zur retrograden Röntgenkontrastdarstellung der männlichen Harnröhre. (b+c) Die subkoronar angelegte, krallenartige Penisklemme ermöglicht gute Traktion am Penis ohne Kompression der Urethra.

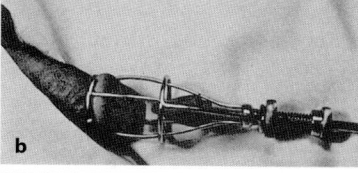

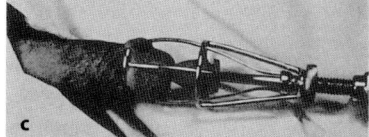

sowie eine subkoronare Penisklemme, welche ausreichende Abdichtung und Traktionsmöglichkeit gewährleisten sollen. Als Adapter können alternativ Gummioliven, sogenannte „Tannenbäume", oder aber eine endourethrale Knopfsonde verwendet werden.

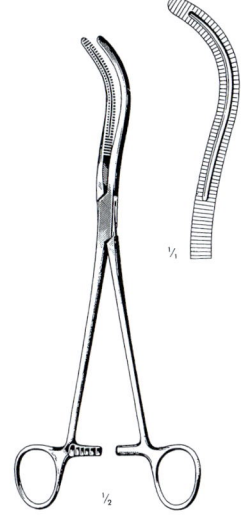

Abb. 3. Gebogene Penisklemme nach STILLE.

Abb. 4. Urethrographiebesteck nach KNUTSON.
Das Aufsetzen der Gum-
mi-Olive auf den Meatus
urethrae externus sorgt
für die erforderliche
Abdichtung während
der Konstrastmittelappli-
kation.

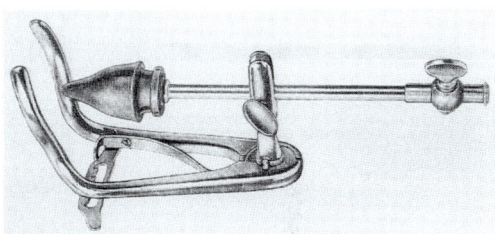

Auf eine möglichst entspannte Untersuchungsatmosphäre sowie ein ge-
fühlvolles Einbringen des Kontrastmittels ist zu achten, da schmerzbe-
dingte reflektorische Beckenbodenspasmen die Darstellung der hinte-
ren Harnröhre behindern und ein Überspritzen sowie Schleimhautläsionen begünstigen können. Der Patient sollte angewiesen werden,
den Beckenboden „wie beim Wasserlassen" zu entspannen oder während der Kontrastmittelapplikation mehrfach zu husten. Zudem kann
das Kontrastmittel zur Schleimhautanalgesie mit einem Lokalanästhetikum oder einem sterilen anästhesierenden Gleitgel (z. B. Xylocain®
2%ig) im Verhältnis 3:1 gemischt werden.

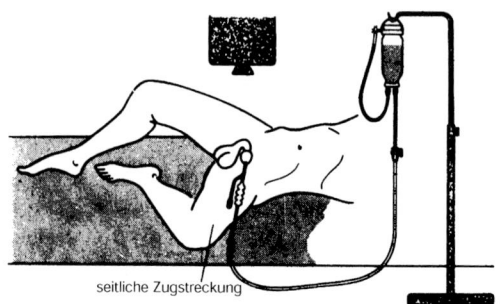

seitliche Zugstreckung

Abb. 5. Schematische Darstellung der Infusionsurethrographie in LAUENSTEIN-Lagerung. Die Flasche mit dem Röntgenkontrastmittel befindet sich etwa 80 bis 100 cm über dem Blasenniveau.

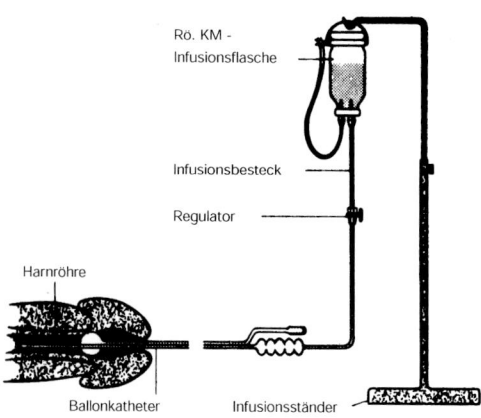

Rö. KM - Infusionsflasche

Infusionsbesteck

Regulator

Harnröhre

Ballonkatheter   Infusionsständer

Abb. 6. Bei der Infusionsurethrographie wird ein 14 Charr.-Ballonkatheter in die Fossa navicularis eingelegt, mit 1,5 bis 3 ml geblockt und unter leichtem Zug mit einem Pflasterstreifen am Oberschenkel fixiert.

Durch die *Infusionsurethrographie* können zu hohe Instillationsdrucke mit konsekutiver Schleimhautblutung, venösem oder lymphatischem Reflux, Cavernitis oder gar Urosepsis vermieden werden. Hierbei wird ein bis zu 14 Charr. Ballonkatheter mit abgeschnittener Spitze in die Fossa navicularis eingelegt, mit 1,5 bis 3 ml Aqua dest. geblockt und mit einem Pflasterstreifen unter sanftem Zug lateral am Oberschenkel fixiert (Abb. 5+6). Das Röntgenkontrastmittel wird per infusionem appliziert, wobei der Flüssigkeitsspiegel rund 1 m über dem Blasenniveau einzustellen ist. Diese nahezu schmerzfreie und wenig invasive Untersuchungsmethode eignet sich besonders für die Urethrographie bei Knaben.

Die Untersuchungen mit einem Urethrographiebesteck beinhalten wegen der Nähe zum Nutzstrahlbündel in der Summe ihrer Anwendungen eine erhebliche Strahlenbelastung für den Untersucher und dessen Hände. Da die Verwendung von Bleihandschuhen nicht praktikabel ist, lässt sich dieses Problem durch den Einsatz der Infusionsurethrographie wirksam umgehen.

Weiterführende Tipps

→ Blutung, Urethra; → Bougierung Harnröhrenstriktur; → Katheter, Fixation; → Penis-Haltevorrichtung; → Urethrographie, Doppelkontrast; → Urethrographie, Mündungsatypien; → Urethrographie, retrograd, weiblich

Literatur

Brodney ML (1941) New instrument for urethrography in male. J Urol 46: 350
Heinert G, Jonas D (1979) Retrograde Infusionsurethrographie beim Mann. Urologe (B) 19: 128–130
Kelami A, Fiedler U (1975) Infusion urethrography. Urology 5: 540
Madersbacher H (1985) Fehler, Fehlinterpretationen und Gefahren der retrograden Urethrographie und Miktionsurethrographie. Urologe (B) 25: 191–194
Sparwasser H (1980) Harnröhrendarstellung. Urologe (B) 20 (Einlage Heft 5): 11–12

U

Urethrographie, retrograd, weiblich

Ziel

Retrograde Harnröhrendarstellung bei der Frau

Problem

Die retrograde Urethrographie der weiblichen Harnröhre wird zum Ausschluss von Harnröhrendivertikeln im Rahmen der Abklärung chronisch rezidivierender Harnweginfektionen durchgeführt. Unbefriedigende Untersuchungsergebnisse resultieren möglicherweise aus

1. dem vorzeitigen Übertritt des Röntgenkonstrastmittels in die Harnblase. Divertikel mit sehr engem Divertikelhals bzw. kleinem urethralen Porus können hierdurch dem Nachweis entgehen.
2. dem unerwünschten orthograden Kontrastmittelabstrom in die Scheide, welcher durch Überlagerungen die Bildinterpretation erschweren kann.

Lösung und Alternativen

Für die *Doppelballon*-Urethrographie standen bisher lediglich zwei kommerzielle Spezialkatheter zur Verfügung, die jedoch nicht frei von technischen Unzulänglichkeiten sind. Das TRATTNER-Modell (Bard, Unterschleißheim/München) (Abb. 1) ist charakterisiert durch zwei bis 20 ml zu blockende Ballons in einem vorgegebenen Abstand von rund 3 cm. Der mit 20 Charr. verhältnismäßig große Katheterdurchmesser kann die freie Verteilung des Kontrastmittels in der Harnröhre beeinträchtigen. Der vorgegebene Abstand zwischen den Ballons wird der variablen Länge der weiblichen Harnröhre (3 bis 5 cm) nicht immer gerecht, so dass es zur Stauchung und Distorsion der Harnröhre kommen kann (vgl. auch T&T Urethrographie, Doppelballon, S. 325). Das DAVIS-Modell (Bard, Unterschleißheim/München) (Abb. 2) besitzt bei einem

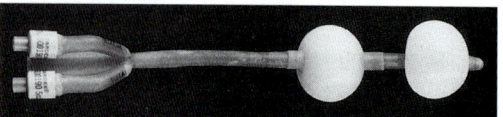

Abb. 1. Spezialkatheter nach TRATTNER zur Doppelballon-Urethrographie der weiblichen Harnröhre.

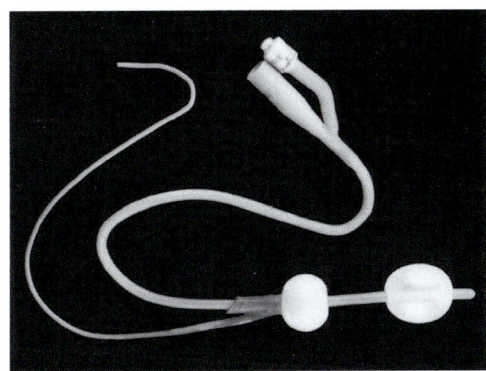

Abb. 2. DAVIS-Katheter mit verschieblichem extravesikalen Ballon für die Doppelballon-Urethrographie zum Nachweis eines weiblichen Harnröhrendivertikels.

U

Kaliber von 14 Charr. einen auf dem Katheter verschiebbaren extravesikalen Ballon, dessen Blockung durch das Fehlen eines Luer-Ventils unnötig erschwert ist. Bei Zug am Katheter kann es auf Grund der elastischen Materialeigenschaften zur Dislokation oder Undichtigkeiten im Bereich des extravesikalen Ballons kommen. Wegen der fehlenden CE-Zertifizierung werden beide Spezialkatheter derzeit in Deutschland nicht angeboten.

Die Nachteile der vorstehenden Doppelballon-Katheter werden durch einen neuartigen 14 Charr. Silikon Spezialkatheter (Silkomed®, Rüsch, Kernen) vermieden (Abb. 3). Dieser ist charakterisiert durch einen vesikalen bis 10 ml blockbaren Ballon, über dem der Katheter distal mit zwei Drainageöffnungen für den Blasenurin endet. Bis 3 cm unterhalb des Ballons weist der Katheter 3 seitliche Perforationen auf, durch die

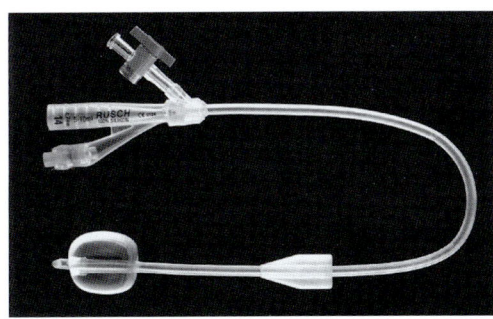

Abb. 3. Silikon-Spezialkatheter mit verschieblichem selbsthaltenden Konus zur Abdichtung des Meatus urethrae externus und distalem Ballon zur Abdichtung des Blasenhalses im Rahmen der retrograden Röntgenkontrastdarstellung der weiblichen Harnröhre.

das Kontrastmittel gleichmäßig in der Urethra verteilt wird. Dem Katheterschaft sitzt zur Abdichtung des Meatus urethrae externus enganliegend ein verschieblicher, selbsthaltender Silikonkonus auf, welcher der indivduell unterschiedlichen Harnröhrenlänge in jedem Falle gerecht wird. Am Katheterende befindet sich neben dem Katheterkonus und dem Blockventil ein zusätzlicher Luer-Adapter mit Absperrhahn, auf den die mit Röntgenkonstrastmittel gefüllte Spritze aufgesteckt werden kann. In der praktischen Anwendung wird nach Einführen des Katheters der Ballon maximal befüllt, wobei durch Zug am Katheter der Blasenhals abgedichtet wird. Die externe Abdichtung erfolgt durch Vorschieben des Konus und ggf. zusätzliche Fixation durch die Klemme. Ab diesem Moment ist der Katheter selbsthaltend. Beide Hände des Untersuchers sind nun frei für die korrekte Einblendung und Kontrastmittelapplikation, welche auch in Form einer Infusionsurethrographie durchgeführt werden kann und so die Strahlenbelastung des Untersuchers weiter reduziert.

Auch mit preisgünstigen *Eigenkonstruktionen* (Abb. 4) lassen sich gute Untersuchungsergebnisse erzielen. So kann ein kleinkalibriger (10 bis 14 Charr.) Verweilkatheter zunächst unterhalb des Ballons, d. h. vor der Katheteröffnung ligiert und knapp oberhalb des Ballons mit ein oder zwei zusätzlichen Perforationen versehen werden. Durch Aufschieben eines Harnröhrenadapters nach NICKELL (siehe auch T&T Urethroskopie, weiblich, S. 338) oder eines gewöhnlichen Latex- oder Silikon-Schnullers mit passend erweitertem Saugloch entsteht eine variable Abdichtungsmöglichkeit für den Meatus urethrae externus. Die Kon-

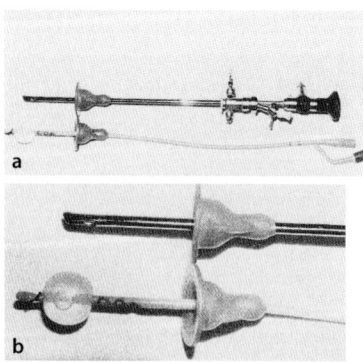

Abb. 4. Verwendung eines Latex-Schnullers zur Abdichtung des Meatus urethrae externus bei der Urethroskopie oder Urethrographie der weiblichen Harnröhre. (a) Zusammengesetze Instrumente. (b) Detailansicht.

trastmittelapplikation erfolgt über den Ansatzkonus des Katheters. Alternativ kann das Kontrastmittel auch über eine zwischen dem NICKELL'schen Trichter bzw. Schnuller eingebrachte Venenpunktions-Verweilkanüle (Viggo, Braunüle) appliziert werden. In diesem Falle sind die vorherige Ligatur und die zusätzlichen Perforationen des Katheters nicht erforderlich.

Der unerwünschte orthograde Kontrastmittelabstrom in die Vagina kann durch Einlage eines Mulltupfers verringert werden.

Weiterführende Tipps

→ Katheterismus, intermittierend; → Urethrographie, Stauchung; → Urethrographie, Doppelkontrast; → Urethrographie, retrograd, männlich; → Urethroraphie/-skopie, weiblich

Literatur

Nickell R (1979) Erweiterte Möglichkeit zur diagnostischen Abklärung der weiblichen Harnröhre mit dem Harnröhrenadapter. Urologe B 19: 18-19

Piechota HJ, Roth St, van Ahlen H, Wistuba S, Hertle L (1994) Diagnostik des weiblichen Harnröhrendivertikels. Urologe (A) 33: 312-319

Scaletscky R, Rangel Castro MC, Martins Lima CL (1984) Use of pacifier in female urethral evaluation. Urology 24: 358

U

Urethrographie/-skopie, weiblich

Ziel

Urethrographischer Nachweis und endoskopische Lokalisation eines weiblichen Harnröhrendivertikels

Problem

Die optimale Operationsplanung beim symptomatischen weiblichen Harnröhrendivertikel erfordert neben der präoperativen röntgenologischen Befunddokumentation in zwei Ebenen auch die endoskopische Lokalisation des Divertikeleingangs, was bei sehr engem Divertikelhals bzw. einem kleinen urethralen Porus erschwert sein kann.

Lösung und Alternativen

Das von BORSKI beschriebene kombinierte Untersuchungsverfahren verbindet die Miktionszysturethrographie mit der Urethroskopie zum Divertikelnachweis in einem gemeinsamen Untersuchungsgang. Dabei wird zunächst ein Gemisch aus 5 ml Indigokarmin oder Methylenblau, 60 ml Röntgenkontrastmittel und 100 ml Kochsalzlösung in die Harnblase instilliert. Während der dann erfolgenden Spontanmiktion wird der Meatus urethrae vorzugsweise durch die Patientin selbst kurzfristig mit dem Finger okkludiert, wonach die Röntgendokumentation des kontrastierten Divertikels in zwei Ebenen erfolgt. Anschließend kann im Rahmen einer Urethroskopie durch leichte digitale Kompression der vorderen Vaginalwand der gefärbte Divertikelinhalt ausgedrückt und hierdurch der Divertikeleingang lokalisiert werden.

Bei der Urethroskopie mit einem herkömmlichen Zystoskop bestehen methodische und technische Schwierigkeiten, die weibliche Harnröhre schon vom Meatus urethrae externus an suffizient mit Spülflüssigkeit auffüllen und inspizieren zu können. Dies liegt in erster Linie am Design des Endoskops, da die Spülflüssigkeit schon 1,5 bis 2 cm vor der Optik aus dem Zystoskopschaft austrat, so dass die Füllung der Harnröhre erst beginnt, wenn das Instrument bereits um diese Distanz in die Harnröhre vorgeschoben ist. Bei einer durchschnittlichen Länge der weiblichen Harnröhre von 3 bis 5 cm ist somit das distale Drittel nicht

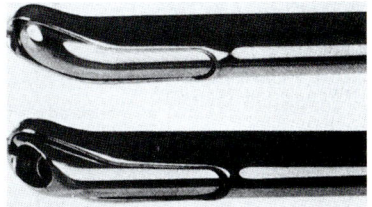

Abb. 1. Urethroskop. Die Spülflüssigkeit tritt gemeinsam mit der Optik und Lichtquelle unmittelbar an der Spitze des Instruments aus, wodurch eine suffiziente Auffüllung und Inspektion der weiblichen Harnröhre von Beginn an ermöglicht wird.

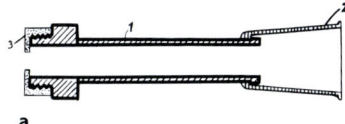

U

Abb. 2. NICKELL'scher Trichter.
(**a**) Schematisches Schnittbild des Geräts mit Metallschaft (1), Plastiktrichter (2) und Gummidichtung (3).
(**b**) Originalfoto.

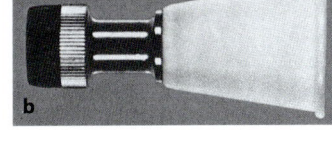

Abb. 3. Bei der Urethroskopie der weiblichen Harnröhre erzeugt der NICKELL'sche Trichter eine Wasservorlaufstrecke vor dem Meatus urethrae externus. Die Harnröhre kann so auch mit einem herkömmlichen Zystoskop von Beginn an suffizient aufgefüllt und inspiziert werden (**B**).
Ohne NICKELL'schen Trichter (**A**).

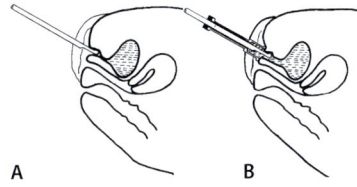

zu beurteilen. Sofern kein Urethroskop (Abb. 1) zur Verfügung steht, empfiehlt sich in diesen Fällen der Einsatz eines NICKELL'schen Trichters (Abb. 2), durch den schon vor dem Meatus urethrae externus eine Wasservorlaufstrecke erzeugt werden kann (Abb. 3). Derselbe Effekt kann auch durch Verwendung eines Schnullers erzielt werden (siehe auch T&T Urethrographie, retrograd, weiblich, S. 334, Abb. 4).

Weiterführende Tipps

→ Urethrographie, Doppelballon; → Urethrographie, Doppelkontrast;
→ Urethrographie, Mündungsatypien; → Urethrographie, retrograd,
männlich; → Urethrographie, retrograd, weiblich

Literatur

Borski AA, Stutzman RE (1965) Diverticulum of the female urethra: a simplified
    diagnostic aid. Journal of Urology 93: 60–61
Piechota HJ, Roth St, van Ahlen H, Wistuba S, Hertle L (1994) Diagnostik des weib-
    lichen Harnröhrendivertikels. Urologe (A) 33: 312–319
Scaletscky R, Rangel Castro MC, Martins Lima CL (1984) Use of pacifier in female
    urethral evaluation. Urology 24: 358

Urethrotomie in Lokalanästhesie

Ziel

SACHSE-Urethrotomie in Lokalanästhesie

Problem

Die endoskopische Sichturethrotomie (Urethrotomia interna nach SACHSE) wird traditionell meist in Regional- oder Allgemeinanästhesie durchgeführt. Von dem Narkoserisiko abgesehen ist dann insbesondere bei kurzstreckigen Harnröhrenstrikturen die anästhesiologische Vorbereitung und Ausleitung wesentlich zeit- und arbeitsaufwendiger, als der operative Eingriff selbst.

Lösung und Alternativen

Bei der SACHSE-Urethrotomie kurzstreckiger (<2 cm) bulbärer Harnröhrenstrikturen kann auch durch die topische Applikation eines sterilen anästhesierenden Gleitgels eine ausreichende Analgesie erzielt werden. Hierzu wird nach der intraurethralen Applikation von 10 ml einer 2%igen Lidocain® Zubereitung (z. B. Xylocain®-Gel 2 %) zunächst unter Sicht ein Führungsdraht über die Striktur bis in die Harnblase eingelegt. Anschließend werden erneut 10 ml des Anästhetikums neben dem Führungsdraht in die Harnröhre instilliert und mit Hilfe einer Penisklemme für circa 10 Minuten einwirken gelassen. Der Führungsdraht soll besonders bei hochgradigen Strikturen eine Verteilung des Anästhetikums auch proximal der Enge begünstigen und anschließend als Leitschiene für die Urethrotomie fungieren. Bei der nachfolgenden Schlitzung wird die Striktur üblicherweise unter Sicht bis in das gesunde Gewebe des Corpus spongiosum hinein gespalten. Für bulbäre Strikturen werden Schnitte bei 4 und 8 Uhr empfohlen, da das Corpus spongiosum im Bereich der bulbären Harnröhre wesentlich dicker ist als ventral bei 12 Uhr. Die strikturierten Harnröhrenabschnitte bestehen meist aus nichtinnerviertem Narbengewebe. Insofern ist eine topische Anästhesie der Schleimhaut in diesem Bereich für eine effektive Analgesierung in der Regel ausreichend. Sie kann bei Bedarf durch eine Sedierung mit Midazolam (Dormicum®) ergänzt werden (siehe auch T&T TUR-Prostata in Sedoanalgesie, S. 313).

Weiterführende Tipps

→ Blutung, Urethra; → Bougierung, Harnröhrenstriktur; → Bougierung nach Urethrotomie; → Führungsdraht, Einfädeln; → Katheter, Einführhilfe; → Katheterismus, Via falsa; → TUR-Prostata in Sedoanalgesie; → Harnröhrenstein, eingeklemmt

Literatur

Kreder KJ, Stack R, Thrasher JB, Donatucci CF (1993) Direct vision internal urethrotomy using topical anesthesia. Urology 42: 548–550

Urin, dunkler

Ziel

Unterscheidung zwischen Erythrozyturie und Hämoglobinurie

Problem

Dunkler, malzbierfarbener Urin mit positivem Sangur-Stix® lässt an eine altblutige Makrohämaturie infolge eines Stein- oder Tumorleidens denken und löst konsequenterweise eine entsprechend umfangreiche, zum Teil invasive sonographische, röntgenologische und endoskopische Differentialdiagnostik aus.

U

Lösung und Alternativen

Harnsediment zur Unterscheidung Erythrozyturie/Hämoglobinurie
Die kommerziellen Schnelltests zur Urindiagnostik (Sangur-Stix®) weisen den roten Blutfarbstoff sowohl in freier (Hämoglobin) als auch in gebundener Form (Erythrozyten) nach. Die mikroskopische Untersuchung des einfachen Harnsediments ermöglicht dabei die differentialdiagnostische Unterscheidung zwischen einer Hämoglobinurie und einer Erythrozyturie. Bevor überflüssige diagnostische Maßnahmen eingeleitet werden, sollte daher neben einer eingehenden Anamnese zunächst das Harnsediment auf das Vorliegen korpuskulärer Bestandteile, d. h. vor allem auf Erythrozyten untersucht werden, um anschließend eine rationelle und zielgerichtete Planung der weiteren Diagnostik zu ermöglichen. Hierbei stehen dann der urologische Ausschluss von z. B. Stein-, Tumor- oder Prostatarandvenen-Blutungen oder die nephrologisch-internistische Abklärung z. B. einer Marsch- oder toxischen Hämoglobinurie, einer Porphyrie oder Kälte-Hämoglobinurie/Myoglobinurie sowie beispielsweise auch einer Glomerulonephritis beim Nachweis dysmorpher Erythrozyten.

Weiterführende Tipps

→ Blutung, Blasentamponade; → Blutung, Spülkatheter; → Blutung, Urethra; → Katheterismus, atraumatisch; → Makrohämaturie, Harnblase; → Mikrohämaturie; → Punktionsflüssigkeit; → Urin, Gewinnung

Literatur

Breitwieser P (1982) Malzbierfarbener Urin: an Marsch-Hämoglobinurie denken! Urologe (B) 22: 291–292

Hofmann W, Edel HH, Guder WG, Ivandic M, Scherberich JE (2001) Harnuntersuchungen zur differenzierten Diagnostik einer Proteinurie. Deutsches Ärzteblatt Jg. 98 Heft 12: B637–B644

Roth S, Renner E, Rathert P (1992) Diagnostik der glomerulären Mikrohämaturie. Urologe (B) 32: 71–76

Stelzer K, Allendorf J, Köhler H (1995) Urindiagnostik. Urologe (B) 35: 289–298

Urin, Gewinnung

Ziel

Saubere Uringewinnung aus einem Conduit oder kontinenten Harnreservoiren mit Stoma zur Haut

Problem

Die Harngewinnung aus einem Ileum- bzw. Kolon-Conduit oder aus
kontinenten Harnreservoiren mit einem Stoma zur Haut wie einem
Nabelpouch erfolgt üblicherweise mittels einlumiger Einmalkatheter. Hierbei lässt sich eine bakterielle Kontamination der Urinprobe
durch Keime der Hautflora oder eine iatrogene Mikrohämaturie oftmals nicht zuverlässig vermeiden, weshalb der Harnstatus, das Urinsediment und der Urikult verfälschte Befunde aufweisen können.

U

Lösung und Alternativen

Durch die Verwendung einer *Katheterschleuse* kann der unerwünschte
vorzeitige Kontakt des Katheters zur Uringewinnung mit der Haut oder
Darmanteilen vermieden werden. Erst wenn die Schleuse über das Stoma im Inneren des Harnreservoirs platziert ist, wird der Innenkatheter
durch die kreuzförmig geschlitzte Schleusenspitze bis in das Reservoir
vorgeschoben. Der Innenkatheter ist so vor der unerwünschten Kontamination bzw. Berührung der Haut und Darmwandanteile geschützt.
Das Prinzip kann durch einen kommerziellen Spezialkatheter (TELE-
CATH; B. Braun Medicare, Melsungen) oder aber eine preisgünstige
äquieffektive Eigenkonstruktion (zentral geöffneter, großlumiger, gekürzter Einmalkatheter als Schleuse mit darin vorzuschiebendem, ent-
spechend dünnerem Katheter) verwirklicht werden.

Weiterführende Tipps

→ Abstrich; → Ejakulat; → Fistelnachweis, qualitativ; → Katheter, Einführhilfe; → Katheter, Kinderurologie; → Katheterisierung, Präputialödem

Literatur

Technische Neuerungen (1987) Telecath – Neuer doppellumiger Katheter zur
  Harngewinnung aus einem Ileum-/Kolon-Conduit. Urologe (B): 49

Uroflowmetrie, Verbesserung der Aussagekraft

Ziel

Verbesserung der Aussagekraft von Harnflussmessungen

Problem

Bei Patienten mit *Lower Urinary Tract Symptoms* (LUTS) werden u. a. uroflowmetrische Messungen zur Unterscheidung einer obstruktiven von einer irritativen Blasenentleerungsstörung durchgeführt. Da die Uroflowmetrie starken individuellen und tageszeitlichen Schwankungen unterworfen sein kann und nur bei Miktionsvolumina über 50 ml verwertbar ist, können einmalig ambulant durchgeführte Harnstrahlmessungen oftmals – abgesehen von der Restharnbestimmung – die gewünschten Informationen nicht liefern.

Lösung und Alternativen

Zur Ermittlung der durchschnittlichen Miktionsfrequenz und Harnflussrate kann der sogenannte „Home Flow Test" eingesetzt werden. Der Test wird an mindestens drei konsekutiven Tagen vom Patienten selbst mit einfachen Mitteln bei jeder Miktion durchgeführt. Es wird dabei diejenige Zeit in Sekunden gestoppt, die der Patient vor der Toilette stehend benötigt, um ein 100 ml fassendes Urinmessgefäß zu füllen (Abb. 1). Diese Zeit, die zugehörige Tageszeit und bei Miktionsvolumina

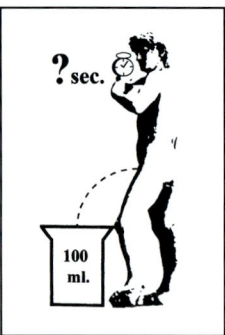

Abb. 1. Prinzip des „Home Flow Test": Vom Patienten selbst wird wiederholt diejenige Zeit in vollen Sekunden ermittelt, die er benötigt, um 100 ml Urin in einen Messbecher zu miktionieren.

unter 100 ml auch die exakte Urinmenge werden protokolliert. Durch die wiederholte Durchführung dieser Messungen lassen sich repräsentative Mittelwerte für die Miktionsfrequenz, die Harnflussrate und bei geringen Urinmengen auch für die durchschnittlichen Miktionsvolumina ermitteln.

Weiterführende Tipps

→ Erektile Dysfunktion; → Nierenfunktionsclearance; → Uroflowmetrie, Verwertbarkeit

Literatur

Hansen MV, Zdanowski A (1997) The use of a simple home flow test as a quality indicator for male patients treated for lower urinary tract symptoms suggestive of bladder outlet obstruction. European Urology 32: 34–38

De la Rosette JJMCH, Witjes WPJ, Debruyne FMJ, Kersten PL, Wijkstra H (1996) Improved reliability of uroflowmetry investigations: results of a portable home-based uroflowmetry study. British Journal of Urology 78: 385–390

U

Uroflowmetrie, Verwertbarkeit

Ziel

Verwertbarkeit der Uroflowmetrie in Abhängigkeit vom Miktionsvolumen und der Tageszeit

Problem

Die Aussagekraft und Verwertbarkeit uroflowmetrischer Messungen wird bei Gesunden wie auch bei Patienten mit Blasenentleerungsstörungen vom Miktionsvolumen mitbestimmt, welches bei wiederholten Messungen starken individuellen Schwankungen unterworfen sein kann.

Lösung und Alternativen

Für verwertbare uroflowmetrische Messungen werden in der Literatur Miktionsvolumina von mindestens 150 ml gefordert. Mengen von 100 ml und darunter lassen tendenzielle Aussagen über die Harnflussverhältnisse zu, wohingegen Miktionsvolumina unter 50 ml keine verwertbaren Befunde liefern.

Prospektiv-randomisierte Untersuchungen bei Gesunden und Patienten mit obstruktiven Miktionsstörungen unterschiedlichen Ausmaßes konnten für beide Gruppen einen deutlichen Anstieg der Miktionsvolumina im Tagesverlauf belegen. Am frühen Nachmittag sind die maximalen Harnflussraten signifikant größer als zu anderen Tageszeiten. Zur Verlaufskontrolle und Beurteilung eines Behandlungserfolges -insbesondere im Rahmen klinischer Studien- wird daher empfohlen, uroflowmetrische Messungen stets zu derselben Tageszeit und vorzugsweise nachmittags durchzuführen.

Weiterführende Tipps

→ Erektile Dysfunktion; → Nierenfunktionsclearance; → Uroflowmetrie, Verbesserung der Aussagekraft

Literatur

Heinz A, Hallwachs O (1982) Uroflowmetrie: Der Einfluß der Tageszeit auf die Harnstrahlmessung. Urologe (B) 22: 141–142

Witjes WPJ, Wijkstra H, Debruyne FMJ, de la Rosette JJMCH (1997) Quantitative assessment of uroflow: is there a circadian rhythm? Urology 50: 221–228

Vaginaltamponade

Ziel

Schmerzlose Entfernung einer Vaginaltamponade nach mehrtägiger Liegezeit

Problem

Beispielsweise bei Blasensuspensionsoperationen, dem Verschluss von Blasen-Scheiden-Fisteln oder anderen uro-gynäkologischen Operationen wird vielfach für 1 bis 3 Tage eine Vaginaltamponade zur Unterstützung der Suspension und zur Blutstillung eingelegt. In Abhängigkeit vom Ausmaß vaginaler Schleimhautblutungen kann es zu Inkrustationen und Verklebungen kommen, weshalb die Extraktion der Tamponade mitunter für die Patientin sehr schmerzhaft sein kann.

Lösung und Alternativen

Eine einfache und praktische vorbeugende Maßnahme stellt die Durchtränkung der Vaginaltamponade mit einem Gemisch aus verdünnter Polyvidon-Iodlösung (Betaisodona®) und Paraffinöl dar. Neben der antiseptischen Schleimhautwirkung verhindert der Zusatz von Paraffinöl ein Festkleben der Tamponade und ermöglicht so eine weitestgehend schmerzfreie Extraktion aus der Scheide selbst mehrere Tage postoperativ. Prinzipiell erfüllen auch Polyvidon-Iodsalben (Braunovidon®) diesen Zweck. Im Gegensatz zu dem flüssigen und erheblich kostengünstigeren Paraffinöl ist eine vollständige Benetzung der Tamponade jedoch umständlicher und erfordert größere Salbenmengen.

Weiterführende Tipps

→ Biopsie Prostata, transrektal; → Blutung, vaginale; → Katheter, Entfernung, atraumatisch; → Katheter, Entfernung, nicht entblockbar; → Schmerzen, Reduktion post-OP; → Sonographie, Gel

Vaginovesicostomie

Ziel

Vermeidung rezidivierender Pyozystitiden der Frau nach supra-
vesikaler Harnableitung unter Belassen der Harnblase

Problem

Zur palliativ-symptomatischen operativen Behandlung erfolgt bei
fortgeschrittenen Unterbauchtumoren, extremer Schrumpfblasen-
bildung z. B. nach Radiatio oder bei Interstitieller Zystitis sowie
nach multiplen frustranen Operationen wegen Stressharninkonti-
nenz bisweilen eine supravesikale Harnableitung unter Belassen der
Harnblase. Wegen des fehlenden Spüleffekts durch den Urin treten
danach insbesondere bei Frauen in 25 bis 66 % rezidivierende Pyozystitiden auf, welche durch eine erhebliche klinische Symptomatik
bis hin zur Urosepsis gekennzeichnet sein können. Die Flüssigkeits-
ansammlungen in der „trockengelegten" Harnblase bestehen über-
wiegend aus urothelialem Sekret und Abschilferungen, Prostatase-
kret oder retrogradem Ejakulat sowie durch passiven Elektrolyt-
und Wassertransport. Sie bilden ein ideales Medium für bakterielle
Superinfektionen. Auch durch regelmäßige (antiseptische) Irrigatio-
nen lassen sich diese Pyozystitiden nicht zuverlässig vermeiden.

Lösung und Alternativen

Die wenig invasive und auch in Regionalanästhesie oder intravenöser
Sedoanalgesie ambulant durchführbare Technik der Vaginovesicostomie unter Verwendung resorbierbarer (!) Klammernähte ermöglicht eine weite Anastomose zwischen der Harnblase und Vagina mit excellenter Hämostase und Drainage. Rezidivierende Pyozystitiden lassen sich
hierdurch zuverlässig und dauerhaft vermeiden. Nach Steinschnitt Lagerung, Abwaschen und sterilem Abdecken wird die Tiefe der Inzision
endoskopisch visuell oder durch transvaginale Palpation der Zysto-
skopspitze abgeschätzt. Die eine Branche des Staplergeräts (z. B. Auto-
suture Poly GIA 75; Autosuture/Tyco Healthcare, Neustadt/Donau) wird
dann in der Urethra und die andere in der Vagina platziert (Abb. 1).
Nach dem Auslösen des Staplers existiert eine gemeinsame große Kam-

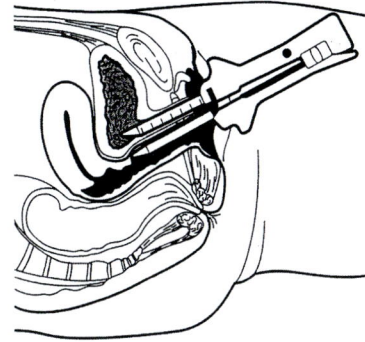

Abb. 1. Branchen des Staplers in Urethra und Vagina zur Vaginovesicostomie. *Resorbierbare* Klammernähte sorgen für eine breite Verbindung zwischen Vagina, Harnblase und Urethra mit excellenter Hämostase und Drainage.

mer zwischen der Harnblase, Urethra und Vagina, welche für 24 bis 48 h mit einer Mullgaze abgestopft werden kann.

Weiterführende Tipps

→ Blutung, Urethra; → Blutung, vaginale; → Fistelnachweis; → Fistelnachweis, qualitativ; → Fistelnachweis, Zystoskopie; → Fistelnachweis, Pneumaturie; → Punktionsflüssigkeit; → Urethrographie/-skopie, weiblich; → Vaginaltamponade

Literatur

Doherty AP, Bellringer J (1999) Stapled vaginal vesicostomy for pyocystis in the defunctioned female bladder. British Journal of Urology 83: 339–340

Eigner EB, Freiha FS (1990) The fate of the remaining bladder following supravesical diversion. Journal of Urology 144: 31–33

Khoudary KP, Green DH, Khoudary ML, Wilkerson JE, Summers JL (1997) Vaginovesicostomy using absorbable staples. British Journal of Urology 79: 127–128

Spence HM, Allen TD (1971) Vaginal vesicostomy for empyema of the defunctionalized bladder. Journal of Urology 106: 862–864

Vaso-Vasostomie

Ziel

Erleichterung der mikrochirurgischen Vaso-Vasostomie

Problem

Bei der mikrochirurgischen Vaso-Vasostomie können eine große Fehlstrecke, der geringe Durchmesser als auch unterschiedlich große Lumina der zu adaptierenden Samenleiterenden die Operation erschweren. Aufgrund zum Teil ausgedehnter periductaler Narbenbildung nach der Vasektomie ist außerdem oft schwer zu erkennen, in welchem Bereich des Samenleiters das fibrotische, nicht zur Anastomosierung geeignete Gewebe endet. Eine exakte End-zu-End-Anastomose und eine präzise Readaptation der Mukosa des Ductus deferens ist für den Erfolg der Operation jedoch sehr wichtig.

Lösungen und Alternativen

Nach Aufsuchen und Eröffnung der Samenleiterenden können 1 bis 3 ml *Papaverin* in einer Dosierung von 30 mg/ml auf den proximalen (= abdomennahen) Stumpf des Ductus deferens geträufelt werden. Die glatte Muskulatur des Ductus deferens wird hierdurch relaxiert, woraus eine Weitstellung des Samenleiterlumens um bis zu 50 % resultieren kann. Die Reanastomosierung der Mukosa wird hierdurch erleichtert. Kommt es zu keiner Relaxation der glatten Muskelfasern des Ductus deferens, so darf hieraus geschlossen werden, dass noch fibrotisches, nicht zur Anastomosierung geeignetes Narbengewebe vorliegt. Der Ductus deferens muss in diesem Falle noch etwas gekürzt werden.

Die mikrochirurgische, zweischichtige End-zu-End-Anastomose wird erleichtert, wenn in das meist kleinere Lumen des proximalen Samenleiterstumpfes nach Dilatation mit dem Tränenkanal-Dilatator ein *monofiler 3/0-Nylonfaden* um etwa 3 cm weit eingelegt wird (Abb. 1). Durch den Faden bleibt das Lumen etwas dilatiert und wird besser dargestellt. Nach Approximierung der Samenleiterenden wird zunächst die Mukosa der einen Seite anastomosiert. Danach werden 2 Stabilisierungsnähte der Muskularis angelegt und der Ductus mitsamt dem Faden um 180 Grad gewendet. Die Mukosa der Gegenseite kann jetzt

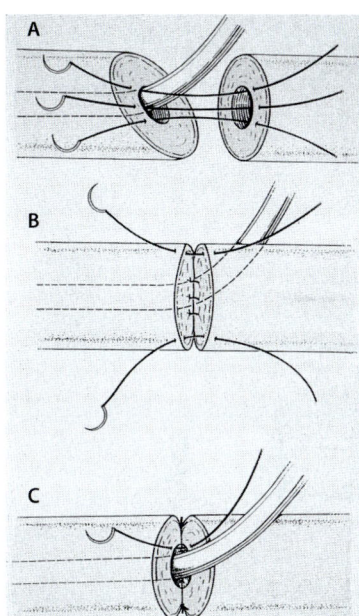

Abb. 1. Das Einlegen eines monofilen 3/0-Nylonfadens erleichtert die Reanastomosierung durch die leichte Dilatation und bessere Darstellung des proximalen Samenleiterlumens (**A–C**).

adaptiert werden. Der Nylonfaden wird unmittelbar vor dem Knoten der Mukosanähte entfernt.

Eine exakte Platzierung der Mukosanähte fällt leichter, wenn die Ein- und Austrittspunkte der Nähte an den gegenüberliegenden Samenleiter Enden vor dem Stechen mit einem *Hautmarker* (Extra Fine Tip Skinmarker®; Devon, Chatsworth, California, USA) markiert werden. Ein unbemerktes Verdrehen oder Verziehen der Anastomose mit konsekutiver Lumeneinengung soll auf diese Weise verhindert werden (Abb. 2).

Bei einer Stichrichtung von außen nach innen besteht die Gefahr, dass die Nadelspitze unbemerkt auch die Mukosa der Gegenseite im Samenleiterlumen erfasst und damit ein erneuter Verschluss vorprogrammiert ist. Das Risiko hierfür lässt sich durch eine Änderung der *Stichrichtung von innen nach außen* verringern. Alternativ kann zunächst eine Insulinnadel transmural von innen nach außen vorgeführt werden, in deren Kanülenlumen an der Spitze die Nadel der Naht eingeführt wird, um beim Zurückziehen der Insulinnadel dann gezielt und sicher durch das Lumen des Samenleiterstumpfes geleitet zu werden (Abb. 3).

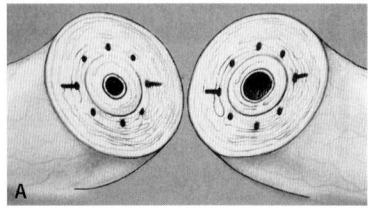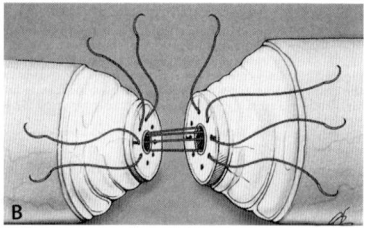

Abb. 2. Samenleiterstümpfe mit den angezeichneten Ein- und Austrittspunkten für die Mukosanähte (**A**) und nach Platzierung der Nähte (**B**).

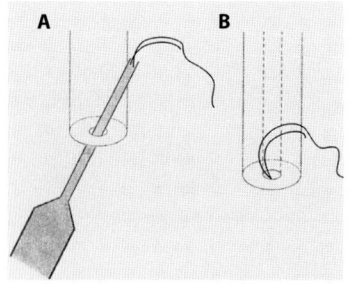

Abb. 3. Damit bei einer Stichrichtung von außen nach innen die Mukosa der gegenüberliegenden Samenleiterwand nicht akzidentell mitgefasst wird (**B**), kann eine transmural von innen nach außen gestochene Insulinnadel als Führungshilfe verwendet werden (**A**).

Zu Übungszwecken kann bei der mikrochirurgischen Vaso-Vasostomie neben den bekannten biologischen Materialien (z. B. Ductus deferens der Ratte oder des Menschen nach Vasektomie, humane Plazenta) auch ein ca. 3 bis 4 mm dicker *Silikonschlauch* (z. B. Silastic® mit einem Innendurchmesser von 0,078 Inches und einem Außendurchmesser von 0,125 Inches) verwendet werden. Er hat neben ähnlichen Proportionen auch annähernd die gleichen „Gewebeeigenschaften" bzw. Konsistenz eines vitalen Ductus deferens. Ein etwa 10 cm langes Stück des Schlauches kann in der Mitte durchtrennt und anschließend in einem mikrochirurgischen Approximator fixiert werden. Man kann einen solchen Schlauch in jedem Krankenhaus preiswert erhalten, ohne auf frische Gewebe aus anderen Institutionen angewiesen zu sein (Abb. 4).

Auch ein mikrochirurgischer *Approximator* lässt sich mit einfachen, preiswerten Mitteln selbst herstellen. Hierzu werden die Branchen von zwei herkömmlichen Bulldog-Klemmen aus der Gefäßchirurgie zu-

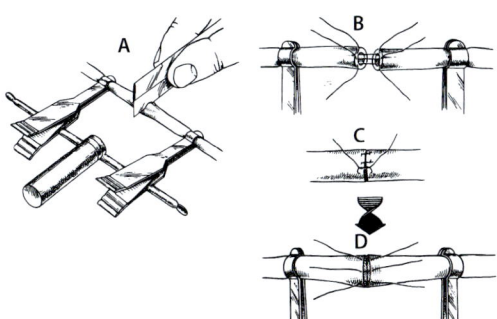

Abb. 4. Verwendung eines 3 bis 4 mm starken Silikonschlauchs (z. B. Silastic®) zu mikrochirurgischen Übungszwecken (**A–D**).

nächst mit Hilfe von zwei feinen Flachzangen um einen 2 mm durchmessenden Stahlstift gebogen, um so eine der Samenleiterdicke angemessene Aussparung zu erzeugen (Abb. 5). Die Klemmen werden dann auf eine Halterung aufgeschoben, die aus einem 24 mm starken rostfreien Metalldraht gefertigt ist (Abb. 6). Die Doppelläufigkeit der Halterung sorgt nicht nur für die erforderliche Stabilität und Selbsthaltemöglichkeit der Klemmen, sondern verhindert in ihrem oberen Anteil außerdem ein vollständiges Schließen der Bulldog-Klemmen, wodurch unerwünschte Quetschungen der Samenleiterstümpfe vermieden werden sollen.

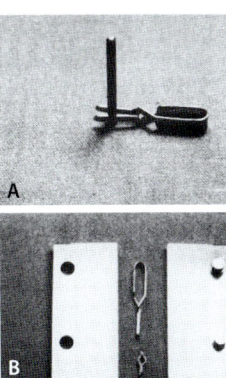

Abb. 5. Die Branchen einer herkömmlichen Bulldog-Klemme aus der Gefäßchirurgie werden um einen 2 mm starken Stahlstift gebogen (**A**), um eine der Samenleiterdicke angemessene Aussparung zu erzeugen (**B:** oben vor dem Biegen, unten mit Aussparung danach).

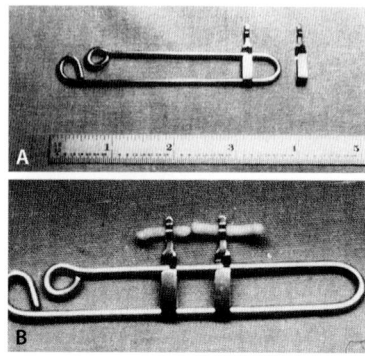

Abb. 6. Aufschieben der Klemmen auf die doppelläufige Halterung (**A**), welche für die erforderliche Stabilität sorgt und unerwünschte Gewebequetschungen verhindert (**B**).

Weiterführende Tipps

→ Blasenhalssuspension, Stamey; → Gefäßligatur; → Lokalanästhesie, Vasektomie; → Mikrochirurgische Spermiengewinnung (MESA); → Penis-Haltevorrichtung; → Schmerzen, Reduktion post-OP; → Verband

Literatur

Albert DJ, Ott FC Jr (1978) A simple stabilizing clamp for microscopic vasovasostomy. Journal of Urology 120: 77

Fox M (1996) Easing the technical difficulty of microscopic vasectomy reversal. British Journal of Urology 78: 462–463

Gnanaraj J, Devasia A, Gnanaraj L (1996) The use of a hypodermic needle as suture guide during vasovasostomy. British Journal of Urology 78: 789–790

Goldstein M, Li PS, Matthews GJ (1998) Microsurgical vasovasostomy: The microdot technique of precision suture placement. Journal of Urology 159: 188–190

Li PS, Schlegel PN, Goldstein M (1992) Use of silicone medical grade tubing for microsurgical vasovasostomy training. Urology 39: 556–557

Marmar JL, DeBenedictis TJ, Praiss DE (1986) Use of papaverine during vasovasostomy. Urology 18: 56–57

Venenpunktion, schmerzlos

Ziel

Schmerzloses Anlegen eines intravenösen Zugangs

Problem

Das Legen eines intravenösen Zugangs z. B. für die Ausscheidungsurographie ist für viele Patienten ein so schmerzhaftes Ereignis, dass sie die Untersuchung selbst in unangenehmer Erinnerung behalten und ggf. ein unerwünschtes zukünftiges Vermeidungsverhalten resultiert. Insbesonders bei Kindern löst oft bereits der Anblick der Kanüle Angst aus. Bedingt durch den Einstichschmerz kann es zu heftigen Abwehrbewegungen kommen, die das Anlegen des Zugangs weiter erschweren und dazu führen, dass mehrfach punktiert werden muss.

Lösung und Alternativen

Man kann die Haut über einer zu punktierenden Vene durch die Applikation von EMLA® (*Eutectic Mixture of Local Anesthetics*: Lidocain 2,5 %+Prilocain 2,5 %) -Creme bzw. -Pflaster örtlich betäuben. Um eine Hypästhesie des jeweiligen Hautareals zu erzielen, muss die Creme bzw. das Pflaster mindestens 45 min. einwirken können. EMLA® muss also rechtzeitig appliziert werden. Das Pflaster ist wenige Minuten vor der Punktion zu entfernen, damit die von ihm induzierte Venokonstriktion wieder rückläufig ist. EMLA® sollte nicht auf Schleimhäuten aufgetragen werden, da es eine Methämoglobinämie verursachen kann.

Quelle

Gramke HF, Marcus MAE: Venenpunktion schmerzlose, Kinder. In: Loick HM (Hrsg.): Tipps & Tricks für den Anästhesisten: 174–175 (2000)

Weiterführende Tipps

→ Lokalanästhesie, schmerzarm; → Hydrocele testis, Sklerosierung; → Lokalanästhesie, Vasektomie; → Wunddrainage

Venenpunktion, schwierige

Ziel

Platzierung eines großlumigen peripheren intravenösen Zugangs bei gering ausgeprägter Venenzeichnung

Problem

Für bestimmte therapeutische Maßnahmen (z. B. Operationen, Volumensubstitution, Chemotherapie) ist die Infusion eines größeren Flüssigkeitsvolumens in kurzer Zeit notwendig. Die hierzu notwendige Platzierung eines großlumigen intravenösen Zugangs im Bereich der oberen Extremität gestaltet sich dann schwierig, wenn der Patient trotz der Verwendung einer pneumatischen Staumanschette eine nur gering ausgeprägte Venenzeichnung aufweist.

Lösung und Alternativen

Lokale Wärmeapplikation

Warmes Baden des Armes kann durch die resultierende Vasodilatation die oberflächliche Venenzeichnung verstärken. Alternativ kann nach Anlage eines Tourniquets für den venösen Blutstau zunächst an beliebiger Stelle eine kleinkalibrige (22 oder 24 Gauge) Venenverweilkanüle platziert werden. Nach Überprüfung der korrekten intravenösen Lage werden nach erneuter Anlage des Tourniquets am Oberarm mit einer 10 ml Spritze ca. 50 bis 100 ml warmer Infusionslösung (z. B. NaCl 0,9 %) über die liegende Kanüle langsam intravenös injiziert. Häufig können so Venen sichtbar gemacht werden, die sich dann für eine großlumige Punktion eignen.

Lokale Venenfärbung

Auch mit Hilfe von Farbstoff (Methylenblau) lässt sich eine gering ausgeprägte Venenzeichnung verstärken. Hierzu wird in eine oberflächliche Vene zunächst eine sehr dünne Venenverweilkanüle gelegt. Dann erfolgt unter Beibehaltung des Venenstaus die langsame Applikation von Ringer-Laktat-Lösung mit Methylenblau-Zusatz (ca. 50 bis 100 ml, z. B. im Mischungsverhältnis 1:10). So werden die Venen der jeweiligen Extremität gleichzeitig stärker aufgefüllt und farblich hervorgehoben.

Die Venodilatation kann durch das bekannte Beklopfen der Venen zusätzlich verstärkt werden. Anschließend ist die Anlage einer großlumigen Venenverweilkanüle meist problemlos möglich. **Cave: die intravenöse Gabe von Methylenblau kann bei gleichzeitigem Einsatz der Pulsoxymetrie einen plötzlichen Abfall der Sauerstoffsättigung vortäuschen.**

Lokale Vasodilatation
Nach moderatem Stauen (ca. 40 bis 60 mmHg) wird die zu punktierende oberflächliche Vene mit 2 bis 4 Hüben Nitrolingual®-Spray besprüht. Das Nitro-Präparat diffundiert nach kurzer Zeit durch die Haut, sorgt für eine Dilatation des Gefäßes und erleichtert somit die Punktion.

Ungewöhnliche Punktionslokalisation
In verzweifelten Fällen muss die Suche nach einer geeigneten Lokalisation für einen intravenösen Zugang auf Körperregionen ausgedehnt werden, die für diese Zwecke üblicherweise nicht genutzt werden. Bei Kindern ist ein intraossärer Zugang am Tibiaplateau möglich. Bei Männern kann die Punktion einer subkutanen dorsalen Penisvene (Punktion in Richtung Peniswurzel) und bei Frauen die Punktion einer subkutanen Vene an der Brust (Punktionsrichtung in der Regel frei wählbar, besser jedoch in Richtung Mamille) erwogen werden. Zur Schmerzlinderung in diesen empfindlichen Körperregionen empfiehlt sich eine lokalanästhetische Vorbehandlung der Haut (z. B. mit EMLA® (*Eutectic Mixture of Local Anesthetics*: Lidocain 2,5 %+Prilocain 2,5 %) -Creme bzw. -Pflaster, siehe auch T&T Venenpunktion, schmerzlos, S. 357).

Quelle
Loick HM, Theissen JL, Jahn UR: Venenpunktion, schwierige I-IV. In: Loick HM (Hrsg.): Tipps & Tricks für den Anästhesisten: 176–179 (2000)

Weiterführende Tipps
→ Lokalanästhesie, schmerzarm; → Lokalanästhesie, Vasektomie; → Venenpunktion, schmerzlos; → Ausscheidungsurographie, Kontrastintensivierung; → Priapismus

Verband

Ziel

Einfache und effektive Anlage eines skrotalen Druckverbandes

Problem

Das Skrotum neigt infolge seiner lockeren Bindegewebstextur dazu, auf die geringste Störung des vaskulären oder lymphatischen Äquilibriums mit einer ausgeprägten Hämatom- oder Ödembildung zu reagieren. Die Morbidität nach kleineren operativen Eingriffen am Skrotum kann hierdurch unnötig verlängert werden.

Lösungen und Alternativen

„X"-Verband

Neben einer atraumatischen Operationstechnik und sorgfältigen Blutstillung kann üblicherweise durch mäßige Kompression mit Hilfe eines mit ausgezogenen Mullkompressen ausgestopften handelsüblichen Suspensoriums das Auftreten eines postoperativen Ödems und/oder Hämatoms weitgehend verhindert werden.

Als preisgünstige Alternative hierzu wird ein etwa 12 cm breiter und 50 cm langer Streifen selbstklebender Verbandsgaze (z. B. Mefix®; Mölnlycke, Belgien) von beiden Enden her in der Mitte längs eingeschnitten bis auf ein ca. 10 bis 12 cm langes Mittelstück. Dieses Mittelstück überklebt das mit ausgezogenen Mullkompressen abgepolsterte Skrotum, während die 4 freien Enden in der Form eines „X" unter leichtem Zug links und rechts auf den Unterbauch bzw. auf beide Gesäßhälften angeklebt und durch braunes Pflaster zusätzlich gesichert werden (Abb. 1). Es ist darauf zu achten, dass der obere V-förmige Einschnitt weit genug von Peniswurzel und Harnröhre entfernt ist und der untere Einschnitt den After nicht überdeckt.

Anstelle der selbstklebenden Verbandsgaze können auch lange Streifen 5 cm breiten braunen Pflasters (z. B. Leukoplast®; Beiersdorf, Hamburg) verwendet werden.

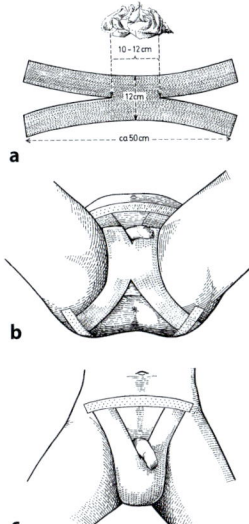

Abb. 1. „X"-Verband zur postoperativen perinealen und skrotalen Kompression und Suspension. Verbandmaterial (**a**). Verbandanordnung am Patienten in Steinschnittlage (**b**) und in der Aufsicht von vorne (**c**).

„Turban"-Verband

Der skrotale „TURBAN"-Kompressionsverband wird bevorzugt nach bilateraler Orchiektomie eingesetzt. Dazu wird nach vollendeter Hautnaht das Skrotum an seinem tiefsten Punkt mit einer atraumatischen Klemme gegriffen und unter leichte Zugspannung gesetzt. Es lässt sich dann mit einer 5 cm breiten Mullbinde straff umwickeln (Abb. 2). Der Verband sollte mit Pflasterstreifen an der Haut fixiert werden und kann üblicherweise 24 Stunden nach der Operation wieder entfernt werden.

Bei skrotalen Operationen, die nicht mit einer Entfernung der Hoden einhergehen, kann ebenfalls ein „TURBAN"-Kompressionsverband in modifizierter Technik angelegt werden. Beide Hoden werden dabei zunächst nach unten zum tiefsten Punkt des Skrotums gezogen. Auf Höhe des penoskrotalen Überganges werden dann mit einer 5 cm breiten Mullbinde unter dosiertem Zug einige zirkuläre Wickelungen angelegt, welche die Hoden daran hindern sollten, wieder in die oberen Abschnitte des Skrotums zurückzugleiten. Alle weiteren Wickelungen erfolgen anschließend wie bei der Anlage eines Fingerverbandes alternierend von links nach rechts, von oben nach unten und zirkulär, wodurch

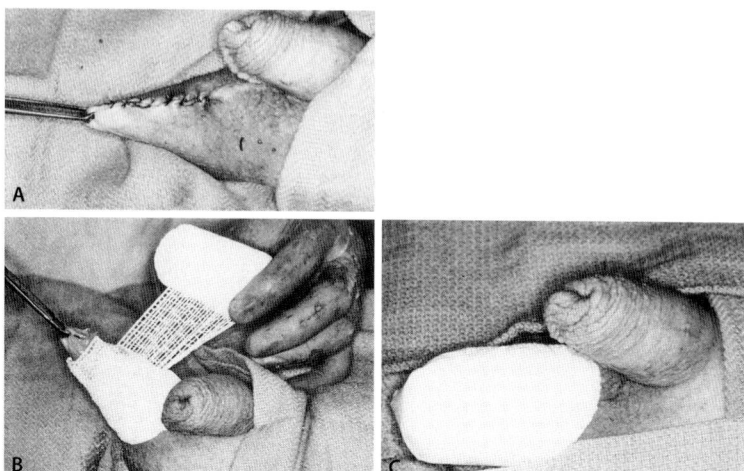

Abb. 2. „TURBAN"-Verband zur effektiven Kompression des Skrotums nach bilateraler Orchiektomie (**A–C**).

eine gleichmäßige Verteilung des Kompressionsdruckes gewährleistet werden soll (Abb. 3).

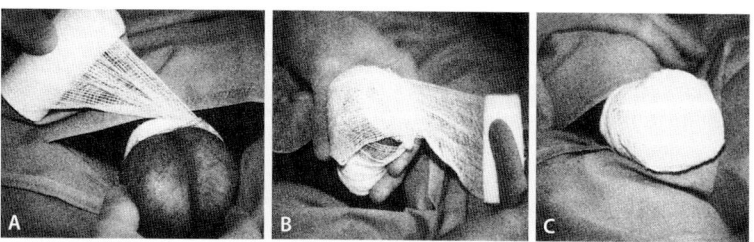

Abb. 3. Modifizierter „TURBAN"-Verband nach Operationen am Skrotum ohne Entfernung der Hoden (**A–C**).

Weiterführende Tipps

→ Blutung, Laparoskopie; → Blutung, Urethra; → Blutung, vaginale;
→ Endopyelotomie; → Hämostyptika, intraoperativ; → Hodenhochla-
gerung; → Hydrozele testis, Sklerosierung; → Katheter, Zug; → Ödem,
Penis; → Paraphimose; → Vaginaltamponade

Literatur

Frohmüller H (1968) Ein suspensoriumähnlicher scrotaler Druckverband (X-Ver-
band). Urologe 7: 343–345
Haas GP, Melser M, Miles BJ (1989) Method of circumferential pressure dressing of
scrotum following bilateral orchiectomy. Urology 33: 429–430
Mandler JI (1966) An improved scrotal pressure dressing. Journal of Urology 96:
235–236
Manson AL, MacDonald G (1987) „Turban" scrotal dressing. Journal of Urology
137: 238

Wunddrainage

Ziel

Reduktion von Schmerzen durch die Wunddrainage nach radikaler retropubischer Prostatektomie

Problem

Die im Rahmen der radikalen retropubischen Prostatektomie ein- oder beiderseits ins kleine Becken eingelegten Wunddrainagen (Davol- oder Robinson-Drainagen) können postoperativ über den eigentlichen Wundschmerz hinausgehende Schmerzen verursachen. Je weiter lateral die Schläuche im Unterbauch ausgeleitet werden, desto anfälliger sind sie außerdem für eine Abknickung und konsekutiv unzureichende Drainage, besonders bei der Seitenlage des Patienten im Schlaf.

Lösung und Alternativen

In einer klinischen Studie bei 200 Patienten mit radikaler retropubischer Prostatektomie konnte gezeigt werden, dass bei einer Ausleitung der Wunddrainagen innerhalb der medialen zwei Drittel der Rektusmuskulatur postoperativ signifikant weniger drainageassoziierte Schmerzen auftraten (26 %), als bei einer Ausleitung lateral der Rektusbäuche durch die Muskulatur des Unterbauches (41 %).

Die Ausleitung innerhalb der medialen zwei Drittel der Rektusmuskulatur erscheint von Vorteil, da hier das Verletzungsrisiko für muskulokutane Nerven und für die Ausläufer der Interkostalnerven aus anatomischen Gründen (Abb. 1) geringer ist. Außerdem besteht unterhalb der Linea arcuata weniger die Gefahr, mit Aufzweigungen der epigastrischen Gefäße in Konflikt zu geraten.

Weiterführende Tipps

→ Drainage; → Katheter, Kinderurologie; → Perineale Prostatektomie, Sitzbeschwerden

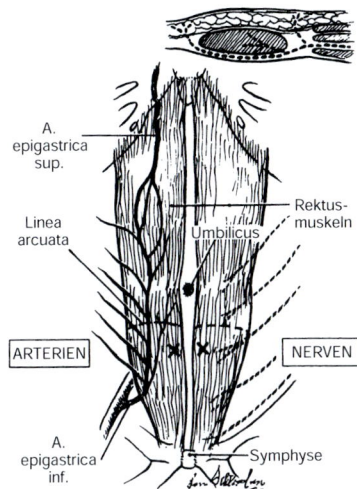

Abb. 1. Aufzweigung der Nerven und Gefäße der vorderen Bauchwand. Die für die Drainageausleitung am besten geeignete Lokalisation innerhalb der medialen zwei Drittel der Rektusmuskulatur ist durch Kreuze (x) markiert.

Literatur

Niesel T, Partin AW, Walsh PC (1996) Anatomic approach for placement of surgical drains after radical retropubic prostatectomy; long-term effects on postoperative pain. Urology 48: 91–94

Wundverschluss, dynamisch

Ziel

Hautzugverfahren zum sekundären Wundverschluss

Problem

Inzisionsdefekte der Haut können beispielsweise im Rahmen einer Sekundärheilung oder nach operativer Therapie eines Kompartmentsyndroms auftreten. Ein einschrittiger Wundverschluss ist dann oftmals nicht möglich, so dass entweder die mehrwöchige Sekundärheilung abgewartet oder aber eine Defektdeckung mittels Spalthauttransplantaten durchgeführt werden muss.

Lösung und Alternativen

Durch das Verfahren der dynamischen Hautnaht, das sich neben den mechanischen Eigenschaften der Haut auch physiologisch-proliferative Effekte zu Nutze macht, dann auf die Spalthauttransplantation verzichtet bzw. die Wundheilung erheblich abgekürzt werden. Das Prinzip der dynamischen Hautnaht besteht in einer nachspannbaren Rückstichnaht in Einzelknopftechnik (nach Donati). Über eine gleichmäßige Verteilung der Zugkräfte auf den gesamten Wundrand wird dabei ein andauernder und individuell justierbarer Traktionseffekt erzeugt, welcher eine schrittweise Defektverkleinerung bis zum vollständigen Verschluss ermöglicht.

Das Verfahren kann primär z. B. im Rahmen einer Fasziotomie bei Kompartmentsyndrom durchgeführt werden. Die Fäden werden dabei zunächst spannungsfrei vorgelegt. Bei sekundärem Einsatz des Verfahrens z. B. im Anschluss an eine Abszessspaltung mit Debridement und Mobilisation der Wundränder werden mit kräftigem monofilem Nylonfaden Einzelknopfnähte in Rückstichtechnik in deutlichem Abstand (ca. 5 mm) zum Wundrand gelegt. Unter den Fadenschlaufen bzw. Knoten werden zu beiden Wundrandseiten die nicht perforierten Anteile von Redondrainagen der Größe 16 Charr. gelegt (Abb. 1). Mit einem Fadenende werden nun parallele Einhandknoten („Rutschknoten") gelegt, die ein schrittweises Zuziehen der Naht erlauben, hingegen ein Zurückrutschen verhindern (Abb. 2). Es ist empfehlenswert, hierbei ein

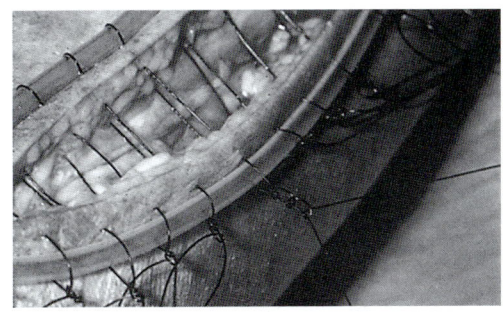

Abb. 1. Hautzugverfahren (dynamische Hautnaht) zum sekundären Wundverschluss: die Redondrainageschläuche werden parallel zum Wundrand mit einer Rückstichnaht nach Donati fixiert.

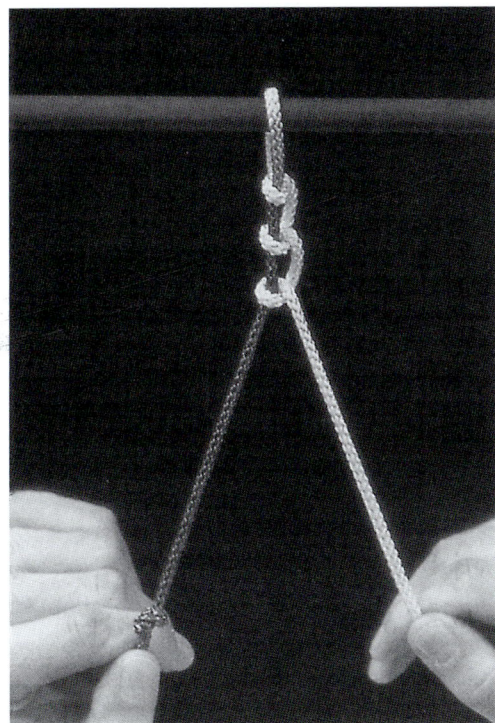

Abb. 2. „Rutschknoten" für das Hautzugverfahren zum sekundären Wundverschluss.

Fadenende zu markieren, z. B. das wundrandferne Ende mit einem Knoten, um ein späteres Arretieren der Knoten durch irrtümlichen Zug am falschen Fadenende zu verhindern. Bei nachlassender Fadenspannung kann ab dem 2. oder 3. postoperativen Tag durch erneutes Nachziehen der Knoten der Defekt schrittweise verkleinert werden.

Quelle

Heinz BC: Wundverschluss, Hautzugverfahren. In: Siebert CH, Heinz B (Hrsg.): Tipps & Tricks für den Traumatologen: 263–264 (2000)

Weiterführende Tipps

→ Drainage; → Ödem, Penis; → Paraphimose; → Resektion, Abdominoplastik; → Verband

Literatur

Bettag C, Böhm HJ (1998) Hautdistraktion–ein Verfahren in der Behandlung sekundär heilender Wunden. Akt. Traumatol. 28: S66–S70
Bettag C, Böhm HJ, Hierholzer G (1996) Hautzugverfahren zum sekundären Wundverschluß. OP-Journal 1: 65–68
Böhm HJ, Hierholzer G, Strich R (1994) Dynamische Hautnaht zum Verschluß des Inzisionsdefektes nach Kompartmentspaltung. Akt. Traumatol. 24: 140–145

Zystographie, Ausdehnungsfähigkeit

Ziel

Radiologische Beurteilung der Ausdehnungsfähigkeit der Blasenwand

Problem

Die Sonographie und Computer- sowie Kernspintomographie vermitteln abhängig vom Füllungszustand lediglich ein statisches Bild von der Harnblase. Funktionelle Einschränkungen in der Ausdehnungsfähigkeit der Blasenwand, wie beispielsweise bei Tumoren oder Divertikeln, können so nicht erfasst werden.

Lösung und Alternativen

Das *Stufenzystogramm* (Abb. 1) entsteht durch die in der Regel dreifache Belichtung desselben Röntgenfilms nach Auffüllen der Harnblase mit einer steigenden Menge Röntgenkontrastmittel (z. B. 50, 200 und 400 ml) über einen Katheter. Dabei lassen sich lokal umschriebene oder generelle Einschränkungen in der Ausdehnungsfähigkeit der Blasenwand feststellen. Der jeweiligen Fragestellung entsprechend können sich hierdurch wegweisende Hinweise auf Divertikel, eine allgemein herabgesetzte Compliance (radiogene Schrumpfblase, interstitielle Zystitis), eine neurogene Blasenkonfiguration, auf postoperative Adhäsionen oder ein infiltrierendes Blasentumorwachstum ergeben. Für das Staging im Rahmen der Tumordiagnostik spielt das Stufenzystogramm im Zeitalter der Endoskopie, der Sonographie und der Computer- sowie

Z

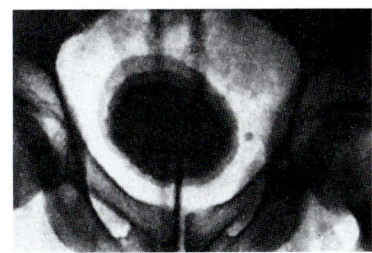

Abb. 1. Stufenzystogramm zur radiologischen Beurteilung der Blasenwandbeweglichkeit. Bei einem Plattenepithelkarzinom im Bereich der linken Blasenseitenwand am Übergang zum Blasendach ist die Ausdehnungsfähigkeit (Compliance) der Blasenwand in diesem Bereich deutlich eingeschränkt.

der Kernspintomographie jedoch heute keine Rolle mehr. Hingegen kann diese Technik an Orten ohne Röntgen-Durchleuchtung den zeitlichen und materiellen Aufwand von sequenziellen Aufnahmeserien einsparen helfen und trotzdem zur vollen Ausnutzung der diagnostischen Möglichkeiten einer statischen Röntgeneinrichtung beitragen.

Weiterführende Tipps

→ Ausscheidungsurographie, Harnleiterobstruktion; → Ausscheidungsurographie, Kontrastintensivierung; → ESWL, Harnleiterstein; → Miktionszysturethrogramm; → Phlebographie; → Zystographie, Verzicht

Literatur

Bauer KM, Schmidt H (1966) Der diagnostische Wert des Stufen-Zystogramms bei infiltrativen Veränderungen der Harnblase. Urologe 5: 117–119

Zystographie, Verzicht

Ziel

Verzicht auf zystographische Kontrolle vor der Katheterentfernung nach radikaler Prostatektomie

Problem

Nach radikaler retropubischer Prostatektomie wird eine postoperative zystographische Kontrolle der Harnblasen-Harnröhren-Anastomose auf Dichtigkeit bisher traditionell fast überall routinemäßig durchgeführt. Der Zeitpunkt und die prinzipielle Notwendigkeit dieser Untersuchung wurden in einer klinischen Studie hinterfragt.

Lösung und Alternativen

Eine signifikante Extravasation von Kontrastmittel im Bereich der Harnblasen-Harnröhren-Anastomose ist in Abhängigkeit von der gewählten Anastomosentechnik und Anzahl der Nähte in den ersten 5 bis 8 Tagen nach radikaler retropubischer Prostatektomie häufig anzutreffen. Anhand 260 zystographischer Untersuchungen nach radikaler retropubischer Prostatektomie bei 245 konsekutiven Patienten konnte gezeigt werden, dass nach 2 bis 3 Wochen Dauerableitung die Inzidenz einer Extravasation auf unter 6 % sinkt. Bei keinem der Betroffenen ergaben sich therapeutische Konsequenzen. Die Autoren der Studie folgern daraus, dass bei einer postoperativen Katheterdrainage der Harnblase für 14 bis 21 Tage nach retropubischer radikaler Prostatektomie eine *zystographische Kontrolle* der Anastomose auf Dichtigkeit *überflüssig* ist. Diese Untersuchung sollte dagegen Bestandteil von Behandlungsregimes sein, welche eine frühzeitigere Katheterentfernung bevorzugen.

Weiterführende Tipps

→ Zystographie, Ausdehnungsfähigkeit; → Inkontinenz, Urinal; → Katheter, Einführhilfe; → Katheter, Entfernung, atraumatisch; → Katheter, Entfernung, nicht entblockbar; → Katheter, Leckage; → Miktionszysturethrogramm; → Pigtail, Entfernung

Literatur

Leibovitch I, Rowland RG, Little JS, Foster RS, Bihrle R, Donohue JP (1995) Cysto-graphy after radical retropubic prostatectomy: clinical implications of abnormal findings. Urology 46: 78–80

Herstellerverzeichnis

Abbott	D-65205 Wiesbaden
	Max-Planck-Ring 2
	Telefon: 06122/58-0
	Telefax: 06122/58 12 44
	e-mail: über Homepage
	www.abbott.de; www.knoll.de
Angiomed	siehe Bard
Asta Medica	D-60314 Frankfurt a.M.
	Weismüllerstraße 45
	Telefon: 069/40 01 01
	Telefax: 069/40 01 27 40
	e-mail: über Homepage www.astamedica.de
Astra	D-22876 Wedel
	Telefon: 04103/70 8-0
	Telefax: 04103/70 82 93
	e-mail: über Homepage www.astrazeneca.de
Aventis	Aventis Pharma Deutschland
	D-65812 Bad Soden am Ts.
	Königsteiner Straße 10
	Telefon: 069/30 5-0
	Telefax: 069/30 51 68 83
	e-mail: über Homepage www.hoechst.de
	info@hoechst.com
Bard	D-76227 Karlsruhe
	Wachhausgasse 6
	Telefon: 072/19 44 5-0
	Telefax: 072/19 44 51 11
	e-mail: über Homepage www.crbard.com

Bayer	D-51368 Leverkusen Telefon: 0214/30-1 e-mail: über Homepage www.bayer.de
Beiersdorf	D-20245 Hamburg Unnastraße 48 Telefon: 040/49 09-0 Telefax: 040/49 09 34 34 e-mail: über Homepage www.beiersdorf.de
B + P	Beatmungsprodukte GmbH D-53813 Neunkirchen-Seelscheid Postfach 2161 Telefon: 02247/66 44 Telefax: 02247/67 33 e-mail: b-und-p@t-online.de über Homepage www.b-und-p.com
Boehringer Mannheim	siehe Roche
Braun Melsungen	D-34212 Melsungen Carl-Braun-Str. 1 Telefon: 05661/71-0 Telefax: 05661/71 45 67 e-mail: über Homepage www.bbraun.de
Bristol-Myers Squibb	siehe ConvaTec
Coloplast	D-22003 Hamburg Postfach 70 03 40 Telefon: 040/66 98 07-0 Telefax: 040/66 98 07 48 e-mail: devks@coloplast.com über Homepage www.coloplast.de

ConvaTec	Bristol-Myers Squibb D-80809 München Sapporobogen 6-8 Telefon: 089/12 14 2-0 Telefax: 089/12 14 21 19 e-mail: convatec.servicede@bms.com über Homepage www.convatec.de
Cook	D-41066 Mönchengladbach Malmedyer Straße 10 Telefon: 02161/99 40 0-0 Telefax: 02161/99 40 05 0 e-mail: über Homepage www.cook-d.com
Dahlhausen	D-50996 Köln Emil-Hoffmann-Straße 53 Telefon: 02236/39 13-0 Telefax: 02236/39 13 48 / 49 e-mail: über Homepage www.dahlhausen.de
Dale	Vertrieb in Deutschland: siehe B+P Dale Medical Products, Inc. 7 Cross Street, P.O. Box 1556 Plainville, MA 02762-0556 U.S.A Telefon: 001-800-343-39 80 Telefax: 001-508-695-65 87 e-mail: info@dalemed.com über Homepage www.dalemed.com
Dispomedica	D-22041 Hamburg Holzmühlenstraße 84-86 Telefon: 040/69 65 64 0 e-mail: über Homepage www.dispomedica.de
Ethicon	D-22851 Norderstedt Robert-Koch-Straße 1 Telefon: 040/52 97-01 Telefax: 040/52 97-56 09 e-mail: über Homepage www.ethicon.de

Farco Pharma	D-50829 Köln Mathias-Brüggen-Strase 82 Telefon: 0221/59 40 61 / 63 Telefax: 0221/59 36 14 e-mail: farco-pharma@t-online.de über Homepage www.farco.de
FMT Medizintechnik	D-96049 Bamberg Untere Sandstraße 7 Telefon: 0951/51 16 6 Telefax: 0951/51 16 7 e-mail: fmtgmbh@t-online.de
Fresenius	D-61352 Bad Homburg Else-Kröner-Straße 1 Telefon: 06172/60 8-0 e-mail: pr-fre@fresenius.de über Homepage www.fresenius.de
Glenwood	D-82319 Starnberg Riedener Weg 23 Telefon: 08151/82 19 Telefax: 08151/89 51 6 e-mail: über Homepage www.glenwood.de
Henning Walldorf	Chemische Fabrik GmbH D-69190 Walldorf Robert-Bosch-Straße 62 Telefon: 06227/12 78 Telefax: 06227/30 48 1 e-mail: henningwalldorf@gmx.de
Hoechst	Hoechst Pharma Deutschland D-65812 Bad Soden am Ts. Königsteiner Straße 10 Telefon: 069/30 5-0 Telefax: 069/30 51 68 83 e-mail: info@hoechst.com über Homepage www.hoechst.de

Hollister	D-85774 Unterföhring Münchener Str. 16 Telefon: 089/99 28 86-0 Telefax: 089/99 28 86-45 e-mail: über Homepage www.hollister.com/germany/
Johnson & Johnson Medical	D-22844 Norderstedt Oststraße 1 Telefon: 040/52 20 7-0 Telefax: 040/52 20 7-36 5 e-mail: mservic2@medde.jnj.com über Homepage www.jnjgateway.com
Kendall	siehe Tyco Healthcare
Knoll	siehe Abbott
Krauth	D-22041 Hamburg Wandbeker Königstraße 27-29 Telefon: 040/65 88-0 Telefax: 040/68 44 24 e-mail: info@krauth.de über Homepage www.krauth.de
3 M Health Care	Gelsenkirchener Str. 11 D-46325 Borken Telefon: 02861/95-0 e-mail: über Homepage www.3m.com
Mallinckrodt Medical	D-53761 Hennef / Sieg Josef-Dietzgen-Straße 1-3 Postfach 14 62 Telefon: 02242/88 70 e-mail: über Homepage www.mallinckrodt.com

Martin	D-78532 Tuttlingen
	Ludwig Taler Straße 132
	Telefon: 07461/70 60
	e-mail: marketing-service@
	martinmedizintechnik.de
	über Homepage
	www.martinmedizintechnik.de
Medac	D-22880 Wedel
	Theaterstraße 6
	Telefon: 04103/80 06-0
	Telefax: 04103/80 06 10 0
	e-mail: contact@medac.de
	über Homepage www.medac.de
Medicalis	Medizintechnologie GmbH
	(Krauth-Medical-Gruppe)
	D-30827 Garbsen
	Siemensstraße 27
	Telefon: 05131/70 97-0
	Telefax: 05131/70 97 70
	e-mail: info@medicalis.de
	über Homepage www.medicalis.de
Medical Service	D-75378 Bad Liebenzell-Unterhaugstett
	Luisenstraße 8
	Telefon: 07052/40 3-10 0
	Telefax: 07052/33 90
	e-mail: info@medical-service.de
	über homepage www.ruesch.de
Mentor	Mentor-Porgès, siehe Porgès

MSP	Medizinische Spezial Produkte Schmeiser GmbH D-72160 Horb Siemensstraße 14 Telefon: 07451/55 35-0 Telefax: 07451/55 35 25 e-mail: info@msp-schmeiser.de
Mundipharma	D-65549 Limburg / Lahn Mundipharmastraße 2 Telefon: 06431/70 1-0 Telefax: 06431/74 27 2 e-mail: über Homepage www.mundipharma.de
Nycomed	D-85737 Ismaning bei München Fraunhoferstraße 7 Telefon: 089/96 28 1-0 Telefax: 089/96 28 14 44 e-mail: über Homepage www.nycomed-amersham.com
Olympus	D-22017 Hamburg Postfach 70 17 09 Telefon: 040/66 96 6-0 Telefax: 040/66 81 59 1 e-mail: info@olympus.owi.com über Homepage www.olympus-owi.de
Optimed	D-76275 Ettlingen Ferdinand-Porsche-Straße 11 Telefon: 07243/76 33-0 Telefax: 07243/76 33 99 e-mail: optimed@opti-med.de über Homepage www.opti-med.de

Pflugbeil	D-85604 Zorneding Georg-Wimmer-Ring 21 Telefon: 08106/24 13-0 Telefax: 08106/24 13 33 e-mail: info@pflugbeil.com über Homepage www.pflugbeil.com
PfM	Produkte für die Medizin, siehe Porgès
Pharmacia	D-91058 Erlangen Am Wolfsmantel 46 Telefon: 09131/62-0 Telefax: 09131/62 12 02 2 e-mail: presse@pharmacia.com über Homepage www.pharmacia.de
Porges	Mentor-Porgès Deutschland GmbH D-85399 Hallbergmoos Ludwigstraße 45 / Haus C Telefon: 0811/60 05 06-0 Telefax: 0811/60 05 06 5 e-mail: customer@porges-deutschland.de über Homepage www.pfm-AG.de
Roche	D-68305 Mannheim Sandhofer Str. 116 Telefon: 0621/75 98 56 8 Telefax: 0621/75 94 08 3 e-mail: über Homepage www.roche-applied-science.com
Rüsch	D-71385 Kernen Postfach 11 80 Telefon: 07151/40 6-0 Telefax: 07151/40 61 80 e-mail: über Homepage www.ruesch.de

Sarstedt
D-51582 Nümbrecht
Postfach 12 20
Telefon: 02293/30 50
e-mail: über Homepage www.sarstedt.com

Schering
D-10589 Berlin
Max-Dohm-Straße 10
Telefon: 030/34 98 9-0
Telefax: 030/34 98 91
e-mail: über Homepage www.schering.de

Schmeiser
siehe MSP

Storz
D-78532 Tuttlingen
Mittelstraße 8
Telefon: 07461/70 8-0
Telefax: 07461/70 81 05
e-mail: karlstorz-marketing@karlstorz.de
          über Homepage www.karlstorz.de

Terumo
D-60528 Frankfurt am Main
Lyoner Straße 11a
Telefon: 069/66 44 2-0
Telefax: 069/66 66 82 6
e-mail: über Homepage www.terumo.de

Tyco Healthcare
D-93333 Neustadt / Donau
Raffinieriestraße 18
Telefon: 09445/95 9-0
Telefax: 09445/75 15 5
e-mail: info@tycohealth.de
          über Homepage www.tycohealth.com

Uromed
D-22113 Oststeinbek
Meessen 7
Telefon: 040/71 30 07-0
Telefax: 040/71 30 07 99
e-mail: service@uromed.de
          über Homepage www.uromed.de

Urotech	D-83052 Bruckmühl Gewerbepark 13 Telefon: 08062/70 89-0 Telefax: 08062/70 89 11 e-mail: über Homepage www.urotech.de
Urovision	D-83043 Bad Aibling Pullacher Straße 4 Telefon: 08061/39 19-0 Telefax: 08061/39 19 20 e-mail: info@olympus.owi.com über Homepage www.olympus-owi.de
Viomedex	East Sussex, United Kingdom, TN22 4LH Gordon Road, Buxted, Uckfield Telefon: 0044/18 25-73 35 66 Telefax: 0044/18 25-73 34 07 e-mail: über Homepage www.viomedex.com
Wolf	D-75438 Knittlingen Pforzheimer Straße 32 Telefon: 07043/35-0 Telefax: 07043/35 30 0 e-mail: info@richard-wolf.de über Homepage www.richard-wolf.com

Bildnachweis

Stichwortverzeichnis

H

Druck- und Bindearbeiten: Stürtz AG, Würzburg